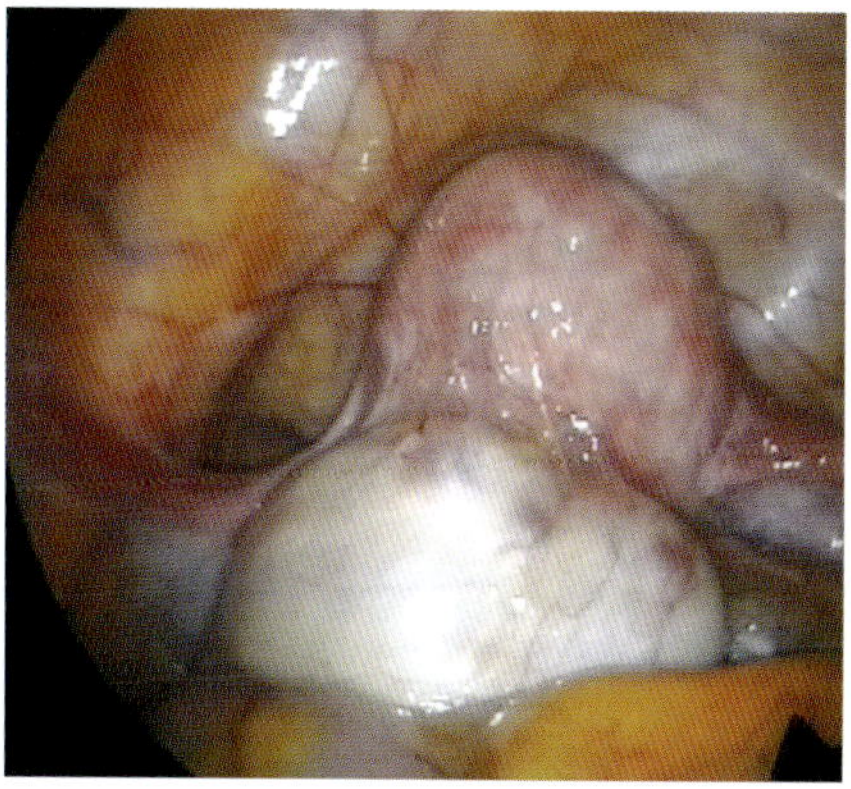

4期の腹腔内（卵巣チョコレート囊胞）

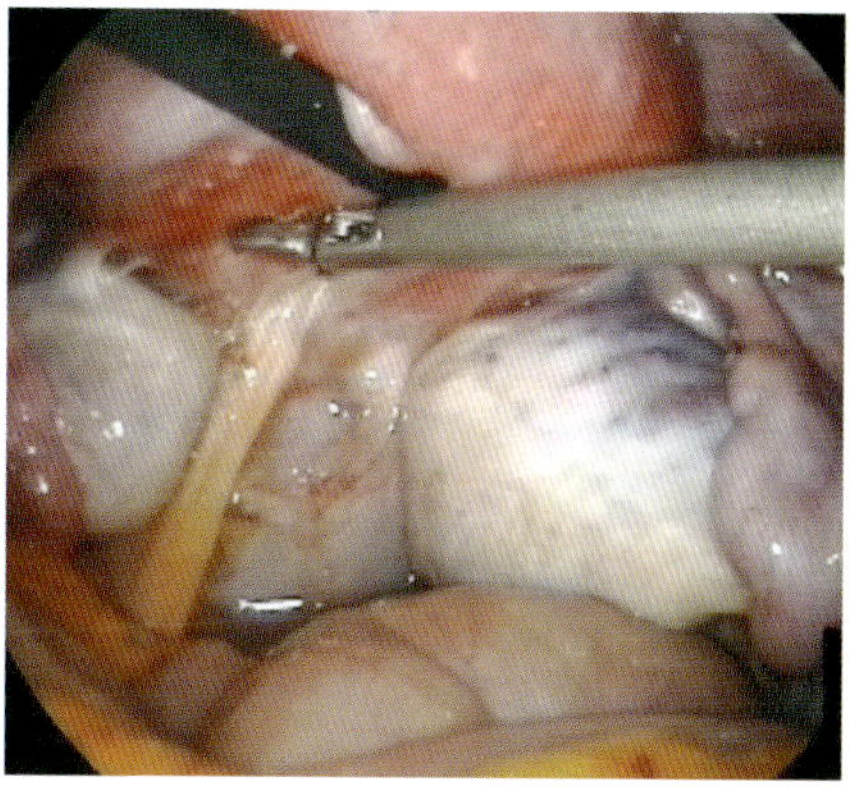

4期の腹腔内
（卵巣チョコレート囊胞、ダグラス窩完全閉鎖）

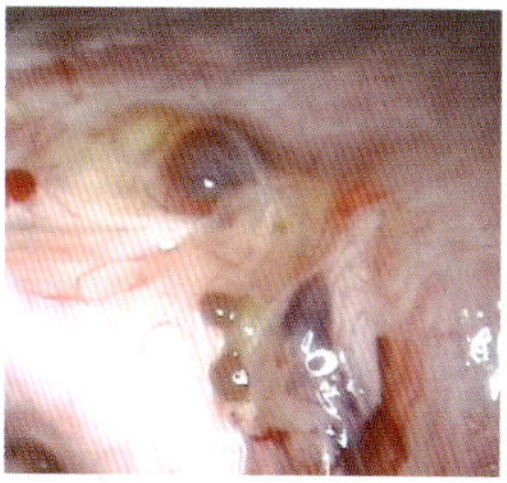

子宮表面の各種の
腹膜病変による病巣（2期）

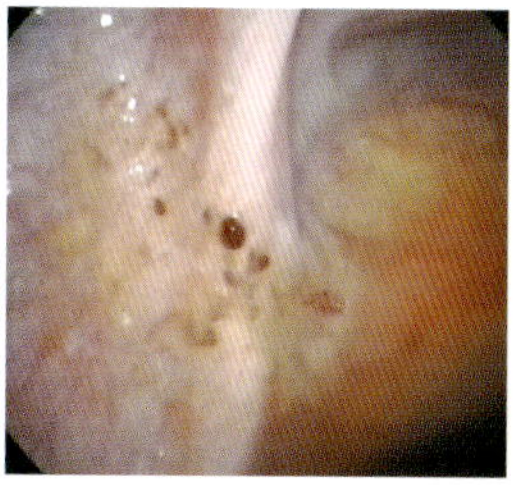

仙骨子宮靱帯のブルー
ベリー斑（約2mm、1期）

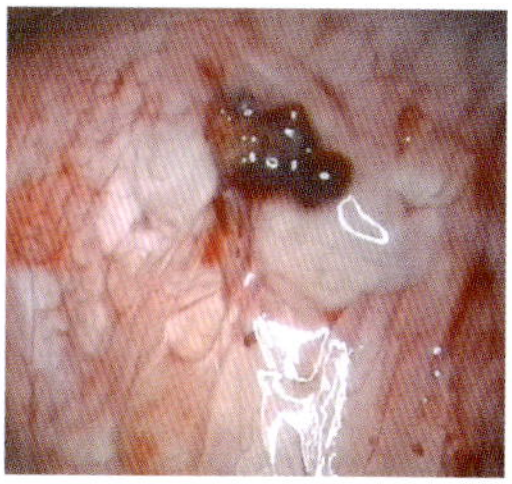

子宮表面のブルーベリー斑
（約5mm）と漿液性囊胞
（真下の透明部分）

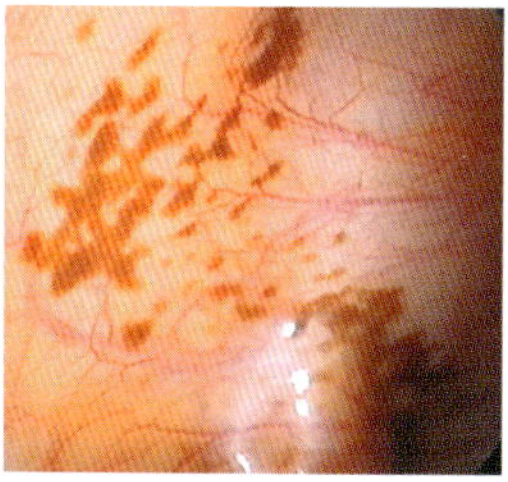

膀胱子宮窩の
ヘモジデリン沈着病巣（約3cm）

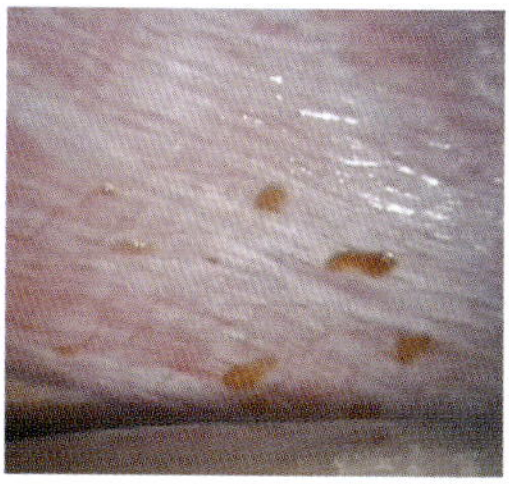

横隔膜右側に点在する病変
（約1mm弱）

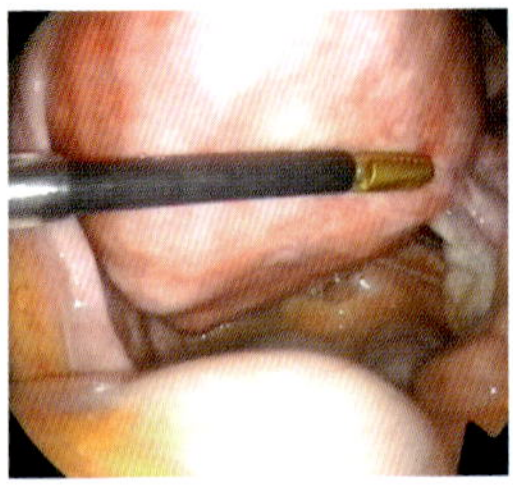

子宮腺筋症（子宮表面がボコボコしている）

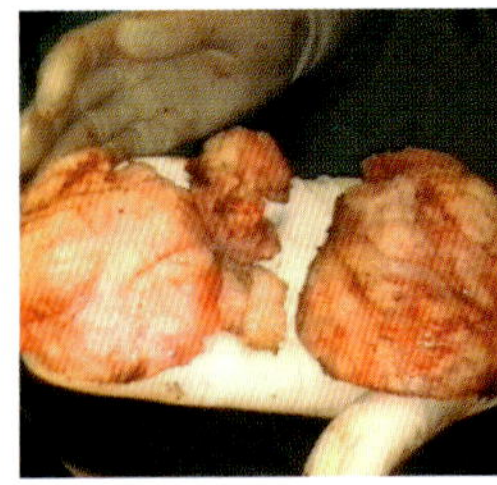

摘出した子宮腺筋症を二分割した状態
（小さなコブは細分割片）

卵巣チョコレート嚢胞の核出手術の過程

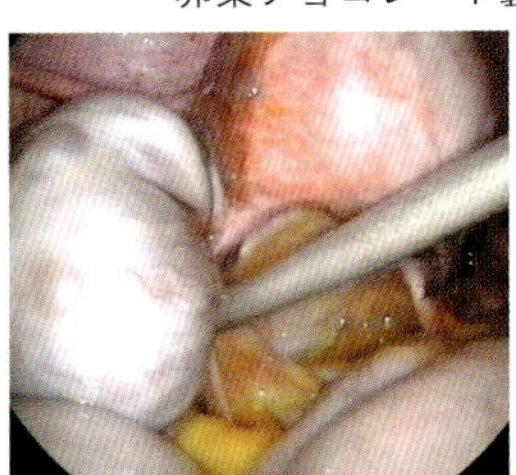

①処置開始
（器具の直径は 5 mm）

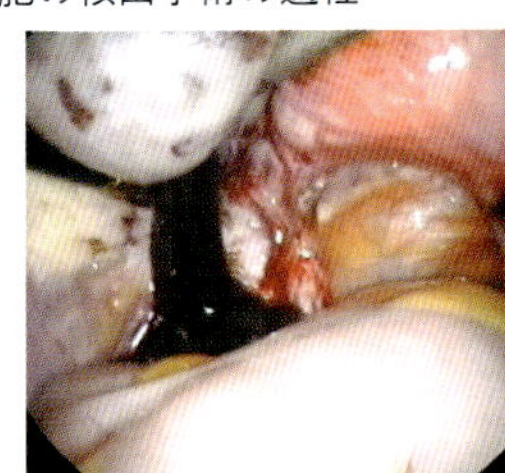

②たまっていた血液を取り除いている

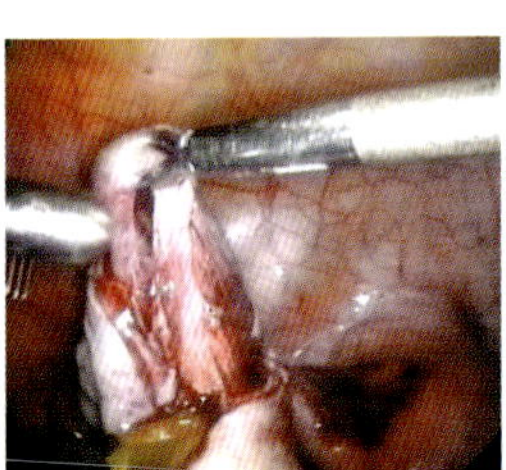

③嚢胞と卵巣を引き剥がしている

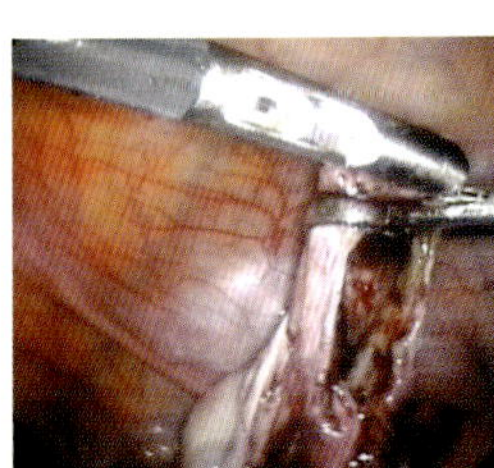

④嚢胞が取り除かれた

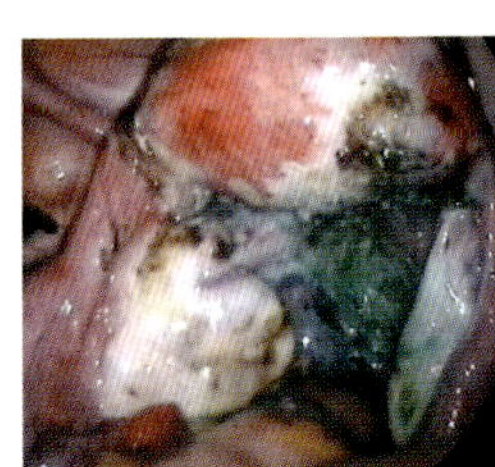

⑤ほぼ完了（卵管通過性を確認した後のインディゴブルー液がたまっている）

あなたを守る
子宮内膜症の本

日本子宮内膜症協会著

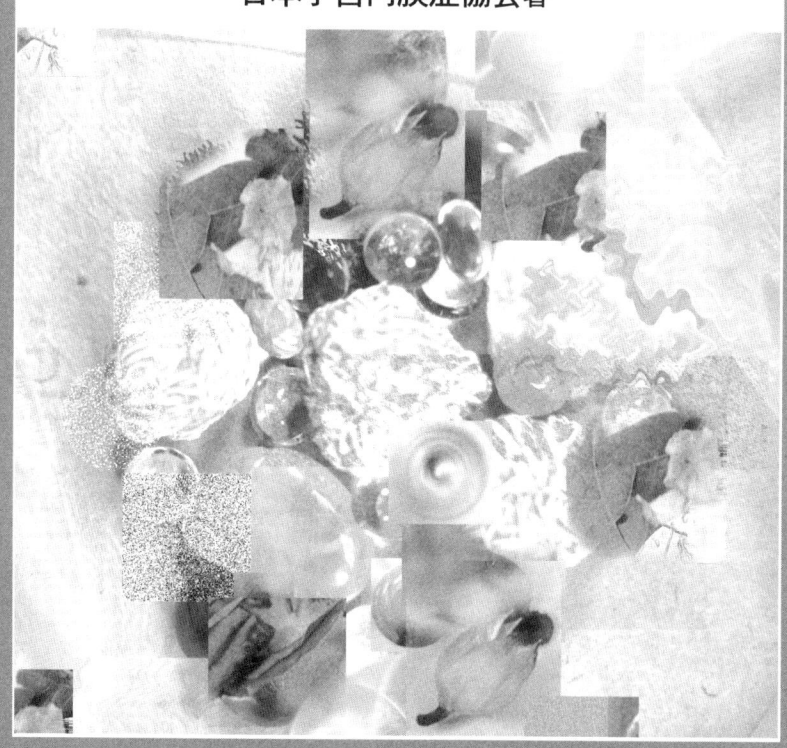

コモンズ

はじめに

子宮内膜症は、世界中の一億人ほどの少女や女性のＱＯＬ（生命・生活・人生の質）を長く脅かしている、現代の慢性疾患の一つです。なぜ、この病気はこれほどまでにしんどいのか。その理由は二つあります。一つは、子宮内膜症のキャラクターそのものが、許しがたいほどに複雑かつ不明だからです。そして、もう一つは、最初の理由ゆえに、医療にできることはさほど多くはないという世界的な現実のなかで、日本の医療状況が欧米先進諸国と比べて整っていないという事実です（すべての科に共通）。

日本子宮内膜症協会（ＪＥＭＡ）は、九四年に子宮内膜症の当事者たちが設立した非営利組織（ＮＰＯ）です。この病気の国内外の医学・医療情報をつかむにつれ、何千人という女性たちの実態を把握するにつれ、日本の子宮内膜症に悩む女性たちに、早く、一日でも早く、たくさんのほんとうのことを知らせるべきだという使命感は、燃えあがるばかりでした。そして、設立から二年で強行したのが全国患者実態調査、その一年半後に産み出した書籍が、『子宮内膜症の事実』です。すると、これらは、私たちの予想をはるかに越えて、日本の子宮内膜症事情を動かし始める点火剤となっていきました。まず、もっとほんとうのことを知りたいと会員が増えました。そして、専門医たちが振り向いたのです。

しかし、次のジレンマはすぐに始まりました。一〇〇万人以上と言われるすべての子宮内膜症の女性たちと、約一万二〇〇〇人のすべての産婦人科医には、まだ、手が届かない。

九四年以降、女性誌や健康誌では子宮内膜症特集がときどき打たれましたが、その内容たるや、ますますＪＥＭＡを奮い立たせるものがほとんどです。まず、医療にもっとも要求される的確な診断力や治療の技術力よりも、女性によりそう赤ひげ先生やアメニティーランドのような医院ばかりが登場すること。こうなる理由は、女性を幼稚な対象と見ていることと、女性疾患の最大の問題を「子宮の機能と価値（社会通念でしかない）が損なわれること」と捉えているからでしょう。また、マスコミには○○ランキングが多彩に報道されるのに、命にかかわる医療だけが、どこでも同じとしか受け取れない誌面になっており、解説内容も旧態依然であること。こちらの理由は、何らかの判断をするに足る情報をもっていないからでしょう。こうして、月経痛を気にして病院に行く女性は増えましたが、薬漬けにあったり、つまらない手術を受けてしまったりというお話は、後を断ちません。

日本でも、世界に負けず、さまざまな分野の市民活動がほんとうのことを洗い出し続けています。そして、知り得た貴重な情報を、よりよい市民生活の創造のために公開しています。本書は、女性医療の分野でそれを成しました。本書の内容は、すべて、ＪＥＭＡが日本の子宮内膜症の女性から得た現実情報を素材に（真の現状把握）、世界の最新医学・医療情報と照らし合わせて論を展開しています。公開する情報の選定基準は、がんの告知や、あらゆる情報開示を求める市民活動に準じています。

本書は、すべての子宮内膜症の女性や家族に読んでもらう必読書であると同時に、すべての産婦人科医・医療従事者・医療企業・医学生・厚生省にも読んでもらいたい、当事者エビデンス（患者・医療利用者にとって意味ある根拠）による新タイプの教科書です。とくに、子宮内膜症のあなたには、何度か読み返すことで、あしたからの自分と、子宮内膜症と、医療の関係をつむぎなおす、繭玉《まゆだま》にしてほしいのです。

二〇〇〇年一〇月

日本子宮内膜症協会（ＪＥＭＡ）代表　いぬい益美

目次

はじめに　1

第1章　敵は自分のなかの子宮内膜症ではない　2

(1) いちばん大切なエッセンス　2

●もう、十分に悩んできたあなたへ　2
●切実な悩みを、いっしょにときほぐしていきましょう　3
●五つのいきづまり感をサポートする本です　4
●自分をいとおしいと思えるように生きたい　6
●この本はあなたです　8
●もっとも必要な情報は自分を守るための情報　9
●正しくて有効な情報は、つらいこともある　11
●医療者も正しくて有効な情報をもっていなかった　13
●同じテーブルにつき、情報交換から始めよう　15
●医療者のみなさんへ　17
●もう二一世紀になるのに、医療はまだ変わらないのですか?　18
●私たちは「医療の質」で選択する　19

(2) 二〇世紀の日本の子宮内膜症医療　21

●もっとも必要な情報が得られないまま医療に翻弄される女性たち　21
●この薬で治る、妊娠すれば治ると説明してきた医療　23
●残るのは不信感や自責感　26
●薬はぞくぞく出たけれど…　26
●医療者が「治らないな」と認識した時期　28
●インフォームド・コンセントとはほど遠い日本の診察室　30
●欧米ではすでにインフォームド・チョイスの時代　32
●医療の情報棄民から、医療の主役へ　34
●参考になる三冊の一般向け情報書　36
●三つのデータ　38

(3) だれも知らない日本の医療の質　40

●受けた医療で運命が決まる　40
●医療の質が見透かせる医療ミスという事故　41
●日本の医療の質を左右しているものたち　43
●「薬漬け医療」が医療の質をとくに下げている　44
●日本の医療技術の質にはかなりの幅がある　47
●医療施設を選ぶための情報がほしい　48
●医療の評価システムがないから、開示すべき情報がない　50
●市民の健康を守る医療システムに変えるために　51

CONTENTS

(4) 心身に深く影響する家族との関係性 54
- 親と娘は他者である 54
- 家族には共感してほしい 55
- 一〇代からそれは始まっている 58
- パートナーに男女の役割を考え直してほしい 60
- 不妊と家族イメージ 62
- 家族との関係性が心身に及ぼす影響 63

(5) 自分を守るために 66
- 医療改革に共同参画しよう 66
- 自立した子宮内膜症の女性になるために 68

第2章 子宮内膜症の医学(病気の正体)を知ろう 71

(1) 望ましい医療や医師を選ぶ基礎情報をもつ 72
- ムダな医療、よくない医療、危険な医療から心身を守る 72
- 専門医たちが動いた、医療におけるエビデンス(科学的根拠) 73
- でも、現実はそう甘くはない 74
- 「薬」と「排卵と月経、女性ホルモン」の知識だけでも、もってほしい 76
- 医療に信頼がもてる時代をよびこむ、私たちの消費者行動 78

(2) 生殖器の構造とはたらき 80
- 子宮や卵巣って、どこにあるの? 80
- 子宮の構造とはたらき(おもに胎児を育てる臓器) 82
- 卵巣の構造とはたらき(排卵と女性ホルモン分泌をする臓器) 83
- 腫れやすい卵巣 84
- 卵管・膣・外性器の構造とはたらき 85
- 自分のからだと友達になろう 87
- 外性器が化学物質に触れすぎる時代 88

(3) 女性のからだのはたらき 89
- 女性ホルモンが演出する月経周期のドラマ 89
- 子宮内膜症と深い関係のある子宮内膜に起こる、ものすごい変化 93

目次

●女性ホルモンのもう一つの大切な役割　94
●月経血と月経量、統計から見た月経　97
●PMS(premenstrual syndrome)＝月経前症候群　99
●更年期、閉経、高年期(老年期)　101
●月経サイクルによる現代女性の受難　103

(4) 子宮内膜症の正体　104

●子宮内膜症は現代の慢性疾患の一つ　104
●子・宮・内・膜・症って?　105
●いつごろ始まって、どうなるの?(自然史)　108
●どんな人がなるの?(発生危険因子)　109
●何人くらいいるの?(発生率)　111
●子宮内膜症の種類　112
●併発が多いわけだから、説明を求めよう　114
●いろいろな病変と癒着(私たちの腹腔内のようす)　115
●決定版がない進行期分類　117
●子宮内膜症の最大の特徴は、「活動する病変」　118
●ミクロの戦士たちの迷走や暴走
(発達・痛み・不妊の根源)　119
●症状を増やし、治療をむずかしくする元凶は、癒着　120
●子宮内膜症とがんの近さと遠さ　122

(5) 子宮内膜症の症状　124

●確定診断の子宮内膜症の女性たちの自覚症状　124
●現状把握の視野が狭いと、提供する医療がズレることがわかる、
臨床診断の混じった自覚症状データ　126
●臨床診断の混じった自覚症状データは
日本の医療実態もよく示している　129
●月経痛、月経時以外の下腹部痛(骨盤痛)、不妊が
三大問題　130
●痛みの状況　133
●痛みが始まった時期と進行との関係　135
●痛みのメカニズムと神経系の伝達システム　136
●子宮内膜症の痛みのメカニズム　138
●子宮内膜症における不妊のメカニズム　141
●不妊と不妊医療のエッセンス　143
●不妊であること　146

(6) なぜ、子宮内膜症になったのだろう　148

●なぜ、始まるのだろう(組織発生)　148
●発生要因・発生危険因子は何だろう(病因)　151
●人間という自然が、現代社会のなかで苦しんでいる　154
●ほんとうにエストロゲンが悪いのか?　156
●私たちの生き方が悪いのか?　158

CONTENTS

（7）ダイオキシンと子宮内膜症　160
●内分泌撹乱化学物質（環境ホルモン）とは　160
●環境ホルモンが生き物に及ぼす影響　161
●ダイオキシンやPCBが人間に及ぼす影響　162
●複雑な動きをするダイオキシン　163
●ダイオキシンと子宮内膜症の関係、ダイオキシンと母乳の関係　164
●六〇年から八〇年のダイオキシン汚染が深刻　166
●有害化学物質を体内から出す方法と、私たちにできること　168

（8）子宮内膜症が女性の人生に及ぼす影響　169
●「人並みの人生がおくれない」と苦しむ女性たち　169
●行政の子宮内膜症対策は少子化対策？　171
●子宮内膜症の個人を超えた社会的な問題　173
●厚生省子宮内膜症研究班の仕事　175

第3章　子宮内膜症の医療（病院ができること）を知ろう　179

（1）「治療」すれば「治る」という幻想　180
●EAからのプレゼント　180
●病気をもった人間に医療ができること　181
●子宮内膜症で「治療」ができること、あなたができること　183
●日本の医療には「治療」すれば「治る」という幻想がある　184
●治療の「適応」をあいまいにし、みんな新患だというマイナーネットワーク　186
●患者と医療者のコミュニケーションがない（説明責任の軽視、患者からの情報を軽視）　188

（2）医師の「松竹梅」で決まる診断の光と影　190
●望ましい子宮内膜症の診断　190
●病状診断が重要　192
●確定診断には腹腔鏡手術を　194
●臨床診断は、Dr．松・竹とDr．梅では意味がまったく違う　195

目次

（3）医師の「松竹梅」で決まっていた日本の治療状況を、私たちの選択で変えていく―― 199
●治療メニューはいろいろある 199
●現代医療以外にも、私たちに役立つ道具はたくさんある 201
●日本と北米の治療状況は正反対で、薬物治療の様子も違う 202
●痛みでも不妊でも保存治療の中心は手術で、薬ではない 204
●治療でもっとも高い効果が長く続くのは、Dr．松の腹腔鏡手術 206
●腹腔鏡手術とは 207
●卵巣チョコレート嚢胞の保存手術 211
●保存手術を有効にできる医師にめぐりあえないときは 213
●強い短期薬物治療（GnRHアゴニスト・ダナゾール）のメカニズムと限界 214
●強い短期薬物治療の副作用 218
●強い薬物の副作用を軽くし、長期に使う工夫 220
●弱い長期薬物治療（とくに低用量ピル）のメカニズムと使い方 223
●日本の市場にはない薬たち（臨床試験中、輸入していないなど） 225
●症状に対する治療 227
●子宮内膜症における不妊にどう対処するのか 230
●子宮内膜症と痛みと不妊の関係 231
●治療選択を惑わせてきた情報（全摘手術など） 232

第4章 からだと心を癒して、病気とともに生きる 237

（1）「医療」と「セルフケア」と「セルフヘルプ」のトリプル効果で、病気を改善しよう―― 238
●子宮内膜症はあなたの一部にすぎない 238
●セルフケア（養生）とは、ちょっと昔のふつうの暮らしぶりのこと 241
●セルフケア（養生）は症状を和らげ、免疫力や生命力をつけてくれる 242
●ひとりぼっちじゃないという実感（セルフヘルプの効用） 247

（2）JEMA（当事者市民団体）にできること―― 249

日本子宮内膜症協会とは 251
子宮内膜症の専門家リスト 252
主要参考文献 254
主な薬の添付文書 256

装幀・日髙眞澄
本文イラスト・岡本典子

第1章

敵は自分のなかの子宮内膜症ではない

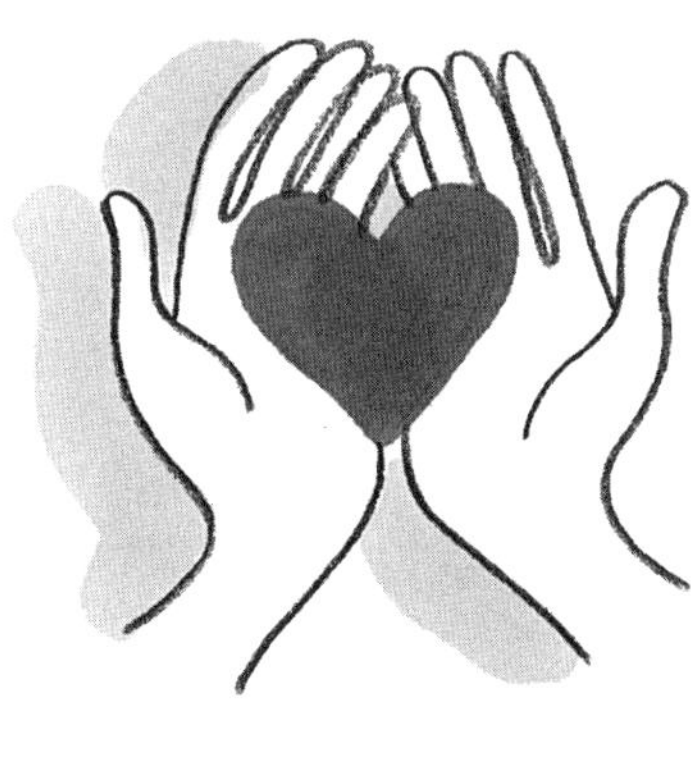

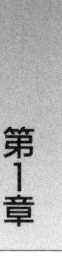

（1）いちばん大切なエッセンス

もう、十分に悩んできたあなたへ

子宮内膜症の女性たちのなかには、「どうして、わたしだけがこんなことになってしまったの」と、自分にふりかかった運命をのろい、「だれひとりとして、わたしのこの苦しみをわかってくれる人はいない」と、心が凍えてしまいそうな日々を過ごしている人が、たくさんおられます。いったい、何が、これほどまでに私たちを苦しめるのでしょうか。

日本子宮内膜症協会*（略称JEMA／読み方ジェマ）は、これまでの活動をとおして、子宮内膜症の女性たちを苦しめている思いには、次のようなものがあると考えています。

① 子宮内膜症と診断されて治療したのに、よくならず、また痛くなったのは、なぜ？　だれが悪いの？　何がいけないの？

② 医者の話はみんな違うし、書物を読んでもよくわからないし、どんな治療がいいのか、どんな生活がいいのか、全然わからない。

③ 雑誌や新聞やテレビで病名は聞いていたけど、わたしが子宮内膜症だなんてショック。知ってる女性に子宮内膜症の人はいないし、わたしはひとりぼっち。

④ みんなが当たり前にしていることなのに、子宮内膜症の症状のために、わたしは学

＊JAPAN ENDOMETRIOSIS ASSOCIATION

校でがんばれない、わたしは仕事でがんばれない、わたしは家庭でがんばれない。

⑤　家族や恋人や親友が、わたしのからだと心のつらさをわかってはくれない。

早い人は、一〇代後半から痛みに耐えながら、級友たちとは違う自分を感じています。働きはじめて、自分なりの仕事のやり方がつかめてきたと思った二〇代なかばに、かつてない強い痛みに襲われた人もいます。そろそろ子どもがほしいと思うのになかなかできなくて、病院へ行くと、子宮内膜症だろうと言われた三〇歳前後の人もいます。一人目か二人目の子どもが幼稚園にあがり、ほっとしたころに、かなり痛くなっている四〇歳前後の人もいます。みんなそれぞれですが、始まってしまったその日からは、長い長い同じ時間を生きてきました。ほんとうに、もう十分に悩んでこられたのです。

「こんにちは、やっと出会えましたね。もう、あなたはひとりぼっちではありません」

これは、日本子宮内膜症協会のパンフレットのいちばん最初に書いてあるメッセージです。

切実な悩みを、いっしょにときほぐしていきましょう

先ほどの五つの切実な悩みを、もう少し言い換えて整理してみましょう。

①　自分の病気のことも自分が受けた医療のことも、よくわからない。

②　医療や生活で役立ちそうな情報が、取捨選択できない。

③　思いや情報をわかちあえる仲間がいない。

④　自分はみんなと違うみたいで自信がもてず、自己否定感にとらわれる。

⑤　ごく近しい大切な人びととの関係性がうまくいかず、しんどい。

病気そのものが生みだす身体の痛みだけではない、医療を受けても情報に出会ってもなかなか消えてくれない五つのいきづまり感が、日本の多くの子宮内膜症の女性たちを取り囲んでいます。もし、この五つが一つも解決せずに長い時間を過ごしてしまうと、自分の人生の意味さえわからなくなってしまうこともある。これが、子宮内膜症です。

日本子宮内膜症協会(以下JEMA)は、自分の子宮内膜症にいきづまり感を抱いていた女性たちが出会い、一九九四年七月に設立した当事者組織*です。私たちは、医療界や患者団体のジョウシキとかワクなどを知ろうともせず、自分たちにはこういうことが必要だという「わたし発」の視点を大切にし、「考える」とほぼ同時進行で「動く」という、積極的で素早い、大胆な活動を展開してきました。そして、子宮内膜症の女性を取りまく五つの問題をしだいに明確にしていくなかで、その全部がときほぐせなくても、二つ以上が好転していけば、「からだと心」はかなり軽くなっていくという事実を見いだしたのです。

これらの成果を、会員だけでなく多くの子宮内膜症の女性に伝えたいという思いから生まれた一作目が、九八年三月に自費発行した『子宮内膜症の事実』(初版は東京女性財団の九七年度助成金で制作)で、全国の子宮内膜症の女性や医療者たちに六〇〇〇部近く頒布しています。そして、もっと多くの、全国津々浦々におられる、まだまだひとりで悩んでいる女性たちに伝えるために、この本の出版を決めました。

*患者といわず当事者という。患者とは病院の中で医者に対応してつけられる役割名だと考える。

五つのいきづまり感をサポートする本です

設立以来、JEMA活動の大きな原動力になってきたのは、①にかかわることを何もかも知りたいという強い思いです。そして一心不乱に活動した結果、「子宮内膜症という病気に対する医学や医療と、日本の病院や医療者の現実」についての情報の整備はかなりできてきました。これを会員の女性たちにリアルタイムで提供しながら見えてきたことは、**子宮内膜症に悩んできた女性が①の情報を「自分のもの」にできれば、昨日までとは違う自分に出会えるという事実**です。ですから、本書では①について、日本にこれ以上の必読書はないというサポートをします。そこからあとは、それぞれのオリジナルな子宮内膜症の人生が開けていきます。

私たちは、医療提供者側（医療者、医療企業、行政など）が出す国内外情報をかき集める一方で、四〇〇〇人以上の日本の子宮内膜症の女性（医療利用者側）の現実と受けてきた医療の実態を、一人ひとりの具体的な連綿とした体験として、そしてアンケート調査を使った客観的なデータとして、捉えてきました。つまり、ＪＥＭＡが提供する情報は、医療提供者側と医療利用者側の両方の情報をつきあわせてまとめあげた、日本唯一の子宮内膜症情報群なのです。私たちが日本で生活し、日本の医療を使う以上、これらは必須情報群だと心得てください。

この必須情報群があなたのなかに根づけば、②は自分で選べるようになっていきます。もちろん、本書にもちりばめました。そして③は、本書を読めば疑似体験できます（ＪＥＭＡに入会していただければ、具体的に体験できる）*。これでもう、二つ以上が好転していきますから、おのずと④の思いは薄まっていくでしょう。また、治療方法や病院そのものを変えたり、いま受けている治療をやめることで、状況がよくなる場合もあります。また、仲間と出会うことで（③）、霧が晴れるように消えていくこともあります。

＊会員の四人に一人が三六のセルフヘルプ（自助）グループに所属している。地域別（北海道～鹿児島）と目的別（他臓器子宮内膜症、全摘、不妊、シングル、乳幼児育児中、四〇代、医療従事者）があり、会合型・文書交換型・インターネット型などで交流している。

さて、実は、⑤がいちばんむずかしい問題です。私たち本人の意識や行動だけでよい方向に向かわせるのは、かなり底力のいる作業になります。何といっても、二人以上の人間の相互作用、関係性の問題ですから。

①〜⑤はそれぞれに関係がありますが、⑤はとくに他の四つとのかかわりが強いものです。たとえば、私たち自身が④についての意識変革ができ、わたしはわたしでOKなんだと思えるようになっても、家族がまだとらわれている場合があります。また、①や②についても、症状をかかえているのも医療行為を実際に受けるのも私たち本人なのに、家族のほうが権限をもってしまうケースがあります。子宮内膜症という病を得た私たちが、日常をともにするもっとも近しい家族との関係性を心地よくすることは、本人にとっても家族にとっても日本ではたいへんなことなんだと、活動を進めるにつれてわかってきました。

自分をいとおしいと思えるように生きたい

地球上には、六〇億を超える人びとがそれぞれの状況下で毎日生きており、生きる価値には何の上下もないと、だれでも頭では知っています。しかし、病気や何らかの他者とは違う心身の状態が長く続いている人びとは、ときとして自分には生きる価値があるのだろうかと思い悩むことがあります。それどころか、まわりのよい評価を得るには、そうではない人びとよりしっかり強く生きなければダメなんだろうと思わされることすらありませんか？　あのからだでよくがんばっている、フツウの人より立派だと、世間がこぞってよい評価を与える美談が取り沙汰されますものね。

どうぞ、発想を転換してください。病気や何らかの他者とは違う心身の状態がある人も、そういうことのない人も、毎日生きている自分が自分でいとおしいと思える。それこそが、いい生き方だと思うのです。いとおしいという意味は、自分のからだと心をそっと抱きしめたいように好き、そんなイメージです。すると、病気や他者とは違う心身の状態のない人のほうが毎日の自分をいとおしいと思いやすいかというと、そんなこと全然言えませんよね。むずかしい観念のようですが、そういう事実にどこかで具体的に触れられれば、心にすとんと落ちる真理です。

それに、人が生きる目的や生きる価値観そのものが、二一世紀は大きく変わろうとしています。たとえば、いわゆる企業戦士のような働き方は家庭や地域社会を破壊する要因の一つであるとか、専業主婦のいる家庭でも家族みんなが家庭経営に参加するほうが一人ひとりのためになり、家庭がただの入れ物ではない、意味をもった場になっていくなどです。二〇世紀はモノやカネを所有する時代であった一方で、家庭のなかまで人との関係性が寸断され、個が孤立してしまいそうな時代でした。二一世紀は、人と人とがほんとうのつながりを求める時代、そのために心を使う時代になってほしいですね。

JEMAのなかでは、会員とそのご家族が互いに力を出しあうことが増えており、そこには、ゆっくりあせらず、時間をかけてほぐしていこうという姿勢がうかがえます。読者のみなさんも、ぜひ、向きあいたいご家族にこの本を読んでもらってください。まずは、そこからですね。

この本はあなたです

　ＪＥＭＡには、全都道府県に一五〇〇人以上の「あなた」がいます。* もっと大きく世界に目を広げると、二〇年の活動歴を誇るアメリカの子宮内膜症協会** （略称ＥＡ）には世界六六カ国に二万五〇〇〇人もの会員がいますし、イギリス、オーストラリア、ニュージーランドにも、ＪＥＭＡのように独立して活動する子宮内膜症協会があります。そして、日本には一〇〇万人以上、北米大陸には五五〇万人以上の子宮内膜症の女性がいると言われていますから、全世界には何千万人もの子宮内膜症の女性がいるのではないでしょうか。

　この本には、ＪＥＭＡが九六年八月に全国実態調査（詳しくは三八ページ参照）をした七〇三人の子宮内膜症の女性たちの事実がたくさん出てきます。本書が、その統計的事実と、設立以来のべ四〇〇〇人以上の会員の事実（手紙や電話や直接会って把握した事実）をもとに書いていることは、すでに述べました。日本で、特定地域や特定病院に偏らない、全国を網羅した、これほど多くの子宮内膜症の女性の事実を受けとめている組織は*** 、行政にも医療界にも市民団体にもありません。ＪＥＭＡは、日本の子宮内膜症の女性に起こるほとんどのことを把握している組織なのです。

　つまり、本書は全編にわたって、「あなた」のことが書いてある本だと思ってくださっていいのです。だから、「わたしのことなんかだれもわかってくれない」なんて、もうサヨナラですね。少なくともＪＥＭＡの女性たちは、あなたのことがわかります。だって、あなたは私たち、私たちはあなたなのですから。そして、この本を読むもっと多くの人び

＊二〇〇〇年八月末現在の会員数。毎月五〇人ほど増えていき、九月の年度替わりには四分の一から三分の一が卒業していく。

＊＊ENDOMETRIOSIS ASSOCIATION INTERNATIONAL HEADQUARTERS

＊＊＊さらに、かつては医療を受けたが、失望したり、安定したりして、いまのところは通院していない女性たちも含まれている。

とも、きっとあなたのことがだんだんわかるようになります。

もっとも必要な情報は自分を守るための情報

ＪＥＭＡを設立して以来、いろいろなマスコミの取材を受けます。九八年以降は、活動紹介だけでなく、この病気の解説や女性たちの実態などがしばしば取り上げられ、設立当時には皆無だった子宮内膜症の情報を目や耳にする機会が多くなりました。それでも、子宮内膜症の女性たちの大半は、三ページの①と②からいきづまり感を抱いています。それどころか、生活の場や医療の場で、心だけでなく身体まで傷ついてしまうこともあります。

現代は情報社会と言われて久しいですが、インターネットに象徴されるように、多くの人が手に取れるところにある情報はまさに玉石混交です。医療に限りませんが、「玉」の情報は必要で役に立ちますが、「石」の情報は役に立たないだけでなく、時間と労力とお金を浪費させます。毎日毎日垂れ流される情報のなかから、私たちは生活に役立つ情報を探しているつもりですが、「石」の情報のなかには、ムダを通り越して、思わぬ被害を被ってしまうものまであります。さらに、被害を受けていることに何年も気づけない場合すらあるのです。

その原因の大半は、情報提供側の情報操作にあるでしょう。情報操作は、まったくのニセ情報を流す犯罪的行為から、思いやり的な一部隠しまでさまざまです。もう一つの原因は、情報提供側がその全体像をつかめていない段階で出してしまう場合で、これらも私たちをとても混乱させます。

こういう現実のなかで、自分の心身を守るために使える情報を取捨選択するのはたいへんな作業です。しかし、子宮内膜症に関しては、ＪＥＭＡの六年の活動の集大成として、本書に「正しくて有効な情報」を提供できました。

大風呂敷を広げるようですが、日本の子宮内膜症の女性にほんとうに役に立つ情報を提供できるのは、いまのところＪＥＭＡだけではないでしょうか。でも、この本を読破すれば、子宮内膜症がよくなる方法がわかるんだと思われると、ちょっと困ります。

そうではなくて、**子宮内膜症があっても、よくない医療から身を守ることができる、いまよりは心身が楽になる生き方がわかる**、ということなのです。また、少なくとも、よくない医療というのは、どこそこの病院や医療者という個別具体的なものではなくて、適正な方法なら問題は少ない薬や手術を用いた医療が、不適正・不確実に行われることで、私たちが被ってしまう心身の被害を指しています。そしてそれは、多くの病院、多くの医療者がなしうる現実です。

要するに、**ほんとうに正しくて有効な情報を知って、あなたと、子宮内膜症と、医療との、ちょうどいい共存方法を探しだしてほしい**というのが、ＪＥＭＡの願い、この本の願いです。

最近は、女性のからだや病気について、かなり詳しく解説された雑誌の特集や本が出てきました。しかし、子宮内膜症に関していえば、何を考えるにも絶対はずせない原点が書かれているのは、ＪＥＭＡが書いた『子宮内膜症の事実』（四ページで紹介）だけです（冒頭に書いてあります）。そして、この本では、そこにはまだ書けなかったもっと肝心かなめのことも書きました。[*] これらは読み進めていけば具体的にわかるでしょうが、次のような真実です。

＊九八年当時も考えてはいたが、まだ文字にするほどの確信がなかった。その後の二年間の活発な活動の成果で書けるようになった。

ほとんどの病気に対して現代医療にできることは市民が思うほど多くはなく、病院や医療者間の技術格差はかなり大きい。また、日本では、どの科でもムダな医療やよくない医療が行われることがあり、患者のためより病院のための医療が優先する場合もあるなどで、患者は心身の負担を増す。そのため、医療を利用するときは、正しくて有効な情報を十分に活用し、現在から将来にわたる自分の命と生活と人生を守ることができる、自分にとって意味のある医療を自分で選ぶ必要がある。そして、子宮内膜症では、
現在の医学と医療の力では、子宮内膜症が発症すれば、閉経まで完治することはないという、世界的事実を、こころえていたい。

正しくて有効な情報は、つらいこともある

なんてことなの、役に立つどころか、癒すどころか、どん底に突き落とすつもり?!

そう、とくに閉経まで完治しないと知れば、だれだってショックだと思います。私たちもみんなショックでした。でも、泣き明かした頭で、しばらくして思うのです。それが現実なら、どうしてもっと早く、だれか教えてくれなかったのって。どうしてもっと早く、わたしはこの情報に出会えなかったのって。そして、だんだんわかってくるのです。もし、こんな大切な根本的なことや、自分で選ぶことを知らないままで医療を受けつづけていたら、わたしの心身とふところはどれほど痛み、擦りへっていただろうと。

ＪＥＭＡや世界の子宮内膜症協会たちに出会ってきた何万人、何十万人という女性たちは、みんな、この本の一読後からのあなたと同じどん底の時間を過ごし、その後、その人に必要なだけの時間をかけて起き上がってきた女性たちです。

とくに欧米では、患者に対して閉経まで完治しないという事実を知らせずに治療行為に入ること自体ないでしょうから、子宮内膜症の診断を得た女性たちは、みんな一時的にはどん底の時間を過ごしてきたと思います。そのなかで、各国の協会に参加している女性たちは、仲間と出会えるので、自分で起き上がるためのサポートを得やすいというメリットがあるわけです。こうして、何万人、何十万人もの女性たちが、自分のオリジナルの子宮内膜症の人生を歩いてきました。このように、つらい事実を知らされることは、特別な女性にしか耐えられないことではなく、たいていの女性が受けとめられることなのです。

ですから、どうぞ、いったんはド〜ンと落ちこんでください。そうすることで、起き上がる準備ができます。そして、落ちこみながらも、ぜひこう考えてください。日本では何万人、世界では何十万人という女性たちが同じようにたどっているステップ、時間なのだから、落ちこんでいる自分に悩む必要まではないんだと。また、ＪＥＭＡには、その時間をできるだけサポートする用意があります。

ここまでは少々精神的なお話でした。次に、具体的な話をしましょう。

まず、「現在の医学と医療の力では」と書きましたね。ひょっとすると、二〇〇五年あたりまでには子宮内膜症の根本諸原因が解明され、その一年後には完治させうる治療薬の開発にメドがつくかもしれません。科学や医学は日進月歩です。

また、「閉経まで完治することはない」とは書きましたが、「よくなることはない」とは書いていません。私たちの機関誌『ＪＥＭＡ通信』には以前から書いていますが、世界でも日本でも、「かなりよくなる治療のできる医師と、そうではない多くの医師たち」がいるのです。

医療者も正しくて有効な情報をもっていなかった

さて、ＪＥＭＡでは、医療者間にこのような力量の差をもたらす要因は何だろうと考えてきました。「能力の差だよ」と言ってしまえば簡単ですが、その能力の差をもたらすものは何か。それは、やはり「もっている情報の質と量の差」ではないかと思います。それが、年月を重ねるほどに大きな差をつくってしまうのでしょう。つまり、子宮内膜症という疾患（医学）と、その診断と治療（医療）と、それをもつ女性（対象）について、最新学術的に、具体的・現実的に、多角的につかんでいる情報の質と量の差です。

実は、日本の産婦人科医一般でいうと、彼ら自身も閉経まで完治しないという情報をしっかり認識していたわけではありません。ただし、これは、私たちが知らなかった、だれからも聞かされなかったというのとは、かなり次元の違う話です。

そんなバカなと思うでしょうが、いま現場の責任を負っている五〇歳前後の医師たちは、子宮内膜症のことを医学部時代にほとんど学んでいないと言います。なんと、医学部の六年間のなかで（基本的には前半の二年間が一般教養で、医学専門教育は後半の四年間）、子宮内膜症についての講義はたった五分ほどしかなく、子どもを産めばよくなる奇妙な疾患という程度だったそうです。彼らが現場に飛び込み、医師らしくなってきた三〇歳ごろ、私たちの先輩の子宮内膜症の女性たちに出会い、とまどいと疑問を繰り返しながら、それでも妊娠すればよくなるはずだと期待したのも、わかるような気がしてしまいます。

そういう日常のなかで、しばらくすると彼らの進む道が二つに分かれていきました。

「わたしのからだはあの先生に診てもらいたい」と、患者に選ばれるタイプの医師は、同じ子宮内膜症の女性が再発してもまた受診してくるので、「以前治療したのに、確かに再発している。妊娠・出産した人さえ、再発している。ということは、閉経まで完治しない疾患かもしれないな」という認識が早めにもてました。さらに、同僚とお互いの診療内容について話題にできる人たち、そういう場が設定されている人たちは、もっと情報が増えていくでしょう。

しかし、そうではないタイプの医師の場合、再発した患者や、症状や副作用の訴えをとりあってもらえなかった患者は、別の病院へ行ってしまいます。その結果、有効な情報が素通りし、いつまでたっても、子宮内膜症という病気の実感がもちづらいわけです。

このように、**医師は、診察室で診たときの患者の身体に対する自分の判断と、検査データや手術データをもってはいますが、患者たちがさまざまな理由で病院を変えてしまうと、その患者が改善したのか再発したのかさえ追えません。**医師というのは、自分の日常診療のありようで、集まる情報の質と量に思いもよらぬ差ができてしまう人びとなのです。そして、自分の患者であっても、その女性の点と点、あるいは短い線と線ほどの情報しかもてないという、慢性的な情報不足のなかで、的確な判断を強いられる専門職です。

一方、子宮内膜症の女性たちは、自分の初経（初潮）以降のだんだん変化してきた症状や病気の状況、受けてきた医療（薬や手術）による心身への影響（効果の程度や副作用や合併症や後遺症）、もう少し長い目で見た場合の影響など、すべての自分の現実情報をもっとも把握している人びとです。

つまり、ある女性の子宮内膜症を診療したある医師よりも、または複数の医師たちよりも（ここに情報の連携があると話はずいぶん変わってくるのだが）、**その女性自身のほうが、自分の子宮内膜症と受けた医療の評価について、より正しい情報をもっているのです。そういう一人ひとりの女性の現実情報の日本最大の集合体が、ＪＥＭＡです。**

同じテーブルにつき、情報交換から始めよう

憎しみや恨み、後悔からは、あまりいいものは生まれません。

ＪＥＭＡも、設立からの約二年間は「怒りと疑問」が活動の源泉でした。しかし、子宮内膜症の医学と医療についてどんどん情報をかき集めるにつれ、日本の医療者たちは力不足ではあったけれども、悪意があったわけではない、とわかりました。

そして、彼ら自身が、子宮内膜症という病気をきちんと捉えるために必要な情報を満足にはもちあわせていなかったのだとわかってきた九六年ごろからは、**子宮内膜症の女性と医療者とが「共同・協働」していく必要性を痛切に感じるようになりました。つまり、双方がそれぞれに必要な努力をしながら、得意な分野の成果をもちより、情報交流を続け、同じ目標に向かって総合的に動いていくということです。**

そのため、ＪＥＭＡでは、医療者とできるだけ同じ土俵で話ができるように、国内はもちろん、海外の現状に至るまで、子宮内膜症関連の医学と医療の情報収集をしてきました。

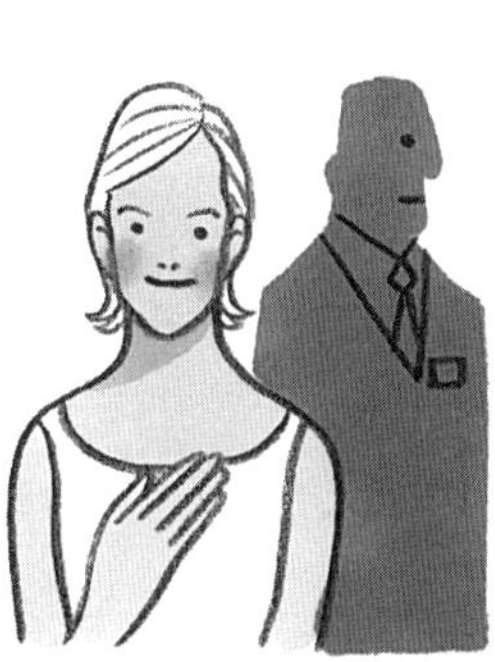

さらに、あらゆる人に子宮内膜症の女性の事実をきちんと伝えるため、九六年夏に「全国患者実態調査」（三八ページ参照）を実施。それを時間をかけて統計分析した結果と、子宮内膜症のどこにもない医学・医療情報とを満載したのが、四ページで紹介した『子宮内膜症の事実』です。こうして、できるだけ多くの女性と医療者に正しく有効な情報を提供し、いろいろなことに気づいて意識変革してもらうように努めてきました。また、がんばってくれるたくさんの医療者たちには、温かいエールも送っています。

こういう姿勢が新しいからでしょう。九七年には、産婦人科の学会の中心にいるような医療者たちとの対話関係も生まれ、関連の研究会や学会を取材聴講できるようになりました*。そして、九九年からは発表もできるようになり、子宮内膜症の女性の事実や医療の現実を実態調査データとして示し、ＪＥＭＡが考える諸問題、解決方向への視点などを直接的に伝えています。

こういう活動の過程で、もう一つの大きな存在である医療企業の人びととの交流関係も生まれました。病院や医療者をユーザー（お客さん）と考えて活動してきた医療企業は、ほんとうのユーザーである私たちと直接情報交換することで、まったく新しい視点を知り、企業活動にプラスになることがあると、認識を新たにしつつあります。いわば、真ん中にどっしり座っている医療者たちのわきをすりぬけて、医療産業の製造販売企業と利用者が向きあったわけです。

ところで、その垣根は外資系企業のほうが明らかに低いようです。これは、欧米本社が医療消費者（とくに市民団体）とすでに向きあってきた文化があるからでしょう。逆にいえば、いかに日本の医療が患者本人を横において、医療者と企業、行政と企業だけで突き

＊無料招待が多い。

進んできたかがうかがえます。

こうして、ＪＥＭＡは、前例のない活動でも臆することなく進め、九九年以降、子宮内膜症領域において、医療側（医療者と医療企業）の変化を確かな手ごたえとして感じるようになりました。こちらの努力は相当なものですが、それだけではない、あちらからも、テーブルにつこうという動き*がすでに始まっているのです。

医療者のみなさんへ

日本の子宮内膜症の女性の事実がきちんと書いてあるこの本は、一万二〇〇〇人に及ぶ産婦人科医のみなさんと、産婦人科にかかわるあらゆる医療従事者のみなさんにも、できるだけ読んでいただきたいと思っています。この項目は、医療者に向かって書きました**。

まず、この本に網羅されている女性たちの統計的事実は、ご自分たちが長年にわたってやってこられた日本全体の子宮内膜症医療の結果***であり、ある種の評価だと、お考えください。

たとえば、『子宮内膜症の事実』を発行直後に読んでくれた子宮内膜症専門医の原田省氏（鳥取大学講師）は、こうもらされました。

「治療効果や自覚症状のデータを見ると、自分たちはいままでいったい何をしてきたんだと、とてもショックだ。何がどういけなかったのか考えなければならない」

また、腹腔鏡下手術が専門で、エンドメトリオーシス研究会（子宮内膜症の学術研究会：学会に準じるもの）の事務局幹事である奥田喜代司氏（大阪医科大学講師）は、次のように

*二〇〇〇年一〇月、八二社が加盟する日本製薬工業協会から、全国の患者団体に対し、報告書とアンケートが届いた。欧米の製薬企業と医療消費者とのコミュニケーションを学んできたという。日本のとりくみが遅れていることを認め、アドバイスを求めたいという。

**ＪＥＭＡでは、医師だけではなく医療を支える各種医療従事者を包括して、医療者と表現する。

***ただし、九六年八月までの事実。それ以降の第二期患者調査は二〇〇一年の予定。

述懐し、それらを統計にまとめて、第一九回鳥取エンドメトリオーシス研究会（九八年三月）で発表されました。*

「最初は、これほど治療成績が悪いのは患者さんたちが行った調査だからだと思ったが、しばらくして、自分が手術した患者さんたちの術後の状況をＪＥＭＡと同じ二年間追跡調査したところ、自分では治したと思っていたのがボロボロと崩れた。ＪＥＭＡデータまでひどくはないが、私が手術をした患者さんも半分ほど痛みが再発していたのだ。手術効果をさらに上げる努力をしなければ」

医療者のみなさん、この本と既刊『子宮内膜症の事実』から、二一世紀の子宮内膜症医療と、今後のご自分の診療を、ぜひ考えてみてください。

*ＪＥＭＡはこの研究大会で、大会事務局の鳥取大学のご厚意を得てブースを出展し、『子宮内膜症の事実』の展示販売をした。

もう二一世紀になるのに、医療はまだ変わらないのですか？

さて、二一世紀が始まるにあたり、いまこそ、日本が営々と築き上げてきたさまざまなシステムを見直すときです。グズグズ手をこまねいていては、もはや国がたちゆかなくなるという危機感がはっきりしてきました。医療改革はその大きな柱の一つです。

「医療システムを変える」という大きなうねりは、もうだれにも止められません。その理由は、しごく簡単です。九七年に打ち出された医療抜本改革の詳細**など知らなくても、ここ二〇年ほどで何らかの医療を受けた国民の多くが、もうちょっと何とかならないのかと、大なり小なり不満をもったのです。そして、それでも医療を受けなければならない状況が自分や家族や友人たちにはあって、イライラするようになってしまいました。

**薬価制度、診療報酬体系、高齢者医療制度、医療提供体制の四項目の大々的な改革（四三ページ参照）。

その原因は、日本の医療システムがどこをどう切り取ってもあまりにも閉鎖的で一方的で、利用者である国民にわかる説明言語をもたない産業であることに尽きるのではないでしょうか。国民の健康を守るという使命のある特殊な産業であるのに、国にとっても国民にとっても、貢献しているという印象よりも、その大きな使命の上にあぐらをかいているというイメージのほうが定着してしまったのです。

日本の医療システムを変えたいと切実に思っているのは、国民全体になりました。*そして、財政的逼迫感と中・長期的な国家安定運営のため、早急に変えていきたいと思っているのが行政と経済界です。変わるのがこわい、どう変えたらいいのかわからないと迷っておられるのが、医療を提供する人びと、医療界の多くの方々です。

なかには、十分に変わっていこうとする医療者も多く、JEMAもたくさん知っています。しかし、九九年から二〇〇〇年にかけての日本医師会中枢の動向は、開いた口がふさがらないものでした。彼らのごり押しは、代表的なものだけでも、薬価制度改革の見送り、カルテ開示法制化の見送り、外来薬剤費の高齢者一部負担の免除などものすごいもので、医療抜本改革は骨抜きになり、二〇〇二年まで先送りされることになったのです。彼らに代表されて確定してしまった医療提供者側に対する国民の不信は激しく、その罪は計り知れないのではないでしょうか。

*国民には、医療を受ける側にまわった医療者も入る。たとえば、医療者自身、または家族や親族が医療を受けるときには、私たちと同じように切実に感じるはず。

私たちは「医療の質」で選択する

政府や厚生省、健康保険組合連合会、日本医師会がそれぞれの立場で何をどう決めようと、JEMAは、自分たちのこれまでの活動の成果として、いよいよ明確な発言を始めることを決めました。

医療が命と健康に直結する産業である以上、どの病院のどんな医療を受けるか受けないか、十分な情報をもとに「選択」するのは、市民（医療消費者、すなわち患者とその予備軍）**の基本的人権です。**日本には九三三三もの病院[*]と約九万もの診療所があるそうですが（九八年、厚生省調査）、私たちはそのすべてを受診対象とするのはもうやめます。**私たちは自分に必要な医療を自分で選びます。**それでも、この精神は欧米に三〇年ほど遅れています。

八〇年代からでしょうか、アメニティー（快適な環境）や高度医療機器などの設備面に力を入れ、「選択される病院」の時代を先取りする動きが顕著になりました。産婦人科では産科診療と不妊診療において、選択される病院になろうという動きが目立ちます。さらに九〇年代後半からは、インターネットにホームページを開く病院や医療者が増え、自由勝手な情報提供で自分をアピールするという次世代ツールに乗り出していきました。しかし、そういう趣向は、子宮内膜症の私たちにとってさほどの魅力ではありません。

JEMAは、子宮内膜症という病気にかかわるあらゆる状況の改善を目的として活動する当事者市民団体です。パンフレットには、「子宮内膜症の女性たちが今よりもっとハッピーになるために必要なあらゆることを実現していく…」と、書いています。

私たちがいまよりハッピーになるために改善したい状況はいろいろありますが、医療の場に求めるもの、それは「医療の質」です。これに勝る最重要キーワードはありません。**病院と医療者のみなさんには、医療専門職としての「診断と治療の質」を求めたいのです。**

私たちは、これまで以上に活発な働きかけを続け、当事者と医療者が共同参画する医療

*ベッド数が二〇床以上の医療施設を病院といい、一九床以下を診療所という。

を野心的に模索します。そして、がんばる病院や医療者の方々には、惜しみないエールを送りつづけます。*

*二〇〇四年がJEMAの設立一〇周年にあたる。その日には、全国の女性たちと医療界のみなさんとで、子宮内膜症医療の整備と進歩を祝いたいと願っている。

(2) 二〇世紀の日本の子宮内膜症医療

もっとも必要な情報が得られないまま、医療に翻弄される女性たち

さて、ここからは二〇世紀の日本の子宮内膜症医療について考えてみたいと思います。つまり、みなさんが受けてきた産婦人科医療の姿を、じっくり見つめるのです。

子宮内膜症の女性は、日本では一〇〇万人とも三〇〇万人とも言われています。では、たとえば戦後から現在に至るまで、どのくらいの女性が産婦人科の戸をたたき、子宮内膜症患者になったことがあるでしょうか。** おそらく一〇〇万人を超える女性たちが医療を受け、それぞれの時間を過ごし、やがて医療の場を去っていったと思われます。そのおびただしい女性たちのなかで、実際に子宮内膜症があった人たちのその後は、耐え切れなくなったところで子宮や卵巣の全摘を選択した女性たちと、長い長い苦労の末に閉経していった女性たちとに分かれていったことでしょう。一方、一回の薬物治療などで軽快した女性たちの多くは、実は子宮内膜症ではなかったことが想像されます。***

**JEMAでは、子宮内膜症患者とは「子宮内膜症の病巣があるなしにかかわらず子宮内膜症と診断された女性たち」と定義している。

***本書でとくにただし書きをせずに「子宮内膜症の女性」という場合は、子宮内膜症の病巣がほんとうに体内にある女性のことを指す。

五〇年前であろうと現代であろうと、日本の女性たちの多くは、生理痛なんて我慢しなければいけないもので、口に出すようなことではないという感覚をもっています。こういう親世代の教えのせいで、以前とは違う痛みだと感じてはいても、日常の忙しさにも追われ、自分の身に起きている事態の重要性を察するチャンスのないまま、年月を過ごしてしまう女性が多いのです。そして、明らかに生活に問題が生じるほどの症状に悩むようになったころに、勇気を奮い起こして生活圏にある小規模病院へ出かけます。すると、一生懸命説明してもなかなかとりあってはもらえないという現実に突き当たりました。

それが、九〇年ごろからでしょうか、しごく簡単に子宮内膜症だと宣告されるケースも増えました。そして、何軒目かの病院で、あるいは一軒目で、子宮内膜症患者になると、たいていは薬物治療を受けるのが一般的です。

副作用に耐えつづけた半年程度の治療が終わり、月経が再開すると、おおむね半年以内(その日からの人もあるが)に、多くの女性に症状がぶり返してきます。なぜ、わたしの症状はこんなにも改善されないのかとふと疑問には思いますが、的確な判断をする材料がほとんどないため、やがてその病院を離れ、あきらめのなかでまた苦しい時間を過ごすことになるのです。しかし、やはり症状はつらいから、今度は少し大きい病院へ出かけ、そこの医療を受けてみる。そんなことを繰り返すばかりでした。やがて、何軒目かの病院で、突然、「もう全部取ったほうがいいよ」と言われたときには、絶望のなかでそこを去る人と、全摘手術を受ける人に分かれていったのです。

こういう女性たちのことを批判して、「ドクター・ショッピング」と評する人が多いですが、それは違います。地図のない航海、あるいは波間に漂う木の葉の船のような子宮内

*二一七ページ表10参照。九八年に出た世界的結論。九六年にも近いデータは出ていた。しかし、九九年の医学教科書まで出てこない。

**JEMA設立後のマスコミ報道、雑誌特集や書籍により、九九年ごろからの状況は少し好転している。

膜症の女性たちには、そうする以外になすすべはなかったのです。それは、女性たちの病状とか個人的な事情、ましてや性格の問題などではなく、もっとも必要な情報を得られなかった医療の場にこそ、問題の根っこがあると考えます。

これが、私たちが子宮内膜症患者になっていく過程としてもっとも多いパターンです。そのほか、自分では産婦人科を受診するという発想にならず、お腹や腰や股や足などの痛みから内科や整形外科の診療を受け、後に産婦人科に紹介される女性たちもいます。また、突然の激痛で救急病院にかつぎ込まれ、手術から始まる女性たちや（緊急手術の場合、外科医や認識の浅い産婦人科医だとごそっと取られる可能性がある）、不妊診療で原因を探していくなかで、医師から子宮内膜症だと指摘される女性たちもいます。

この薬で治る、妊娠すれば治ると説明してきた医療

繰り返しますが、**次の最重要医学・医療情報こそ、女性たちにもっとも必要な情報です。**

「現在の医学と医療の力では、子宮内膜症が発症すれば、閉経まで完治することはない」

この情報は、医師が女性を診察し、子宮内膜症だという診断を下したならば、その時点で、治療前に、その医師が本人に伝えるべきことです。自分に診断を下した医師がこの事実を説明してくれるからこそ、子宮内膜症だと言われた私たちは、つらいけれども、今後の治療やこれからの人生を医師の助言のもとに自分で考えられるのです。

むろん、その日のうちにとか二週間後などの短期間で判断できるはずもないのは当たり前だし、セカンドオピニオン*をとりたいと思うのもしごく当然です。しかし、どんな事情

*同じ病院の別の医師や、別の病院の医師の診断を受けること。その際、最初の医師の検査データや診断書を持っていくことが望ましい。だが、そういう医療情報を出したがらない医師がほんとうに多いし、言い出せない患者がほとんどなので、二重診療や二重検査になる可能性が現在は高い。それでも、一人の医師の判断だけでは信頼性に欠けるため、医療消費者行動としては非常に重要。

がどう優先しているのか、日本の産婦人科の診察室では、子宮内膜症という診断を下し、何らかの治療が行われた後ですら、このもっとも重要な情報はあまり語られることはありませんでした。

最初の子宮内膜症保険適応薬であるカプセル剤のダナゾール*（ボンゾール®、東京田辺製薬〈現・三菱東京製薬〉）が登場したのは、八二年です。それから現在までに、大きく分けると二群、メーカー別では五種類、剤形用量別**にいうと八種類の薬が、市場に出ました。また、これから出てくる薬は、第二相臨床試験中のものが一つあります。

ボンゾールは、発売後一二年間でのべ四四万人が使用したという製造・販売企業の発表データ（九五年）がありますから、八剤すべてを合わせれば、一〇〇万人以上の女性に使われていることは間違いないでしょう。これらの薬はすべて四〜六カ月の連続使用ですが、副作用のために「六カ月を超える投与の安全性はない」と九八〜九九年になってはじめて添付文書***（製薬会社が制作する詳細な薬の説明書）に書かれるようになりました。

ここからは、JEMAが九六年八月に行った日本初の全国患者実態調査結果（以後JEMA九六年データという、三八ページ参照）を使います。

表1を見てください。これらの子宮内膜症保険適応薬を調査時期である九六年八月までに使った女性たちのなかで、「この薬で治ると医師に言われた人」は25％、実に四人に一人もいますし、「妊娠すれば治ると医師に言われた人」は65％、なんと三分の二もいたのです。ところが、**図1**によると、最近の治療後の再発状況を聞いた結果、「二年以上再発がない」のは、確定子宮内膜症で13％、臨床子宮内膜症で8％にすぎませんでした****。

詳しい説明は第3章でしますが、臨床子宮内膜症は手術をしていない人で薬物治療経験

*ダナゾールは薬の一般名で、ボンゾールが商品名。®は登録商標という記号。ボンゾールの臨床試験は七七年から始まった。

**剤形とはカプセル剤・錠剤・注射剤などの薬の形のこと、用量とは薬の一単位の量。

***二五六〜二六三ページ参照。

****確定子宮内膜症や確定診断者というのは、手術を受けて実際に子宮内膜症の病巣が確認されていることやその女性。臨床子宮内膜症や臨床診断者というのは、手術をしていなくて画像診断までで子宮内膜症だろうと推測されていることやその女性。臨床診断の信頼性は低く、その三割は子宮内膜症ではないだろうと言われている。

者がほとんどです。すると、**図1**（イ）の結果は薬物治療の効果と見ることができますが、再開した一回目の月経から再燃の憂き目にあった人が三割もいますね。そして、半年以内には四分の三もの女性に症状が再燃しています。*

表1　子宮内膜症を診断した医師たちの言動（複数回答）（単位%）

	過去すべて（505人）	2年以内（344人）
妊娠すれば治ると言った	65	49
痛みを訴えても、痛みの感じ方は個人差が大きいと共感・理解しない	33	26
本人の意志にかまわず、結婚・妊娠を強く勧めるような言動を見せた	28	25
この薬で治ると言った	25	14
手術で悪いところを取れば治ると言った	20	21
この薬に副作用はほとんどないと言った	11	11
その歳まで結婚・出産しないからだと言った	10	8

（出典）　JEMA 96年データ。

図1　もっとも最近の治療後の再発（%）

（ア）確定子宮内膜症（228人）　　（イ）臨床子宮内膜症（232人）

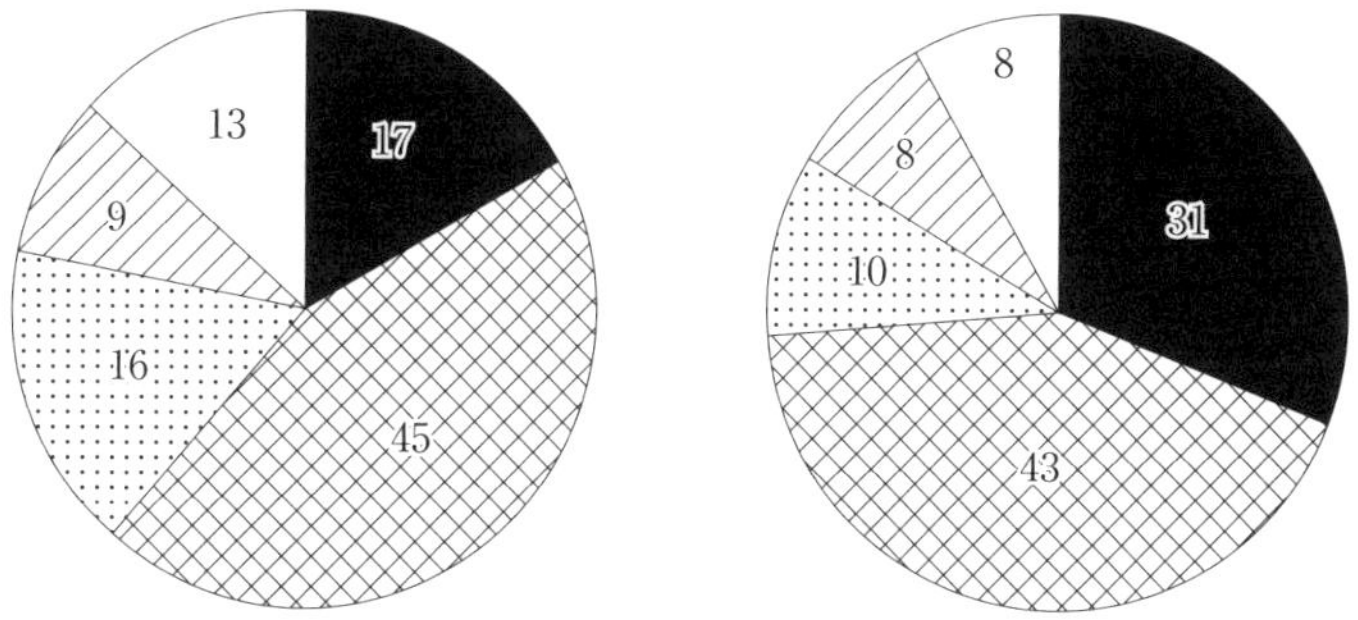

（注1）■初月経から再発、▧半年以内、▒1年以内、▨2年以内、□2年以上再発なし。
（注2）調査当時治療中の人は解答していない傾向がある。
（出典）JEMA96年データ。

＊子宮内膜症の再発と再燃の区別は学会でもあいまいで、再発すら確実な定義がない。現時点でのJEMAの見解は、次のとおり。

再発＝手術治療で100%近い病巣が排除された手術記録があるうえで、本人の痛みなどの症状も最低一年以上は消えている現実があったものが、①症状はなくても画像検査などで病巣の存在が強く推測されるようになった場合。②本人の症状が以前のように起こるようになった場合。

再燃＝薬物治療で縮小あるいは鎮静化していた病巣が、薬物使用終了後に再び動きはじめること。

したがって、薬物単独治療後には再燃しかない。また、手術治療をしても症状が一〜二カ月で出てくる場合は、再発でも再燃でもなく、取り残しが多かっただけだと考えている。

残るのは不信感や自責感

つらい副作用に耐えながら半年も薬を使いつづけたのに、一〜二カ月後に月経が再開したその日から治療前と同じように痛いという現実は、女性たちにひどいショックを与えてしまいます。そして、「この薬で治る」とハッキリ言われて処方された人たちの場合は、主治医や医療そのものに深い不信感を抱くばかりでしょう。

こうして、もっとも必要な「閉経まで完治しない」という情報が与えられないまま、医療が勧めるままに何らかの治療をし、再燃や再発を繰り返す年月では、時の過ぎゆくままに自分への尊厳(自尊感情)を保てなくなる人が出てきても、何ら不思議ではありません。正しくて有効な情報がほとんどないと、病気や医療について冷静に考える余裕はもちづらく、思考は自分に向かいがちです。そして、自分の子宮内膜症がひどすぎるんだ、自分のからだ自体がダメなんだと、自責感や自己否定感にさいなまれる人が増えていくのです。

JEMAが『子宮内膜症の事実』を自費発行するまでは、医療者から子宮内膜症の女性に性格上の問題を指摘する声が多く聞かれました。それは、日本の医療の結果である部分が相当にあるのではないでしょうか。

薬はぞくぞく出たけれど…

薬でよくなっていないことは、手術をしてお腹の中を見なくても、使用終了後まもなくの女性たちの訴えでわかるはずです。八三年のダナゾール発売から二〜三年もたてば、大きくゆずって五〜六年もたてば、個々の医療者にはわかってきた臨床事実ではないでしょうか。

そんななかで、医療者の不安を打ち消したのが、八八年に発売された新薬の酢酸ブセレリン（スプレキュア®、ヘキストジャパン〈現アベンティスファーマ〉）という点鼻スプレーです（一日三回噴霧）。これは、ダナゾールよりはっきりした作用で脳の視床下部・下垂体*に働くGnRHアゴニスト（性腺刺激ホルモン放出ホルモン作動薬）という新しい種類の薬で、女性ホルモン分泌を抑えるメカニズムをわかりやすく図示した大々的な宣伝が行われたため、医療者たちの期待も大きかったようです。しかし、この薬でもまったく同じ現実が繰り返されるだけでした。

その六年後、九四年に発売された四週間持続型注射剤のGnRHアゴニストである酢酸リュープロレリン3・75（リュープリン3・75®、武田薬品工業）は、毎日点鼻するスプレキュア®とはまったく違って、医療者が四週間に一度注射をすればいい薬剤で、キャリアウーマンに最適というキャッチフレーズでした。作用はかなり強力なので、スプレキュア®で抑えきれなかった病巣を抑えるだろうと医療者に期待感をもたせました。しかし、強力であるゆえに副作用がとても強く、治療後の月経再開も倍ほどの日数（二カ月）がかかります。効果は他の薬より多少は長めですが、五十歩百歩です。

九五年には、GnRHアゴニストで一日二回噴霧タイプの点鼻スプレーの酢酸ナファレリン（ナサニール®、サール製造、山之内製薬販売）、九六年にはダナゾールの錠剤**、九九年にはリュープリン1・88®というリュープリン3・75®の半量タイプの注射剤と、スプ

＊九一ページ参照。

＊＊カプセル剤は廃止。

レキュアMP1・8Ⓡというスプレキュア®の四週間持続型注射剤、二〇〇〇年一〇月には、酢酸ゴセレリン（ゾラデックス1・8Ⓡ、アストラゼネカ製造、キッセイ薬品工業販売）という、半固形製剤を皮下にスルッと埋め込む四週間持続型の薬も出ました。

医療者が「治らないな」と認識した時期

こうした各種薬物治療の堂々巡りのような時間の流れのなかで、いったい医療者たちはいつごろ、子宮内膜症は薬では何ともならないぞと気づいたのでしょうか。それを考える材料となる重要なできごとが、九四年春に始まりました。腹腔鏡での子宮内膜症手術が保険適応になったのです。それ以後、子宮内膜症の手術件数は確実に増えていますから、医療者たちが薬物治療経験者のお腹の中を見る体験も増えたはずです。

とてもわかりやすいデータがあります。二五ページの**表1**を見ると、「この薬で治る」と医師に言われた人は、過去すべての25％から二年以内は14％に減っていますね。つまり、九六年調査の二年前である九四年からは、薬の説明がましになっているという事実です。これを確定診断者と臨床診断者に分けてみると（**表1**には分類なし）、確定診断者は20％から8％に、臨床診断者は30％から19％に減ったことがわかりました。* また、「妊娠すれば治る」と言われた人は65％から49％に減少しています（「手術で悪いところを取れば治る」と言われた人は、20％、21％と変わっていない）。

しかし、見方を変えると、九四年から九六年でも、臨床診断者の19％、確定診断者の8％が「この薬で治る」と説明され、全体の49％は「妊娠すれば治る」と説明されていま

＊臨床診断者では減り方が甘い。

す。ちなみに、手術設備をもたない薬物治療だけを行う医療者というのは、子宮内膜症の女性のお腹の中の病巣や癒着の状態や何らかの治療後の具体的な変化などを、自分の目で見ることなどない人びとです。

JEMAでは、九四年七月の設立前後から始まった多くのマスコミ取材にあたり、「ほんとうの子宮内膜症であれば、何をしても閉経まで完治することはない」という事実を明言してきました。もちろん、会のパンフレットにもきちんと書いてあります。

日本の医学界においては、九五年九月に、産経新聞社が大阪で主催した子宮内膜症の一般公開セミナーで、四〇〇人の女性を前に、不妊と子宮内膜症の専門医である星合昊《ひろし》氏（近畿大学教授、九八年世界子宮内膜症会議世界委員）が発言したのが最初でしょう。後日お聞きしたお話では、星合氏はパネラーの講師たちに*、「治らないって言っていいですね」と事前の了解をとってその場に臨んだそうです。けっこう勇気のいることだったとおっしゃっていました。

次は一気に飛んで、九九年四月中旬です。NHK放送の「きょうの健康」という一五分番組のなかで、厚生省子宮内膜症研究班長の武谷雄二氏（東京大学教授、二〇〇〇年世界子宮内膜症会議世界委員）が、子宮内膜症は閉経まで治らない病気だと話しておられます。

医療者も子宮内膜症は閉経まで完治しないという認識をなかなかもてなかったのは、ある程度理解できます。でも、素朴な疑問ですが、子宮内膜症のためになかなか妊娠しない女性を妊娠・出産させた実感はあっても、自分で確かめた確定子宮内膜症の女性に何らかの治療をし、その女性の閉経まで再発させずに「治した」という実感をもったことはあるのでしょうか（あれば、学会発表すべき貴重な臨床例となるだろう）。

*子宮内膜症の大先輩である大阪医科大学名誉教授の杉本修氏もいた。

ＪＥＭＡでは、早い医療者なら八〇年代後半に、遅い医療者でも九〇年代なかばには、薬物治療の効果がごく短期間であることと、子宮内膜症は何をしても閉経までは治らない病気だという認識をもてたと考えています。私たちが知りたいのは、それらを認識した以降も、それを告げずに、たとえば副作用の強い通常の薬物単独治療をする心情です。それは、がん告知をあいまいにする日本的親切心と同じでしょうか？

インフォームド・コンセントとはほど遠い日本の診察室

医療の場にインフォームド・コンセントという言葉が登場して、かなりたちます。でも、この外来語はどういう状況を言っているのか、もうひとつわかりにくいですよね。子宮内膜症の場合で具体的に考えてみましょう。

「問診、内診、超音波検査で診断したところ、あなたは子宮内膜症ですねえ。この病気は、子宮の内側にだけあるはずの細胞が下ばらの中にできるので、あなたのように月経痛が強くなります。なぜ子宮内膜症になるのか、なぜ進んでいくのかは、わかっていません。だから、残念ですが、閉経するまでは完全に治るということはないんですよ。ほんとに困った病気ですが、日本には一〇〇万人もいるという話ですし、子宮内膜症で死ぬことはありませんから、あきらめないで、私といっしょにがんばりましょうね。で、とりあえず、生理を止めるこの薬を六カ月使ってみましょう」

こういう説明ならましなほうで、間違いもありません。薬で治るとも言ってません。少なくとも、最近でも会員からの電話相談に出てくる次のような医師の説明より、はるかにましです。

「超音波検査で診たところ、子宮内膜症です。薬は、四週間に一度の注射と、毎日鼻にスプレーするのと、毎日飲むのがあって、みんな六カ月続けます。どれにしますか？」

「（えぇ？　そんなこといきなり選べと言われてもわかんないけど）あのお、一番効くのでお願いします」

「注射ね。じゃ、処置室へ」

初診で、ピンポン会話だけで注射剤を打とうとする医師など二度と会う必要がない医師なので、即刻帰ってきましょうね。

では、前者の場合なら、インフォームド・コンセントができているのでしょうか。たとえば三四歳の女性は（JEMA九六年データの平均年齢）、この医師とともに、自分の閉経までの一五〜六年間にわたって、適切で的確な医療を選ぶ生き方ができるでしょうか。

この説明では、閉経までは完治しないという情報を明言していても、そのうえで医師が勧める薬物治療なんだから、「きっと効果があるにちがいない、自分が訴えた症状はよくなるんだ」と思ってしまうでしょう。医師が勧める治療について、「その治療効果はどれくらいの期間あるのですか？」と聞く勇気のある人は、ざらにはいません。また、そんなことを聞かないのは、慢性疾患の治療なんだから年単位で効くものだと勝手に想像してしまうからです。薬を半年使い終わって月経が始まったら、何の変わりもなく痛い場合もあるなんて、いったいだれが想像できるでしょう。

つまり、この一見ていねいな説明には、医師が提案した六カ月の薬物治療の効果（程度や持続期間など）や副作用の情報がまったくなく、この女性には何の「理解」も起こっていません。そもそも、この女性の病巣タイプや病状程度の説明もありません（この診断では無理かも）。まだまだ、たいへんな情報不足です。医師が、私たちの過去の治療歴と五〇歳や八〇歳までの人生を視野に入れているのか、当面のことだけ考えているのか、病院の経営を優先しているのかで、提案してくる医療も、インフォームド・コンセントの質や量も、まるで違ってくるのです。

また、超音波検査までで子宮内膜症と診断するのは、臨床診断という推測にすぎない仮診断ですから、いきなり保険適応治療薬を使うのは賭け医療とでも言うしかありません（欧米ではありえない）。**専門医によると、日本の臨床診断の三割は子宮内膜症ではないと言われており、成長過程の単なる月経痛から最悪のがんまで、いろいろあります。ここ何年かの一般産婦人科診療では、月経痛や下腹部痛の女性が来るとみんな子宮内膜症患者にされているのではないか、そう疑いたくなるような印象があります。**

欧米ではすでにインフォームド・チョイスの時代

インフォームド・コンセントというのは、「患者本人が十分な情報を得て、理解し、提案された何らかの医療を受けるか受けないかを、同意するか拒否する」というところまでカバーされる理念です。しかし、日本がインフォームド・コンセントって何だろうとグタグタしているまに、欧米ではインフォームド・チョイスの時代に入ったそうです。つまり、「患者本人がすべての十分な情報を得て、理解し、複数ある医療のうちの何らかの医療を選ぶか何も選ばないかを、自己決定する」というような意味です。

子宮内膜症は慢性疾患ですから、一回の診断や一回の治療について説明を受ける必要があるのは、言うまでもありません。さらに、閉経までの長期管理を考えるために必要な情報をすべて提供されないと、いきあたりばったりの、効果も意味も評価できない、ムダな医療やよくない医療や危険な医療ばかりに会うことになります。

インフォームド・コンセントやインフォームド・チョイスには、それぞれの治療法の「詳細な副作用情報と、客観的な効果の限界情報（第3章）」が不可欠です。子宮内膜症という病気の「複雑な性格情報（第2章）」も、もちろん必要です。これらがそろってはじめて、私たちは、**「いつ、どんな治療を選ぶか、いまは何も選ばないか」を総合的に判断できる、自立した子宮内膜症の女性になる入り口に立てます。**

こういうふうにお話してくると、子宮内膜症の女性が自分の八〇歳までの人生を考えた医療を選択するには、現在の産婦人科診察室の状況はあまりにも不十分すぎるとわかるでしょう。欧米のように一人三〇分の診療時間があってはじめて、インフォームド・コンセントやインフォームド・チョイスが可能になりはじめます。つまり、実際には望めない診察室が多いですから、本書で十分に学び、医療の不十分さを補うのが賢明です。

最後に、インフォームド・コンセントやインフォームド・チョイスの大前提は何でしょう。それは、その医師による「的確な現在の病状診断がある」ということです。もし、ここが間違っていたら、何も始まらないどころか、たいへんな迷路に踏み込んでしまいます。**「私たちに必要なよい医療者とは、（病状）診断技術力のしっかりした医療者である」**（九九年夏に開設したＪＥＭＡホームページより）

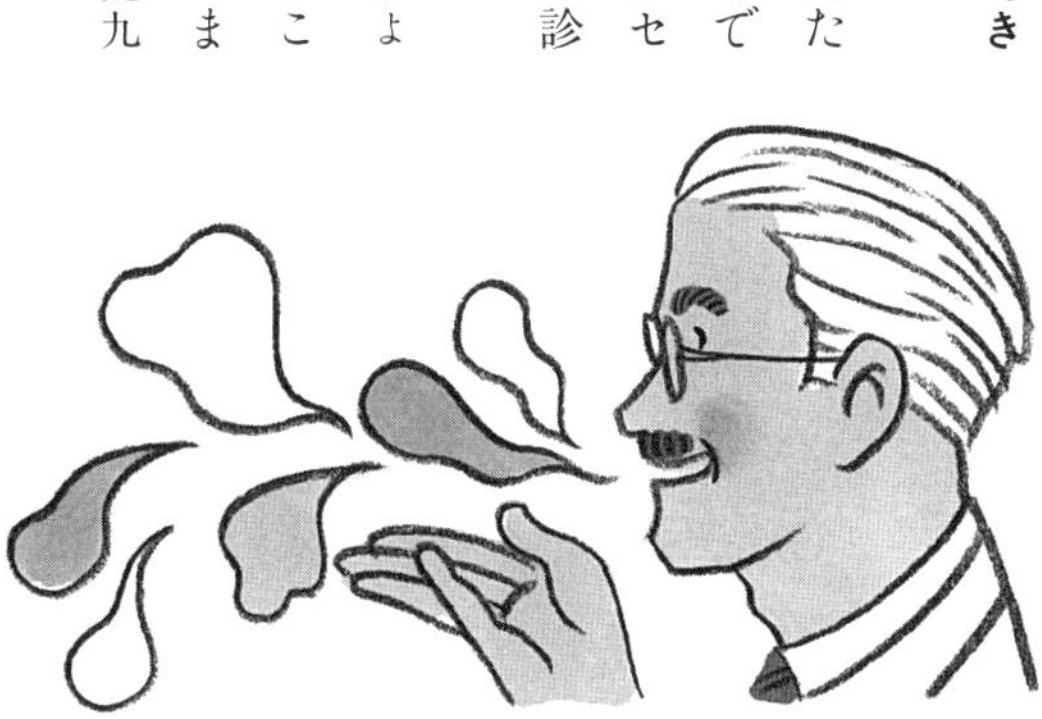

医療の情報棄民から、医療の主役へ

JEMAは、九八年八月に実力派医師との座談会を催しました。参加者は、武内裕之氏（順天堂大学講師）、原田省氏（鳥取大学講師）、百枝幹雄氏（東京大学助手）です。＊二時間にも及んだ子宮内膜症医療の大座談会の内容は、もちろん本書の第2章と第3章に反映されています。ここでは、薬についてこんな会話があったことを紹介しておきましょう。

「子宮内膜症と臨床診断されて薬だけを処方されている人は、その医療にかかえ込まれているような気がする」

「そうそう。ほんとうの子宮内膜症なら少しずつでも進行するから、結局は手術を受けるいいチャンスを逃すことになってしまって、不幸だよ」

「それも問題だけど、子宮内膜症ではないのに子宮内膜症の薬を投与されている女性たちがいることのほうが、もっと大きな問題だよ」

JEMAを含めてだれがどの発言をしたかはヒミツですが、この件について異論は出ていません。

子宮内膜症の薬物単独治療の限界については、JEMAが九八年七月の第六回ケベック世界子宮内膜症会議＊＊に参加し、口頭発表と取材聴講をしたときに確認しています。このとき初代世界子宮内膜症学会長に就任したJ・ドネ氏（ベルギー）は、学会公式行事の製薬企業主催のシンポジウムで、次のような講演抄録を出しました。

「すべての薬物治療は短期管理しかできない。…薬物治療での妊娠率には限界があり、

＊その内容は『JEMA通信一九号』（九八年一〇月発行）に掲載した。この三人の座談会は、二度とないかもしれないほど貴重なもの。JEMAの四人を交えて車座になり、かなりフランクに子宮内膜症の医学と医療を論じ合った。ちなみに彼らはほとんど同じ歳（一九五八・五九年生まれ）で、それぞれの大学の研究、子宮内膜症や生殖医療（不妊）の診療、腹腔鏡手術などの中心医師。いわゆる実力派のエライセンセイたちだが、私にしてみれば弟と同年代で、とても話しやすい人びと。医療者たちと同じテーブルにつくために医学・医療情報収集に邁進するなかで、この三人の専門医からそのときどきに直接得る情報は、文献以上のものがある。

＊＊世界の専門医が結集する隔年開催の学術会議。

治療をやめれば症状はすぐ再発し、それぞれに特有の副作用問題もある…」

ここまで、日本の子宮内膜症医療について、薬物治療を中心に見てきました。治療全体のさまざまな問題については改めて第3章でお話ししますが、手術におけるわかりやすい問題だけ書いておきます。子宮内膜症の女性の手術は、痛みではなく、「不妊かどうか」と「年齢」で決められることが多いのです。

まず、ごく近いうちに妊娠を希望している、また実際に不妊で悩んでいるという女性に、よく保存手術が行われます（結婚している三五歳過ぎまでの女性が対象。だから早く結婚しろと言う医師がいる）。また、四〇歳以下の、卵巣チョコレート嚢《のう》胞のある女性が疼痛をかかえているとき、あるいは大きさや症状よりも医師が手術をしてみたいときにも、保存手術が行われます。そして、薬物治療を繰り返しながらも（臨床診断のまま）痛みがおさまらない女性が四〇歳を超えてくると、（不妊のままでも）子宮や卵巣の全摘手術が勧められます。*

二〇世紀の、日本の子宮内膜症の女性たちは、実際に病院に何年も通い、その身にさまざまな医療行為を受けながらも、自分の身体の中で起こっている子宮内膜症について、医療が自分の身体に何をしたのかについて、医療が自分の心身に何を残したのかについて、十分に説明されることのない、「情報棄民」としか言いようのない存在でした。

痛みや不妊やさまざまな問題をかかえた女性たちが、自分の問題を解決・緩和するために訪れた病院で、**情報棄民にされてしまう根本原因は、医療の主役が医師だったからにほかなりません。病気のことは専門家である医師に任せるもので、医師は患者に最善の処置を施しているという思想です。欧米では、六〇〜七〇年代にかけて、医療の主役は患者であるという「患者主体医療」への最初の思想転換が行われました。「患者の権利章典」という憲法のようなものが、**

*確定診断の女性も同様。

市民と医療者の共同成果としてあちこちで掲げられたといいます。日本は、これからです。

参考になる三冊の一般向け情報書

日本で最初に書店に登場した一般向けの子宮内膜症解説書は、九六年七月に出版された『専門のお医者さんが語るQ&A 子宮内膜症』*（杉並洋著、保健同人社）です。それまでは、家庭医学の分厚い本を開いてもほんの半ページほどの粗末な情報しかなく、あとは、JEMAを取り上げた女性誌や健康雑誌の特集がチラホラでしたから、一般向け子宮内膜症情報元年と言えるほどに画期的なことでした（もちろん、子宮内膜症元年はJEMA設立の九四年）。

杉並氏（国立京都病院臨床研究部長）の本は、子宮内膜症という病気と、その診断と治療について、海外論文データの引用が豊富で、自らの研究成果（京都大学や愛媛大学時代からの研究）も含めて当時の最新の解説が施されています。「非常に再発しやすい」「根治療法は子宮と卵巣の全摘」などの表現もあり、「治る」という表現は用いていない、客観的表現に努めている、水ぶくれの期待感などを抱かせる誇大表現がない、全摘不安に対する回答もていねいで親切など、好感がもてます。

ただし、薬物治療の解説は困ります。たとえば、ダナゾールには再発率が書いてあるのに、GnRHアゴニスト**（スプレキュア、ナサニール、リュープリン）には書いてありません。これでは、非常に再発しやすいと何度か出てくることと合致しません。実は、杉並氏は有数の腹腔鏡術者で、子宮内膜症にはできるだけ腹腔鏡下手術を行う専門医です。その影響

*この本は、書店の家庭医学コーナーにぎっしり並んでいるさまざまな病気の情報書のなかでも、かつてないほどに医学・医療解説が詳細。保健同人社の同シリーズ『専門のお医者さんが語るQ&A 子宮筋腫』（藤井信吾・折井文香共著）、『専門のお医者さんが語るQ&A 月経異常』（楠原浩二著）ともども、女性医療領域ではたいへん参考になる。

**本書では以後、ダナゾールは一般名を、GnRHアゴニストの各種は商品名を使う。

でしょう、腹腔鏡を中心に解説している手術治療については、マイナス情報も不確定情報もきちんと書いてあります。その清廉さと比べると、薬物治療の解説は大いに見劣りするわけです。そして、この本には「閉経するまで完治することがない」という情報が書かれていません。*

杉並氏の本が出る少し前の四月には、子宮内膜症当事者のフリーライターが『ドキュメント子宮内膜症』（中山あゆみ著、法研）を出版しています。自分のことを客観的に捉えて本にできるセンスが、多くの読者に実践マメ知識（開腹手術）とうるおいを与えました。

彼女は、以前ある女性誌の子宮内膜症特集でＪＥＭＡを取材した人で、私たちは彼女のこの本にも少々協力し、会の案内を載せてもらいました。その結果、この本は、読者がＪＥＭＡを知って連絡してくる、有効な情報源となっています。

また、同年一〇月には、とても読みやすい解説書『女医さんシリーズ　子宮内膜症』（国府田きよ子著、主婦の友社）が出ました。国府田氏（東京日立病院）も、これまで登場した専門医たちと同じく有数の腹腔鏡術者です。コンパクトな本なので、杉並氏のような豊富な情報は掲載されていませんが、国府田氏が毎日の臨床で実感している子宮内膜症の女性のたいへんさがよく書かれているし、医療の不確実性も匂わせています。以下は、よく書いてくれたと思う部分の抜粋です。

「根治手術をしない限り再発再燃しやすい」「薬物療法は特に、早期に再発する例がしばしばみられる」「薬物療法を反復する弊害が今後の課題」「患者の治療歴をよく確認せずに、求められればハイハイと薬を出してしまう医師がいるのも事実。ホルモン療法は高価で、医師側も金銭的にうるおうメリットがある点も実は問題。病状を正しく診断し、副作用も

＊杉並氏の本は良書だが、その一方で、ＪＥＭＡは、これが医療側が書ける限界かなと感じた。そして、『ＪＥＭＡ通信』のような確かで厳しい情報を、会員を越えて提供する必要性を感じるきっかけとなった。

考慮し、慎重な治療をしてくれる病院を選ぼう」

国府田氏は、九八年一一月のＪＥＭＡ第二回座談会のメンバーの一人です。[*] 東大医局で研鑽した後、一般病院でじっくり実績を積むなかでこの本を出したために、全国から患者が押しかけています。だから、とても多忙ですが、そういう女性たちが受けてきた全国一般医療の現実をつかんでおられます。つまり、詳しい治療歴を把握したうえで（問診表には過去の治療歴や症状歴をフリーで書くレポート用紙がついている）、実際に手術をしてお腹の中を見ることでのみ養われる力をもった医師の一人で、杉並氏と同じです。

国府田氏と話していると、ＪＥＭＡの視点に近いものを感じます。それは、私たちと同じ生殖器をもつ女性医師だからではなく、かなり広範囲（地域的にもレベル的にも）の日本の医療の結果のお腹の中をつぶさに見ている医師だからでしょう。

このほかにも子宮内膜症という言葉のある本は数冊ありますが、まさに玉石混交です。どうぞ、自分の状況にとって必要な本だけ、選んでくださいね。

＊第二回は女性医師のみ。もう一人の参加者は、詠田由美氏（福岡大学講師、現詠田由美クリニック院長）。国府田氏とども、有数の女性腹腔鏡術者。

三つのデータ

ここで、本書でよく使う三つのデータの説明をしておきます。

「**ＪＥＭＡ九六年データ**」は、私たちが九六年八月に実施した日本ではじめての子宮内膜症患者全国実態調査の結果です。当時の会員八〇〇人と、新聞で公募した子宮内膜症の診断が出ている一般女性三〇〇人に、一三六項目もの膨大なアンケートに回答していただき、七〇三人から有効回答を得ました。回答者は、会員五三七人と一般一六六人で、四一都道府県にお住まいの、平均年齢三四・四歳、既婚率70%の女性たちです。診断内訳は、確定診断者三二五人（46%）、臨床診断者三七八人（54%）です。*

「EA北米九八年データ」は、八〇年設立のアメリカの子宮内膜症協会（EA）が、九八年に北米の会員一万人にアンケートして四〇〇〇人から調査回答を得たものです。確定診断者が96%もいます。

「厚生省研究班データ」は、九七年七月に発足した厚生省子宮内膜症研究班**のさまざまな調査データです。研究班は班に分かれてそれぞれ違うテーマで活動していますが、本書でおもに利用するデータは、東京大学が主任で行った「子宮内膜症の実態に関する研究」***です。施設規模別に無作為抽出した七八七施設に、九七年一〇月の一カ月間に診療する患者調査を依頼し、二三三〇人の子宮内膜症患者についての医師調査書（約二五項目）を回収して分析しました。回答者の平均年齢は三五歳です。

このデータには、JEMAやEAのデータとは大きく異なる特徴があります。まず、その時期に病院で診断や治療を受けていた女性たちのデータだということです。JEMAやEAのデータには、病院には行っていない子宮内膜症の女性たちもきちんと含まれています（軽症の人、治療や養生によって改善している人、症状は強いが体験的に医療を受ける価値が見いだせなくて行ってない人などを含む）。さらに、確定診断者と臨床診断者を区別せずに統計処理してしまったという、根本的な欠陥をかかえています。****この両者の混合データは、世界の学会や論文では通用しません。日本の関連学会でも通用しないはずです。

ただし、確定と臨床の混合データであることで、むしろ日本の子宮内膜症医療の実態がとてもよくわかるデータになったと、JEMAでは考えています（子宮内膜症ではないの

*調査結果はまず一カ月で手計算し、『子宮内膜症患者実態アンケート調査結果』という小冊子にまとめた。後日、何カ所かの手計算ミスを発見し、東京女性財団九七年度助成金を獲得してプロに統計処理委託し、九八年三月に『子宮内膜症の事実』にまとめた。

**東京大学を班長とし、旭川医科大学、東北大学、新潟大学、群馬大学、慶応大学、横浜市立大学、名古屋大学、大阪大学、近畿大学、鳥取大学、徳島大学、長崎大学の計一三大学。

***九八年三月に『厚生省心身障害研究　リプロダクティブ・ヘルスから見た子宮内膜症の実態と対策に関する研究　平成9年度研究報告書』を出し、九九年四月の第五一回日本産科婦人科学会で口頭発表した。

****後に手術既往歴で推測された割合は、確定診断者が約四分の一、臨床診断者が約四分の三。

に患者にされた女性たちも含まれている)。

次節からは、漢字熟語やカタカナ言葉やアルファベットがたくさん出てきます。よく出る言葉とその意味は覚えてください。これらは医療者たちの日常語です。子宮内膜症は慢性疾患ですから、何らかの医療を選択しようとするときには、医療者とじっくり話し合う時間をもつ必要があります。そのときに、できるだけスムーズな情報交換をすることは、よりよい医療を生み出すためにとても役立つからです。よりよい医療は、患者と医療者の対等でスムーズな共同作業から生まれます。

もちろん、医療者には患者がわかるように説明する義務があります。とはいえ、そうも言っていられない時間の制約という、なかなか解決しがたい問題がど~んと横たわっている以上、こちらが進める路は進んだほうが得策です。

(3) だれも知らない日本の医療の質

受けた医療で運命が決まる

JEMAでは、私たちを悩ませるさまざまな問題は、子宮内膜症の病巣が私たちの身体の中で直接起こす問題だけではないと、早くから気づいていました。そして、ここ二年はどでわかってきたのは、症状が日常的に続く慢性疾患なら、どの診療科の医療にも通じる問題があるということです。むしろ、日本の医療システムがかかえる解決しがたいさまざまな矛盾によって、子宮内膜症にも、ここまでに書いてきたような諸問題があふれてしまうのだと考えています。

何年もの間、つらい症状が日常的に続く慢性疾患では、学業や仕事がままならないだけでなく、生活そのものがたいへんです。そのため、以前にあまりよくない体験をしていても、また、どこかの医療を受けたい気持ちになってしまいます。そして、この症状さえましになればと思って出かけた医療施設*で、何らかの治療を受けた人のなかに、自分の身体の中にある病巣以上の問題まで負わされる人が出てきてしまうのです（子宮内膜症の場合は、技術の不安定な手術によるよけいな痛みや新たな不妊、薬物治療の繰り返しによる副作用の累積や後遺症など）。

このとき、病状診断力の安定した医療施設、薬の適正使用や工夫使用をしている医療施設、手術技術の安定した医療施設の情報をもっていれば、このような被害を被る確率は激減します。しかし、子宮内膜症に限らずどんな病気やケガでも、たまたま行った医療施設で、たまたま受けた診断と治療で、人びとの運命が大きく左右されてしまうのが、日本の現実です。

＊3節に限って、一般的にいう病院を医療施設と表記する。

医療の質が見透かせる医療ミスという事故

日本の医療問題についてマスコミで識者たちがあふれんばかりの問題をあげるなかで、ここだけはいい点だと多くの人が言うことがあります。それは、一九六一年から始まった国民皆保険制度により、だれでも、どこでも、低価格で、一定レベルの医療を受けられることだそうです。でも、これって実は絵にかいたモチ。日本には、心身に危険の及ぶ医療がどこにでも転がっています。

九九年一月に起こった横浜市立大学付属病院患者取り違え手術事件は、複数の医療者が何重にも関与しながら、そのまま気づかずに手術を終えてしまったという、信じられない「事件」でした。それからというもの、「医療ミスによる事故や事件」がたびたび報道されます。感覚マヒを起こすほど次々と明らかにされる医療ミスによる事故の多くは、どの医療施設にだってありえると思える単純ミスがほとんどです。

九九年末にアメリカで、医療事故で死ぬ確率は交通事故や乳がんによる死亡より高く、年間五~九万人という報告書が出ました。* 日本よりはるかに医療管理が進み、こういう推計が出るシステムをもつアメリカでこれほどの死亡者数とは、衝撃です。ところが、日本には、国や地方自治体レベルでの対策は何一つありません。それぞれの医療施設にすべてがゆだねられているのが現状なのです。**

もともと人間はミスを犯すものであり、システムが複雑になればなるほど責任が分散するためのミスも増えます。小・中学校で学んだように、日本では「工業製品（モノ）の質」は高く、管理も比較的正確です。医療事故の原因の一部がモノの不備によるとわかると、まもなく改良されます。

しかし、日本では、「人が行う仕事の質」の管理がむずかしいようです。医療施設も警察も核施設も、人が問題を起こします。だれだれさんという個別の人が問題なのではありません。複雑な人のシステム、あるいは縦社会という人のシステムが、いいはたらきを見

＊アメリカでは、死亡や重大な障害につながる事例をすべて州政府に報告を義務づけるなどの強い法案を検討中。

＊＊二〇〇〇年五月、全国の国立大学病院は院内に事故防止委員会を設置。診療科ごとに危機管理者をおき、発生した医療事故は公開するなどの統一ガイドラインを出した。

せないのが日本の特徴のようです。

日本の医療の質を左右しているものたち

日本の医療の質を左右しているものは、何でしょう。これを考えるには、九七年から始まった医療抜本改革のドタバタ劇を眺めるとわかりやすいです。*

日本では現在、年間三〇兆円を超すお金が医療で消費され、毎年一兆円規模でふくらんでいます。ただし、この金額は世界ではさほど上位ではなく、物価調整した一人あたりの医療費（対GDP比、一九九七年）は二〇位だそうです。その四割近く（九九年は38％の推計）を老人医療費**がしめ、三割近くを薬剤費がしめているというバランスが、あまりにも悪いのです。薬剤費は以前はもっと高かったそうですが、薬価差益を年々減らしてやっと三割を切るようになりました。しかし、老人医療費は年々数％ずつ増えていて、今後も伸びる一方です。このままいくと、二一世紀初めに、国民皆保険制度は空中分解してしまうと言われています。

そのため、九七年から医療の抜本改革が積極的に議論されるようになりました。***さっそく、一割だった医療費自己負担が二割に増え、薬剤費別途負担も始まりました。****そして、国民の負担増だけでなく、医療全体の抜本改革に具体的にとりかかることが約束され、薬価制度、診療報酬体系、高齢者医療制度、医療提供体制（医療情報開示はここに入る）が改革の四本柱とされました。*****つまり、ここに医療の質を牛耳っているものたちがひそんでいると考えていいわけです。

＊四三～五ページは、二〇〇〇年一月に出版された『医療ビッグバンのすすめII 医療改革シナリオをつぶすな』（大竹美喜著、NHK出版）や『厚生白書 平成12年版』『厚生白書 平成11年版』（ぎょうせい）、『国民衛生の動向一九九九』『国民衛生の動向二〇〇〇』（厚生統計協会）などを参照した。

＊＊老人医療費とは、七〇歳以上の高齢者にかかる医療費。七三年から無料にしたものの財政的に無理になり、八二年に一部負担に切りかえ、各種医療保険からの拠出金や公費でまかなっている。

＊＊＊自民・社民・さきがけ連立政権下で与党医療保険制度改革協議会が設けられ、「二一世紀の国民医療——良質な医療と皆保険制度確保への指針」が発表された。

＊＊＊＊国民が受けた医療の費用は二～三割が自己負担で、七～八割は医療保険組合が支払ってくれる。しかし、医療保険の財源は私たちが年々支払ってきた保険料と税金だから、結局みんなが出したお金をプールしてみんなで使っているだけ。

＊＊＊＊＊健康保険法等の一部改正、医療法等の一部改正などの案。

しかし、二〇〇〇年四月からの実施に向けて前向きの議論が続くはずだった数々の改革案は、九九年になって、日本医師会と政府・自民党によってことごとくつぶされ、抜本改革は二〇〇二年に先送りされました。つまり、二一世紀の日本をおとなになって支えていくであろう子どもたちの経済的負担を、また増やしてしまうことになったのです。それを避けようとすると、提供するサービス内容を薄くすることで費用削減するしかありません。いま社会を支えてがんばっている私たちおとなの今後の社会保障（医療や介護、年金など）が、先細っていくことになるかもしれません。

「薬漬け医療」が医療の質をとくに下げている

医療保険が使える薬にはすべて公定価格がついており、薬価といいます。医薬品企業や卸売企業が医療施設に薬を売るときは、薬価より安く売ります。この差額を**「薬価差益」**といい、日本の医療施設の大きな収入源です。* こんなカラクリがあれば、多くの医療施設で、高い薬を出そう、一度にたくさんの薬を出そう、患者をできるだけ長期間にわたって診療しようという思考がはたらくのは、火を見るより明らかというものでしょう。

また、厚生省が「新薬」と認めれば高い薬価が決まるため、以前から製薬会社の新薬開発ラッシュが続いてきました。しかし、日本の新薬は前の製品をちょっともじっただけの「ゾロ新」が多く（ゾロゾロ出てくるからこう呼ぶ、『厚生白書 平成11年版』にも登場する言葉）、一万七〇〇〇剤（成分別なら二四〇〇種に減る）ほどもある日本の医療用医薬品の大半は重複しているだけだと言われています。それどころか、欧米で有効だと認められてい

＊八〇年代には、開業医の収入の半分ほどが薬価差益だったとか。厚生省推計では現在でも年間一兆円を超えており、単純に全国病院数の約一万軒で割ると、一病院に年間約一億円の収入をもたらしているそうだ。

る六〇〇種類の標準薬のうち、三割が日本にはないそうです。

ほかにも、大学の医学教育（卒前教育）や病院の医師教育*が不安定で、内容もバラバラという問題なども複雑にからみ、**日本にはずいぶん以前から「薬漬け医療」が定着してしまいました。薬物治療と検査ばかりがムダに横行すると、診断技術や手術技術をみがいて最小リスクで最大効果をあげる適正医療の探求や、もっとも医療費抑制に役立つ予防医学研究などにかける、時間もお金も精神までもが目減りし、医療の質は低きに流れていきます。**

＊卒後臨床研修は、現在は努力義務だけ。

日本の外来受診回数は欧米の二倍以上。人口一〇万人あたりの病院数は八、病院ベッド数は一三〇〇で、どちらも欧米の二〜三倍。病院入院の平均在院日数は三〇日を超え、欧米の一〇日前後より飛び抜けて長い。これらは、日本の医療費の異常さがよくわかるデータです。

つまり、私たち市民は医療施設に行きすぎだし、医療施設の数は多すぎるし、医療施設は長く入院させすぎなのです。しかし、それ以上に極端なのは、日本の一人あたりの医療費は世界第二〇位なのに、日本全体の薬剤費は世界第二位という大きなギャップでしょう。つまり、医療施設はあまりにも薬を出しすぎているのです。だから、まずは、薬剤費を抑えるための具体的改革が急がれます（薬剤費の高さは高齢者医療の問題とも直結している）。

そこで、以下のような提案がされました。①薬価差益をなくすために、薬価基準制度をやめて日本型参照価格制にする（同じ種類の薬の標準価格のようなものを低めに決める）、②診療報酬体系では、検査や投薬をすればするほどもうかる出来高払いをやめ、まず慢性疾患や高齢者医療などで病気ごとの医療費の上限を決める包括払い（定額医療制度）にする、

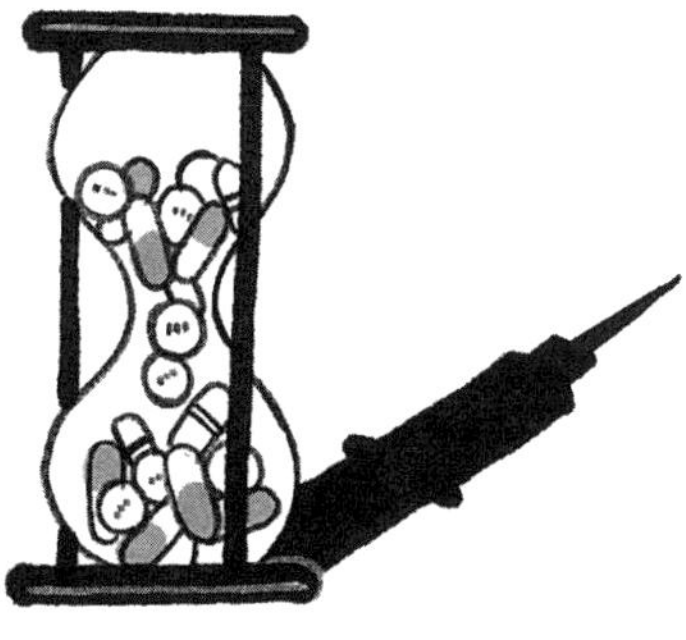

表２　おもな薬の一日の薬価（2000年４月現在）（円）

名　　称	価　格	備　　考
リュープリン3.75	2,126	注射の技術料も加わる
ゾラデックス1.8	1,472	〃
スプレキュアMP1.8	1,472	〃
リュープリン1.88	1,452	〃
ダナゾール錠（100mg）	1,207	
ダナゾール錠（200mg）	1,114	
スプレキュア点鼻スプレー	1,067	
ナサニール点鼻スプレー	1,037	
低用量ピル	約95～143	保険適応なし（実薬三週間分で計算）
ボルタレン25mg坐薬（１個）	77.3	強い鎮痛剤
ロキソニン（１錠）	28.9	強い鎮痛剤
バファリン（１錠）	6.4	軽い鎮痛剤

③安易に受診したくなる気分を抑えるために、高齢者医療にも定率医療費や薬剤費一部負担を取り入れる。

しかし、これらはほとんどみごとに消えていきました。日本医師会の言い分は、九八年から実施された薬剤費一部負担のせいで受診率が減り、医療施設経営が苦しくなったというのです。それが提案した行政側の目的だったのですから当然でしょうが、そこを突っ込まれて負けてしまったのは、政府・自民党でした。

ところで、子宮内膜症保険適応薬の薬価は異常に高い事実を知っておいてください（**表２**参照）。私たちが医療施設の窓口で支払う薬剤費は、低用量ピルを除いてみんなこの二～三割になりますが、もう、そういう計算をするのはやめましょう。何といっても、日本の医療保険財政はギリギリなのですから。

日本の医療技術の質にはかなりの幅がある

かたいことを言わせてもらえば、医師というのは、他人に刃物で切りつけても（診断や手術治療）、劇薬の化学物質を与えても（診断や薬物治療）、傷害罪として刑事訴追されない身分保証のある、唯一の専門的技術者です。そういう人たちが実際にもつ力が、個人にしろチームにしろ驚くほど幅があるという現実が、ＪＥＭＡの活動のなかで鮮明にわかってきました。これは、ケガでも、慢性疾患でも、がんや救急医療など命にかかわる医療でも変わりはなく、どんな医療にも言えることだろうと思います。

医療施設によって多少の得手不得手があると思ってはいたけれども、これほどの差があるとは想像をはるかに越えていたというのが、ＪＥＭＡ会員が実際にセカンドオピニオンをとったあとの感想の筆頭です。最大ポイントは手術技術ですが、薬物治療での慎重さもしかり、初診時の内診や超音波エコーで推測する内容の深さもしかり。もっといえば最初、に行う問診の仕方、最後のほうに行う治療提案の仕方まで違うのです（これだけやるには当然のことながら三分診療ではない）。

また、みなさんのなかには、通院中に、自分や医療施設の都合で別の医師にあたったときに、同じ科の医師なのに診断や治療方針がころっと違ってしまった経験がありませんか。日本には、同じ医療施設内の一つの科でも、医師たちそれぞれが個人診療をしているような施設がほんとうにたくさんあります。

一方、大学病院では、あまりの縦社会のために、格上の医師の医療技術や考え方が縦に流されている場合が多いです。それゆえ、上の質がそこから下の質を左右することがあり、縦のラインが違えば質も違うという現象が起こります。さらに、この縦のラインの質はどちらかというと低きに流れていくようです。それは、縦社会がきついために、格上の医師の診断や治療を格下の医師がどうこう言うことはほとんどないからです。これらは、大学卒業後の大学医局研修教育レベルにも大きく影響し、日本全体の**医療の標準化**ができません。

このように、日本では、ある医療施設の一つの科の医療の質さえ均質ではありません。一人ひとりの医師によって、あるいは縦のラインによって、かなりの幅があります。そうした恐ろしいほどの幅をもったまま、日本の医療はいまこの瞬間も休むことなく行われているのです。

医療施設を選ぶための情報がほしい

病気やケガをしたときには、だれでも大なり小なりどの医療施設へ行こうかと悩むでしょう。そういうときにもっとも役に立ってきた情報は、近所の人や親戚や友人などから流れてくる口コミ情報でした。そこへ、九〇年ごろからでしょうか、医療施設や医師に関する情報を集めた本や雑誌の特集が出てきました。ただし、これらは、その編集責任者が知ることのできた情報によって構成されています。だから、たとえばＪＥＭＡから見れば、「なんで、これが子宮内膜症の腹腔鏡の名医三〇人なの？」とため息の出るような不思議なデータが堂々と売られていることも多いのです。

日本では、ある医療施設のある科にどんな年齢構成で何人の医師がいるのかという単純な情報から、その科の医療の質という最重要情報に至るまで、医療施設を選ぶために使えそうな情報を市民は何も手にできません。そういう情報を把握している行政が、偏った消費者行動を制限するために隠しているのだと思いますか？

いいえ、違います。実は、だれも、どんな機関も、一つひとつの医療施設で実際に行われている医療を把握してなどいないのです。**日本の医療は、第三者の評価を受けることなく、密室性のなかで、医療施設単位に、それぞれの医師の裁量で、自由に行われています。厚生省も、学会も、医師会も、健康保険組合連合会も、だれも医療の質は把握しておらず、私たちが医療施設を選ぶときに使えそうな客観的情報などもってはいません（病院のトップも、施設内の医療者の質はあまり把握できていない）。**

現在、どの医療施設についても第三者機関が把握している情報は、医療施設が保険診療で行った部分の医療費（診療報酬）を各種健康保険組合に毎月請求する診療報酬明細書（レセプト）だけです。ただ、なかには不正請求もありますから、レセプトに書かれている内容がすべて正確な情報だとは限りません（それでも、レセプトを基礎データとした客観的医療施設情報はつくれる可能性はあると思う）。

料亭と街の食堂の料理にどれほどの格差があっても、そりゃあ、これほどのお金を出すか出さないかなんだから当たり前、目的からして違うわけだしと、納得できます。しかし、医療では、すべての医療行為はどの医療施設でもどの医師でも一律の料金（診療報酬）となっていて、料金体系では質を見分けられません。もしかすると、一律料金制と医療施設や医師の質は、切っても切れないくされ縁というシカケなのでしょうか。「みんな医学部を出てるんだから、どの医療施設も医師も同じだ」という体裁のために、技術格差による料金設定など導入されないのかもしれません。

医療の評価システムがないから、開示すべき情報がない

だれだって、行った病院で運命が決まってしまうなどごめんですから、質のよい医療施設や医師を選びたいと考えるのはごくごく当然です。しかし、だれも医療施設や医師の質を把握していない日本では、選びようがありません。こんな情けない状況で二〇世紀を終わろうとしているのは、日本の医療には、医療施設や医師の「評価システム」がないからでしょう。

アメリカでは、すでに一九五一年に、第三者機関が病院評価を始めました。いまでは八〜九割の医療施設が複数の第三者評価を受けるそうで、その内容が公開されています（治療成績まである）。しかし、日本では日本医療機能評価機構*はできたものの、評価内容が医療内容には及びません。審査を受ける医療施設もごくわずかで、情報公開もないという始末です。

また、日本では、医師の認定制度も単純です。医学部卒業時に医師国家試験**に合格すれば、極端な場合はその後に研修などしなくてもいきなり医療行為ができ、一生医師の身分は保証されてきました。その後、ほしい人には各種専門学会の認定医制度がありますが、認定試験はあるものの、どれも100％近い合格率だというのですから、むずかしくはないようです。

一方、アメリカの場合には、ある専門の認定医資格を取るには、そのための研修カリキ

＊厚生省や日本医師会などが九五年に設立した財団法人で、活動は九七年から。二〇〇〇年一〇月現在の評価施設数は三八七。ホームページで施設名のみ公開している。

＊＊二〇〇〇年三月の医師国家試験合格率は過去最低の79・1％、99年は84・1％。

ュラムが三～五年もあり、認定試験でもかなり落ちるそうです。さらに、三年おきに再認定試験もあるため、常に努力しないと資格は続きません（プライマリーケアをする家庭医にも資格がある）。日本もこれではいけないと、大学卒業後の臨床研修に関しては国家試験合格後に二年間の必修制度にし、内容も統一することが、二〇〇二年あたりからやっと始まりそうです（最近の実際の自主的二年研修率は八割程度らしい）。

このように、**医療施設や医師の質を示す客観的評価がないため、市民に開示すべき有効な情報などない**というのが、日本の医療の姿だと考えます。それでも、市民の選択に役立つものを少しでも情報公開しようと、医療施設の広告規制をゆるめる検討がされました。しかし、出身大学や専門分野などの表示は医師会が反対し、ごくわずかな緩和に終わりそうです（介護と医療機器などモノの表示に限られそう）。

市民の健康を守る医療システムに変えるために

日本の市民は、これからもまだまだ身体とお金を何度も使い、リスクまで背負って、望ましい医療を探し求めなければならないのでしょうか。そんなことをしなくても、「日本のどこでも、一定レベルの安定した医療が安心して受けられるようになりたい」「日本の医療の質を底上げしてほしい」「医療の質を示す情報の収集・整備と提供をしてほしい」というのが、私たち市民の切なる願いです。

そのためには、どうすればいいのでしょうか。

ＪＥＭＡは、これまでの活動をとおして、医療者には本来まじめな人びとが多いと感じています。そういう彼らの意欲をそいでいる一つが、いい仕事をしなくても人数をこなしていれば収入が増えるという現在の診療報酬制度と薬価差益でしょう。その医療システムのなかで、過重労働でとても疲れている医療者たちがたくさんいるのもまた事実です。

日本の医療資源（人、お金、モノ、情報）を上手に活用しながら、国民の健康を守るのは、国の責任です。そのためには、ムダな医療や不適切な医療をあらいだし、それらを一掃することでお金を取り戻し、そのお金の使い道を再検討し、必要な人員配置をし、労働に見合う報酬を出すことで、医療の現場に意欲や使命感をもたらす必要があります。市民は、お金の出しどころが十分に理解できれば、出費を惜しまないでしょう。

それと並行して、私たち市民は、医療を積極的に選んでいきましょう。歴史の長い複雑な既得権システムを変えていくには、上からの改革、下からの改革、横からの改革、すべてが必要です。

厚生省は、すでに九五年の厚生白書で、「医療はサービス産業」であると明言しています。サービス産業には、必ず提供者と利用者・消費者がいます。医療という産業では、医療者が提供者で、市民が利用者・消費者です。市民のことを医療利用者・医療消費者と表現するのは、このような背景から生まれています。

サービス産業では、競争相手よりも自分のところが利用者・消費者に選ばれるために、他とは違うサービスを日常的に質や量や価格で工夫してきました（さらに、限りある資源を循環活用するのは二一世紀の産業では当たり前）。しかし、日本では、医療だけがその常識から遠く離れたところに安住し、他の産業では当然になってきたグローバルスタンダード（国際レベルの質にすること）もあまり感じられません。

私たちは日々の活動のなかで、「医療利用者・医療消費者が医療そのものを選択する時代」はもう来ていると感じています。市民の選択からもれていく医療施設や医師は、必然的に消えていかざるを得ない時代も近いかもしれません。いい医師はまだまだ足りないけれども、約二五万人（九八年、厚生省）もいる医師全体は過剰であると言われています。とくに、七〇年代なかばに全県医科大学制になってからの医師たち（医師団塊世代というそうで、いまの三〇代から四〇代前半までの一〇万人）は、明らかな過剰状態だそうです。*

全国の子宮内膜症の女性たちが、この本一冊分の大量の情報をもって産婦人科を訪れるようになると、医療者は、対応を変えざるを得なくなるでしょう。また、この本に書いてあるような望ましい医療の可能な医療者を女性たちが自然に探し求めることで、医療に明確な道が生まれるかもしれません。

すでに、在籍年数を重ねるＪＥＭＡ会員は、知識が安定しているうえに自立しているので、医療の場での患者と医療者の共同作業がスムーズにでき、慢性疾患としてのよい医療ができると評価する医療者が増えてきました。私たちは、こういう人を**「二一世紀型の医療者」**と呼んでいます。

ところが、同じ患者が「二〇世紀型の医療者」には扱いにくいと思えるようです。たぶん、医療者の大半は二〇世紀型と二一世紀型の中間にいますから、この本が二一世紀型の医療をうまく推進する役割をもつことを期待しています。

＊毎年数千人も誕生する医師たちのなかで、産婦人科と小児科を希望する人は減っているらしい。

（4）心身に深く影響する家族との関係性

親と娘は他者である

ＪＥＭＡには全国から問合せ（電話・ＦＡＸ・手紙・ｅメール）が入り、子宮内膜症の当事者本人ではない家族やパートナーの方からの連絡もあります。そのなかでもっとも多いのが、母親からの問合せです。

小学生あたりまでによくかかった一般的な子どもの病気とは違って、自分の娘でありながら、そのからだに起こっていることがわからない。痛いと言うが、どれほど痛いのか、どんなふうに痛いのかもわからない。兄弟姉妹は元気なのに、あの娘だけがこんな状態。それで、思いきって病院へ行ったのに、よくならない。

母親たちのそういうお話を聞いていると、子宮内膜症の当事者の女性たちがかけてくる電話よりも、ずっと強い不安と動揺をかかえていることがわかります。しかし、親たちのそういうマイナス・エネルギーが、かえって本人の負担を重くしていることも多いのです。一〇代や二〇代の娘が子宮内膜症だと診断されたときの親の思いを考えると気持ちはわかりますが、自分たちの言動が本人に与える影響を考えてほしいと思います（何十年も引きずってしまうこともある）。

ＪＥＭＡでは、たとえ一〇代であろうと、本人とお話ししたいと申し上げます。どんなに愛していても、親は娘とは違う存在の他者です（他人ではなく他者）。子宮内膜症は私たち本人の身体に起こっていることですから、経過やさまざまな症状、とくに思いなどは、本人しか語れません。たとえ未成年であっても、その身体は本人のもので、基本的な権利と責任は本人に属しているのです。

娘が子宮内膜症と診断されたからといって、親と娘とがいっしょになって感情の起伏を上下させてしまうと、家庭がしんどい状態になってしまいます。波が重なるときには共鳴したり増幅したりするので、いいときはいいのですが、その後にくるのは大きな深みでしょう。また、波がずれているときには、お互いが下へ下へと引っぱりあってしまいます。

考えてみると、娘が二〇歳を過ぎてくるころは、親は四〇代なかばから五〇代ですから、からだも、社会的な立場も、人生そのものも、更年期のまっさかりです。* この年代は、自分の問題、夫婦の問題、子どもや自分の親や親族との問題、職場の問題、経済的負担が増す問題などが、一気に押しよせる時期でしょう。実は夫婦の関係性の問題でしんどいのに、他者である娘の子宮内膜症のことで自分はしんどいと思い込んでいる親たちもいるようです。娘のことを一生懸命心配している、支えあっている、そんながっちりした親子関係が、実は、どちらかがどちらかを支配したり依存しているだけのことも多いのです。

＊更年期とは女性の閉経前後の一〇年ほど、四五～五五歳あたりの期間を表現する言葉だが、男性でも使うようになってきた。

家族には共感してほしい

娘がふびんだからといって、ずうっと親がいっしょに暮らしていくわけにはいきませんよね。人間は、病気をもっていようがいまいが、親から自立していく生き物です。ふびんだと親が思う気持ちはわかります。でも、一歩引いて考えてみると、それは、娘に対して、女性に対する固定された価値観を押しつけ、それに値しないかもしれないと暗に言っているような場合もあるのです。二〇代やそこらで、彼女の心を萎えさせ、人生八〇年の可能性をせばめてしまうことにもなりかねません。

私たちは、「女性は結婚して子どもを産み、家族のために明るい家庭を営み、家でも外でも元気にはたらく。これが当たり前で、それが幸せだ」というようなイメージは、社会がつくりあげてきたジェンダー固定観念であり、社会が期待する性別役割だと考えています。それは、一人ひとりの人間の価値観を抑え込み、尊厳をも傷つけてしまう、目に見えないオリでしかありません。

私たちがいちばん対応に苦慮する電話が、「自分の娘は結婚できるでしょうか、子どもが産めなくなることはないでしょうか」という親の言葉です。どうしても哀しい気持ちや腹立たしい気持ちになってしまい、それを抑えるのに苦労するのです（本人がＪＥＭＡに連絡するようにもっていきたいので、単純な対応はできない）。

人はだれでも、思っていることや考えていることが表情や態度や言葉の端々に出てしまうものです。家族の強い不安や動揺、ましてや偏見などは、まなざし程度であっても子宮内膜症の私たちを直撃しています。医療者から投げかけられた不当な言葉や態度は私たちを打ちのめしますが、それは二〜三分のことですし、病院を変えたり治療をやめたりできます。しかし、家族は毎日毎日いっしょに暮らしているわけですから、どうしたって大きな影響力があるのです。

＊ジェンダーの説明はむずかしい。以前は、生物学的性差であるセックスと対語で、社会的・文化的につくられてきた性差と言われていた。最近では、セックスを包括する概念と言われている。社会のすみずみにまでいきわたっている男女の差異化装置？

子宮内膜症の女性たちは、医療者の言動には怒りや疑問をもてます。しかし、家庭内で繰り返される日常の言動は、それがはっきりした否定的な言動でなくても、私たちの心の温度を下げていきます。そんな言動はおかしいのではないかと思う反応性がしだいに鈍り、気持ちが萎えていき、自分は保護されるだけのダメ人間だと思ってしまうと、もう、心は凍りついてしまうでしょう（顔は笑っているかもしれない。そういう凍った心が自覚できているとも限らない）。

こうして、私たちは無意識のうちに言動や考え方に変化を起こし、自分を否定的にとらえる傾向になることがあるのです。

何らかの心身の問題をかかえて、生きづらい人生を送っている人間への接し方としては、本人の思いを大切にしながら、そっと心を寄りそわせていくような「共感*（sympathy）」がうれしいです。「がんばれ（励ます）、かわいそうに（慰める）」などに代表される言葉や態度は、標準からずれていると評価したうえでの言動ではないでしょうか。**家族には、「評価などない、まるごと受け入れる姿勢」がほしいのです。**

＊広辞苑によれば、他人の体験する感情や心的状態、あるいは人の主張などを、自分もまったく同じように感じたり理解したりすること。同感。

とにかく、一〇代や二〇代で自分が生きている意味はないなどと思い込まないよう、見守ってほしいと思います。そのためには、母親でも父親でも、他者である娘との関係性は、密になりすぎない、ほどよい距離のある、お互いに自立した関係を保つことが大切です。それが、慢性疾患を生きる人間に対する家族のありようでしょう。強すぎもせず弱すぎもしない、他人とは違う「絆」です。しかし、現実はその距離がとりづらく、かかえこんだり、負担に思って遠ざけてしまうなど、左右に振れることが多いようです。共感というのは、お互いが自立した人間でなければむずかしいのかもしれません。

一〇代からそれは始まっている

さて、いまお話しした内容は、子宮内膜症の女性として医療を受けるようになってからのことです。では、それ以前はどうだったのでしょう。

子宮内膜症の女性たちが、最初に強い下腹部の痛みを感じたのはかなり若いころだというデータがあります（EA北米九八年データ、一三五ページの**表4**）。最初の疼痛症状の発生は、一五歳未満で21%、一五～二〇歳では17%、二一～二四歳では12%で、結局、二四歳までに半分もの女性が経験していました。* JEMAの重要な活動の一つである会員電話相談でも、高校生のころから痛みは強かったという女性がたくさんいます。

中学や高校時代は、定期試験や学校行事などが意外と過密にあるので、四週間に二～三日の異常事態は学校生活や交友関係に影響を及ぼすものです。いろんな場面で、どうしても友達とは違ってしまう自分を過剰に意識し、自分で自分に嫌気がさしてくるようになると、もう意欲を保つのはむずかしくなります。学校というところは、表向きは違いますが、実は、五体満足な健康な子どもを想定して授業も行事も設備も成り立っているので、フォローのしくみはまだまだ薄いです。それに、何でも男子を基本とし、女子のことは、男子とはここが違うからこの場合はこうしようという引き算思考のようです。

一方、家庭では、勉強や部活、友達づきあいや家事手伝いなどをふつうに楽しんできた娘が、四週間に二～三日ふさぎこむようになり、何もしないでふとんにうずくまっています。その姿を見て、ケア** する親と叱咤激励する親のどちらが多いかというと、残念ながら

*EAは、九八年世界子宮内膜症会議で、初期症状は一〇代なかばで始まっているのに、実際に子宮内膜症の診断がつくのは平均して九・三年後だったという統計を出した。莫大な時間をムダにしている間に病巣が進行していくわけだから、もっと早く診断と治療である腹腔鏡手術をすべきだと主張したのである。

**ケア（care）は、心配、気がかり、気苦労。世話、看護、管理、監督。注意、用心、配慮、苦心、骨折り。心配の種、関心配慮の対象。対語のキュア（cure）は、治癒、快癒。治療、医療。治療薬、治療法。救済策や救済手段。牧師。

後者のようです。最近では少し変わってきたかもしれませんが、いまの患者の中心世代である三〇代以上の女性たちが一〇代だったころは、圧倒的に後者でしょう。

母親の場合、自分はふつうにこなしてきた月経です。若いころは痛かった人でも、成長にともなって楽になっていった経験や、出産して楽になった経験をもっています。そのため、精神論まで飛び出すこともあり、私たちは、理解してほしい人に理解されない失望感にさいなまれていきます。*

こうして、私たちは一〇代や二〇代前半から、自分のからだに起こっている嵐の原因がさっぱりわからないまま、月に一度、悪魔がお腹の中をかき回しにきたときは、薬局で買ってもらった鎮痛剤を飲みながら、おさまらない痛みや吐き気のなかでじっと耐えてきました。不安と、親の無理解が重なった青年時代は、孤独です。

そんな私たちがはじめて病院を訪れるのは、早くて高校を卒業した後です。でも、のんびりした大学生活の人はいいですが、社会人になって仕事に就いたり、大学や専門学校でも過密授業の人などは、なかなか病院に行けません。それ以上に、産婦人科に行くことに大きな抵抗があるのも事実です。それなのに、勇気を奮い起こして行った病院の対応はそっけないことが多く、ただの月経痛だと言われたりして時間を費やします。ですから、子宮内膜症だと診断されたときは、どちらかというと、本人は診断がついてスッとしたりするものです。

ところが、親はそこで一気に不安に落ちこみ、診察室でおろおろしてしまい、突然、過保護や過干渉になる人が多いようです。「ほら、私、ちゃんとした病気だったじゃないの！」とは言わないまでも、**本人はすでに数年間も一人で戦ってきた悪魔にやっと名前がつい**

＊一〇代後半は子宮内膜症などなくても月経困難症が起こりやすい年代なので、診断が大切である。生理現象の範囲なのか病的な範囲なのかは、医師や病院によって診断があやふやなことが多い。

たので、明日からのことが考えられる位置にいます。一方、親は半信半疑でいた場合も多く、突然、医師から宣告されて、一気に混乱のなかに突入するのではないでしょうか。ＪＥＭＡでは、本人とそれ以外の他者とのへだたりは、家族とはいえ、これほどに大きいものだと考えています。

パートナーに男女の役割を考え直してほしい

パートナーという表現は、結婚している夫のことだけでなく、いろんな段階や立場の関係を含めた（同性との関係も）、親・兄弟姉妹以外のごく身近な関係の人のことです。

カップルの関係性は親子よりはかなく、二人がそれぞれどんな思いを抱いているのかはお互いでもわからないことが多いものですが、子宮内膜症の本人よりも先にＪＥＭＡに電話してくるパートナーたちは、先に知っておきたい何かがあるのでしょうか（彼女が子宮内膜症だとか息子の恋人が子宮内膜症だという問合せもあり、対応がむずかしい）。それとも、気弱な彼女のかわりに、忙しい彼女のかわりに、単に電話してきただけなのでしょうか。

そうだとしても、親子関係と同じく日常の問題はパートナーとの間にも起こりますから、どうぞ、本人の思いを大切にした、静かな寄りそい方であってほしいものです。ただ、自分たちがこの世に産み出した娘が子宮内膜症になったという親たちの複雑な思いは、パートナーにはありませんから、パートナーといっしょに暮らすようになり（結婚など）、生き方が楽になったという女性たちもたくさんいます。

それでも、**妻として、母として、主婦として、「家族のためにはたらく（家事・育児・介護な**

どの家庭内無報酬労働を含める）」ことが症状のために人なみにできない、と傷つく子宮内膜症の女性たちがたくさんいます。もちろん、夫や親が傷つけるようなことはいくらでもありますが、自ら傷ついていくことも多いのです。これらは、多分に女性に対する固定したジェンダー観のなせるわざでしょう。二〇〇〇年という長い時間をベースに、ここ一〇〇年ほどの短時間の操作で巧妙に築いてこられたジェンダー観は、いま生きている日本人に、真理であるかのようにしっかりと刷りこまれてきました。

何らかの病気や人とは違う状態が心身にある人が家族にいても、当事者が男性や子どもの場合と、私たちのような女性の場合とでは、ずいぶんようすが違ってきます。日本の家庭では、どちらかというと男性や子どもは日常的に世話される立場にあり、生活全般にわたって物心両面から彼らを世話する役割は女性におかれていますね。この現実は、女性が労働していてもさほどの違いはありません。

「ご飯まだあ」「お茶ちょうだい」「洗い物たまってるよ」「玄関のブザー鳴ったよ」「電話鳴ってるよ」「バスタオルないよ」「まだ子どもを寝かせてないの」「僕の親に年末から帰るって電話しといてね」「ごぶさたしております。これはうちの愚妻です」「学校に出す書類まだ書いてないの。保護者名は僕だよ」「なんだ、また寝てるのか」

これらは、だれかさんの家の昔の日常のほんの一端です[*]。二四時間の具体的な家事や育児だけでなく、女性には、家族のためのあらゆるお膳立てや調整役や黒子役が求められます。こういう現実は、男女ともに、自分が生まれ育った家でも、親戚や友人の家やご近所でも、テレビや映画やマンガでも、当たり前のように見てきた光景です。

だから、女性には、妻と母と主婦という役割、そしていつかだれかの妻や母になると思

＊私がＪＥＭＡを設立する以前の専業主婦時代のことだが、私の活動とともに、現在はそれぞれがずいぶん自立している。

われている娘としての役割を、男性であろうと女性自身であろうと、無意識にも求めてしまうのです。そういう女性である私たちが、「カゼをこじらせて一週間ごめんね」なんていうのとはケタ違いの慢性疾患である子宮内膜症になって、さまざまな症状を心身にかかえ、はたらくことに支障を生じています。それが、何年も続くことが多いわけですから、パートナーとの間にはどうしてもギクシャクしたものが生まれてしまい、お互いに暮らしそのものがしんどくなることがあるのです。

いっしょに暮らしているパートナーには、女性の立場がはたらいているか専業主婦か、元気か病気かなどにかかわりなく、家庭経営*や育児というものは男女ともが担う仕事だと考え直してほしいのです。それを意識的に実行していかないかぎり、病気があろうとなかろうと、日本の家庭はどんどんダメになるばかりではないでしょうか。

*家事より広い概念で使っている。

不妊と家族イメージ

さて、パートナーとの間には、「不妊」という問題が生じることがあります。不妊は、まったくもって個人とカップルの問題のはずですが、双方の親や家との関係性はもちろん、本人たちも含めた関係者一同が世間との間にも違和感を生じるという、複雑な状況です。

いわゆる嫁として、子どもが産めるか産めないかが重要な課題となってしまう地域や家も、まだまだあります。そういう外圧ではなくて、愛する彼の子どもをつくれない自分に悲しむ女性、結婚を考える男性がいる場合に、もしかしたら不妊になるかもしれないと先走り、苦しむ女性、子宮内膜症と不妊が大きな障害になって、離婚に至ったという女性……。また、あまりの理解のなさに、こっちから離婚したという女性もいます。*

いまの日本のようなジェンダー観の社会では、「子どもが産めないかもしれないわたし、子どもが産めないわたし」という思いは、子宮内膜症の女性を直撃してしまいます。不妊は、親たちがかかえる不安のトップでもあるでしょう。

また、日本では、女性や男性に対する固定イメージだけでなく、家族イメージもとても狭いですね。家族というと、夫婦が産んだ子どもが二人以上いる家庭でしかありません。

この原因は、ほとんどすべての男女が、自分が育った家や友達の家しか知らずに育ってしまったからであり、国や産業界による刷りこみがものすごかったからです。「夫婦と子ども二人という標準家庭の場合」という表現は、ちょっと前までは何の疑問もなく、ふつうのニュース番組でも垂れ流されていましたよね。

*女性に子宮内膜症が見つかると、そのカップルの不妊は彼女の子宮内膜症のせいだと規定されることが多い。だが、JEMA電話相談では、夫の精子検査など必要な検査をしていないケースがいまだにある。

家族との関係性が心身に及ぼす影響

会員からの手紙や電話相談のなかでは、ときとして、とても悲しいことが語られます。それは、親や夫というもっとも身近な家族から、「カタワモノ、ウマズメ、モウオンナジャナイ、ヤクタタズ、ノウナシ、オヤフコウ……」などの、死語にしたいものも含めた言葉を浴びせられたという体験です。もし、こういうことが日常的に起こっているのであれば、それは、ドメスティック・バイオレンス（家庭内・家族内の暴力／DV）の状態で、そこには明らかな権力支配関係（対等ではない上下関係）が存在します。

DVの被害者の大半は女性と子どもです。もっともひどいのが身体的暴力で、最悪の場合は殺されてしまいます。現在では、精神的暴力（言葉や態度による）、経済的暴力（お金を自由にさせない）、養育や介護の放棄などの暴力（とくに児童に対して）、社会的暴力（友達づきあいを制限する）など広く捉えるようになってきました。先ほどのような言葉は、もちろん精神的暴力です。

ＤＶがなぜ恐ろしいかというと、お互いにそれほどの認識がないまま、しだいに進行していくからです。アアッと思ったときには、状況を変える力がお互いになくなっているため、気づいた以後もずっと続いていくという硬直性がこわい。命や精神が殺されてしまわないための有効な対策はたった一つ、被害者がその家を出るしかないと言われています。被害者自身が何らかの行動の変化を起こす以外に、解決の方法はないということです。たとえ言葉や態度だけであっても、長く日常化すれば、それは処理しきれない強いストレスとなり、人間は、生きていても死んでいるような状態になってしまいます。そんななかで医療を受けていても、効果は望めないでしょう。

自分の状況はＤＶまではいかないと思う人が大半だと思います。それでも、権力支配関係では自分より上の立場にある成人の言動、ましてや考え方を変えるのは、とてもむずかしいという原則は知っておいてください。それと比べると、**自分の行動を自分に心地よいものに変えるほうが、対人関係を変化させる早道なのです**＊。

実は、人間の心身、心とからだの状態は、脳のど真ん中にある視床下部のあたりで密接に影響しあっています。心とからだの状態はいっしょになってよくなることもあれば、坂道を転げ落ちるように悪くなっていくこともあるというのは、脳と身体機能を結ぶ科学的な事実です。

＊行動を変えるのが先決で、考え方はその後に自然に変わってくる。最初に考え方を変えようと思うと、心に大きな負担がかかる。「何事も心のもちようで違う」などという言葉は一時しのぎでしかない。心にふたをしているようなものだろう。

人間のからだには、病気や異常事態を解決し、状態を一定に保つための、さまざまな生体防御システムが備わっています。一般的な病気に対しても、子宮内膜症のように現代の難病と言われるものに対しても、がんに対しても、そのしくみは二四時間働いています。

その代表選手が「免疫システム」で、外から入ってきた異物（ウィルスや細菌などの病原体や花粉、化学物質や粉塵などの有害物質など）や、自分の体内に発生した異常細胞（がんや子宮内膜症）を排除するはたらきです（解毒する、追い出す、殺す、自殺させるなど）。そのパワーは一人ひとりでレベルが違い、心身の状態によっても瞬間的に大きく上下するそうです。家族との関係性による喜怒哀楽などの深い感情は、瞬間でも、長い期間にわたっても、免疫力をかなり上下させてしまう影響力があるのです。

それじゃあ自分の免疫力など下がる一方だと落胆する前に、とっておきのお話があります。**喜怒哀楽やショックやさまざまな刺激などで上下してしまう免疫力の弱点は、そのまま逆手にとってうまく利用できるのです。**まず、自分の免疫は毎日しっかりやってくれているなどとイメージすることで、違うそうです（イメージトレーニングは、スポーツ選手などは当たり前にやっている）。さらに、現代医学の場合は、どちらかというと、薬物治療も手術治療も免疫力を下げてしまいがちのようですが、東洋医学（漢方や鍼灸など）やその他のオルタナティブ療法（代替療法）やセルフケア（養生）などには、免疫力が活発になる効果がわかってきています（第4章）。

(5) 自分を守るために

医療改革に共同参画しよう

ここまで読み進めてきたみなさんは、子宮内膜症ってほんとにひどい状況にあるんだな、たいへんな病気になってしまったと、読む前より悩みが深まってしまった人が多いでしょう。でも、ここで、きちんとおさえておきたいことがあります。子宮内膜症だからこそたいへんだという部分はありますが、症状が日常的に続く慢性疾患なら家族問題などは同じ状況ですし、子宮内膜症の医療だけが特殊な状況にあるわけではありません。日本の医療は全体として問題だらけなのです。そこへ、JEMAが誕生したために、産婦人科では子宮内膜症の医療がクローズアップされただけのことです。

私たちは国内外の医学情報と日本の医療情報をひたすらかき集めてきました。そのなかで、九八年あたりになって、やっと「日本の医療の不確実性・あやうさ」ということがわかってきたように思います。もちろん、設立当時から医療に対する怒りや疑問は山ほどありましたが、素人がもてる範囲の怒りや疑問を越えた、半玄人になったからこそ、日本の医療のあやうさが感じられるようになったのです。

それを確かめるように、渾身の力をこめて『子宮内膜症の事実』を産み出したのが九八年三月です。そして、同年七月には、カナダで開催された「第六回ケベック世界子宮内膜症会議」で、世界五カ国の子宮内膜症協会とともに国内事情を口頭発表し、取材聴講し、各国協会女性たちとも懇談しました。その内容は、『ＪＥＭＡ通信18号』（九八年八月）に世界学会報告特集としてまとめ（専門医たちの重要な学術発表など満載）、エンドメトリオーシス研究会（一七ページ参照）に所属する全国四〇〇医療施設に無料送付しました。このころから、ＪＥＭＡをとりまく状況はどんどん広がりを見せはじめました。

着実な活動成果を積み上げるなかで、自然と、診断と治療の高い技術力をもつ医師たちを何人か見つけました。しかし、全国には一〇〇万人以上の子宮内膜症の女性がいるかもしれないのです。このみんながそれなりにハッピーになるためには、結局、日本全体の子宮内膜症医療の状況をよくしていくしかありません。この決意をハッキリ口にするようになったのは、低用量ピル導入に向けて各種団体や超党派国会議員連盟とともに動きはじめた、九八年の晩秋でした。

九九年一月には、事務局の防衛大学のご厚意で、第二〇回大宮エンドメトリオーシス研究会での発表と医療者たちとの公開討論が実現し、当事者組織としての「子宮内膜症医療の改善の希望」を語ることができました。これは、二〇〇〇年一月の第二一回熊本研究会でも事務局の熊本大学のご厚意で再度実現し、ＪＥＭＡ実態調査第二弾の九九年病院データを発表し、当事者組織として考えた「子宮内膜症医療の改善の視点」を述べることができました。

ＪＥＭＡが行ってきた活動は、こんなにつらい私たちに医療や行政や社会の援助の手をさしのべてほしい、という活動ではありません。

混沌としている日本のあらゆる医療状況のなかで、「自立した子宮内膜症の女性になる」ために必要な、かなり使える正しくて有効な具体的情報を整備し、女性たちに提供してきたのです。また、日本の子宮内膜症の女性や医療の客観的実態データを示し、きちんと対応しなければいけないなという気持ちを医療界に芽生えさせてきました。社会には、一〇代から五〇歳過ぎの女性の一割にある病気かもしれず、今後も増加の可能性が高く、社会のあり方そのものにかかわる問題だと、気づかせられるはずです。こういう医療界や社会を動かすクリエイティブな活動と、会員相互の支えあい活動とが、JEMAの確かな歩みを生み出しています。

この二〇世紀末、日本にはいろいろな医療市民団体がいろいろな領域で活動し、日本の医療問題をどんどん明るみに出しています。**そういう医療市民活動が、行政や医療界やジャーナリズムなどとともに医療改革に共同参画することで、日本の二一世紀の医療はよい方向に動き出すと、JEMAは確信しています。**

自立した子宮内膜症の女性になるために

みなさんは、現代の難病と言われる子宮内膜症とともに、五年、一〇年、二〇年と生きてこられました。その長い時間のなかで、医療、家族との関係性、あるいは社会において、複雑な問題を経験してきたと思います。それらを忠実なデータと簡潔な文章にまとめて、改善と共感・理解を含めて医療界や社会に示すのが、JEMAの大きな役割の一つです。次は、JEMAが二〇〇〇年一月に第二一回熊本エンドメトリオーシス研究会で行った発表の最後の部分です。*

＊『JEMA通信27号』（二〇〇〇年二月）と『エンドメトリオーシス研究会会誌Vol.21』（二〇〇〇年）に掲載されている。

《子宮内膜症のよりよい長期マネージメント方法を創造するためのJEMAの視点》

① 人が生きる目的が「はたらくこと（学業、就業、家庭経営、次世代養育、社会活動など）」であるなら、発症から閉経までの一〇〜三〇年ほどにわたり、急性期と緩慢期はあるとしても、患者のQOL*を侵害し続けるのは、疼痛を主とする身体症状と、人なみにはたらけない年月（一〇代から始まることも多い）がうみだす自己否定感と家族関係性不調和などの心の問題である。

② 半数前後**（四〜六割）に併発する不妊は、これらを増幅するその次の問題となる。とくに若い世代で、子宮内膜症診断後（臨床診断でも）に将来の不妊不安を抱いてしまう大問題がある。

③ 子宮内膜症は長期慢性疾患のうえに、患者や医療者の転居転勤が日本では多いため、一〇〜三〇年ほどの長期マネージメントは患者自身が行う必要性が高く、各医療施設には、適時的確な医学医療情報の提供、病状診断、相談、治療などを、最小リスクで最大効果が持続するもので、期待したい。

これらは、一般的な医療者では思いもよらない内容や視点であり、何を生意気なことを言っているのかという反応が聞こえてきそうですが、専門医や企業関係者もいならぶ学術研究会で発表しました。読者のみなさんにも、ぜひ、かみしめてほしいと思います。

だれだって、生まれてから死ぬまでの「わたしの人生劇場」では、脚本家も舞台監督も主役も自分自身ですよね。その、あなたの個性的で豊かなストーリーに、子宮内膜症と出会った日からは、③に書いたような発症から閉経までの子宮内膜症のセルフマネージメント（自己管理）を加えてください。

＊一般には生活の質と訳されるが、ＪＥＭＡでは生命、生活、人生の質と考えている。

＊＊最近の情報収集により、本書では四〜五割と表現している。

あなたの子宮内膜症のマネージメントは、いくら医療専門職でも、他人である医師には十分にはできません。彼らはあなたのことをそれほど知らないし、何人かの子宮内膜症の女性や他の問題をかかえた多くの女性たちともつきあっていますからね。ですから、必要な病院や医療者を選び、彼らのそれぞれの持ち味を生かすためによく話し合い、よりよいストーリーを創り出していくのは、あなたなのです。あなたにふさわしい心地よいストーリーは、あなたにしか演出できません。

そのためには本書をよく活用し、手初めに、ムダな医療やよくない医療から自分を守りましょう。そうすれば、守るだけではない、よい医療や自分にあったセルフケアや暮らし方を選ぶ力がついてきます。もし、家族の言動が大きな負担であれば、自分の心の健康を優先的に考えるように行動しましょう。

あなたは、もうひとりぼっちではありません。だから、きっとできます。あなたのような一人が、日本には一〇〇万人以上もいるのです。ＪＥＭＡには一五〇〇人も集まっています。

自分のからだや心のなかで起こっていることを、少し離れた場所から眺めながら、丸ごと受けとめてあげられたら、毎日毎日休むことなく孤軍奮闘している「わたしのからだや心」には、とても心強い応援になります。「わたし」と「わたしのからだや心」がしっかり手をとりあい、歩調をあわせて歩めるようになること、ハガネのような強さではなく、しなやかな強さを身につけた、自立した子宮内膜症の女性になること。それが、この本を書いている日本子宮内膜症協会（ＪＥＭＡ）の願いです。

第2章

子宮内膜症の医学
（病気の正体）を知ろう

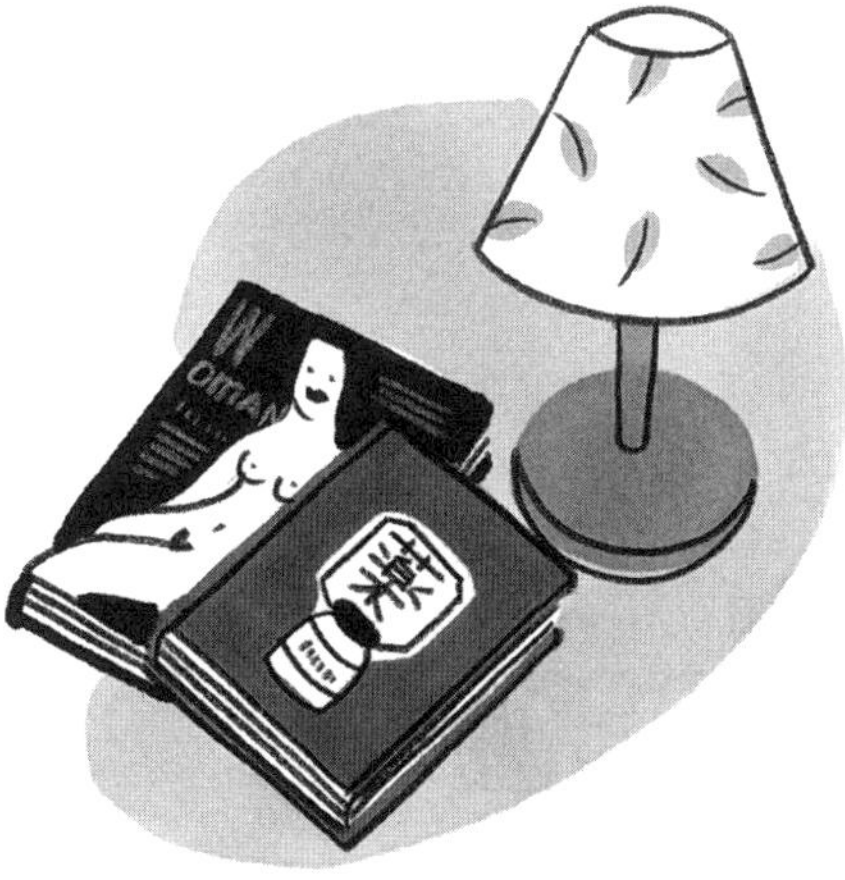

（1）望ましい医療や医師を選ぶ基礎情報をもつ

ムダな医療、よくない医療、危険な医療から心身を守る

第2章では、私たちを悩ませる子宮内膜症とはどんな病気なのかを、最新の情報をもとにいっしょにひもといていきましょう。また、それに先立って、この病気ととても深い関係のある女性のからだのはたらき（排卵と月経、女性ホルモン）についても、詳しく説明します。

日本では、一般病院だけでなく、一定の信頼を得ている大規模病院や、最新の学術情報を使って医師教育や研究をしている大学病院であろうとも、**毎日の診療で提供している医療内容そのもののなかに、ムダな医療や、よくない医療や、危険な医療があります。そういう医療を見分ける力をもち、それらから心身を守ることのできる女性になるには、まず「病気の正体」を知ることが大切です。**第2章には、そのための基礎情報から応用情報まで提供しました。

ＪＥＭＡは、いわば患者のプロ集団です。医者でもなく、個人の患者でもなく、従来の患者会という枠組みにも収まりません。私たちは、医療関係者と共同しながら、望ましい医療を主体的に創りあげつつある、当事者医療市民団体です。その活動実績と、のべ四〇〇〇人会員の個別事実と、三八～三九ページで紹介したデータをもとに、「だれよりも日

本の子宮内膜症の真実を知ってるぞ」と堂々と社会（医療界を含む）に打って出るのが、この本です。

専門医たちが動いた、医療におけるエビデンス（科学的根拠）

それでも、だれもやっていないことを実行しつづける孤独感と一抹の不安は、常にあります。そこへ、ごく最近、頼もしいプレゼントが舞い込みました。なんと、専門医たちが動いたのです。これは、「山が動いた」というほどの大きな意味をもちます。

実は、九九年後半から二〇〇〇年前半にかけて、子宮内膜症という題名の二冊の大型医学書が出版されました。九九年一〇月末に出た『新女性医学大系19　生殖・内分泌　子宮内膜症　子宮腺筋症』（寺川直樹担当編集、中山書店）と、二〇〇〇年四月に出た『子宮内膜症　病態とその治療』（藤井信吾・石丸忠之・星合昊編著、診断と治療社）です。*

この二冊に満載された医学・医療情報はよく洗練されており、日本の研究医や専門医のみなさんの世界中からの情報収集力と真摯な解説力に敬服しました。**その大きな功績は、子宮内膜症で長年にわたって当たり前に行われてきた、そしていまこのときも全国で行われている日本の医療（診断と治療）には、「エビデンス（科学的根拠）」が少なかったという結論にならざるを得ない、ここ一〇年ほどの世界の必須論文情報が至るところに書かれていることでしょう。**

日本では、個人の、あるいは大学などの縦のラインによる「経験にもとづく医療」が、どの診療科でもまだまだ大手を振っています。しかし、欧米では、九〇年代から「根拠にもとづく医療＝EBM（Evidence Based Medicine）」が常識となり、日本だけが古い思想

＊前者は三二六ページで四二人、後者は一七六ページで二二人と、重複する専門医たちが分担執筆している。執筆者一覧は分担内容も含めて巻末資料編に掲載。ＪＥＭＡが二冊の存在を知ったのは不覚にも二〇〇〇年五月末で、本書の第1章はすでに完成し、第2章の第一稿もすんでいた。第2章以降には、この二冊の情報を加味する。

のままで医療を語るのは限界だと思っていました。それにしても、個人の専門医としてJEMAと対話するときには、以前から多くの人がかなりのことを話しておられましたが、論文として医学教科書に書き残すのは、ある種の覚悟が必要だったろうと推察します。*

また、九六年あたりから専門医や臨床医に会うたびに、あるいは学術研究会で発表する際に、JEMAが常に強調してきた「痛みを診てほしい」という願いが、かなり反映されているように感じました。それは、前者の一ページに、JEMA九六年データの「子宮内膜症の自覚症状」が掲載されていることに象徴されます。ほとんどの執筆者が、子宮内膜症は疼痛を主訴とする疾患であり、それが女性のQOLを大いに下げていると書き、不妊のことは子宮内膜症合併不妊と統一表現しているのです。不妊ばかりを優先し、痛みを横においているという、これまでのマイナス印象は、かなり解消されました。

でも、現実はそう甘くはない

ただし、これでもうハッピーになれる、ムダな医療やよくない医療や危険な医療は日本からすぐさま消えていくと考えるのは、甘いです。

もちろん、二冊の新医学書による「エビデンスが少なかった」という結論は、巨大地震です。欧米では、エビデンスのない医療（確かな効果があるという根拠の見いだせない医療）は、患者の利益にはならず損失になる医療、国の医療費を浪費するだけの医療と見なされます**（プラスマイナス・ゼロではなく、明らかなマイナス）。さらに、医療費の増加に悩む先進国では、こういう医療が消滅することで浮いてくる財源に期待しています。

＊二冊に書かれている内容は、個人の専門医から、あるいは世界子宮内膜症会議やアメリカの子宮内膜症協会からJEMAが自前で収集していた情報も多いが、新しく知った情報もたくさんある。

＊＊ある医療に効果がないということは、何の医療も受けなかった場合と比べて、使ったお金、必ずある副作用による身体の損傷と仕事量率の減少、費やした時間、医療を受けたのによくならないショックによる心身の損傷や仕事量率の減少などの損失が、多彩にある。

そうなれば、市民は、ムダな医療や被害を負うこともある医療に自分の心身とお金を使うことから、解放されていくはずです。**しかし、現実はそう甘くはありません。なぜなら、ある診断や治療にエビデンスがないという判定は専門家たちにできても、それらを全国的に止めさせる拘束力は彼らにはないからです。**

実は、ＪＥＭＡが専門医と呼ぶ人びとと一万二〇〇〇人と言われる全国の産婦人科医とは、ずっと前からとても遠い関係なのです。この二冊の新医学書は、ＪＥＭＡにとっても読者のみなさんにとっても「玉以上のプラチナ情報」ですが、全国の産婦人科医にとってはどうなんでしょう。そもそも、産婦人科医療のたくさんの分野のなかで、子宮内膜症一巻に三万円もする本を買うでしょうか。* 買った場合でも、自分たちの子宮内膜症医療を改善しようと産婦人科医局全体で取り組む人びとがたくさんいるでしょうか。

また、エビデンスのある治療だけをやっていたら、たとえば投薬頻度は激減しますから、診療報酬制度が変わらないかぎり病院収入の減少は確実です。さらに、すべての産婦人科領域で同じようにエビデンスのない医療が行われがちなのですから、子宮内膜症だけでなく、あらゆる領域を見直す必要があります**（これらはどの診療科にも通じること）。

つまり、エビデンスがない医療（ムダな医療、よくない医療、危険な医療）を、平気で、あるいはしかたなく提供しつづける病院や医療者が全国にたくさんいるという時代は、しばらく続くと思うのです。だって、法律違反というわけではありませんからね。ということは、**この病気とともに自立して生きる素敵な子宮内膜症の女性になるためには、どんな医療にエビデンスがあるのかないのかを、自分で知っておく必要があるのです。**

＊新女性医学大系を全四四巻揃えると一三〇万円を超す。

＊＊産科でよくある事例が陣痛促進剤の乱用だ。出産時に陣痛がうまく運ばない場合には不可欠な薬剤だが、土曜・日曜や夜間の出産を避けたいなどの社会的な理由で乱用され、使用上の注意義務も怠りがちである。

「薬」と「排卵と月経、女性ホルモン」の知識だけでも、もってほしい

なんだかむずかしそう……と敬遠してしまう前に、わかってほしいことがあります。それは、**自分の病気についての医学的な理解がある程度ないと（つまり病気の正体を知らないと、**第2章）、**自分の身体が受けるいろいろな医療（診断や治療、**第3章）**の理由や意味や効果が判断しづらいということです。**

私たちは、子宮内膜症を閉経以前に完治させるパーフェクトな医療はないという条件下で、自分の症状や問題をできるだけ長く和らげるための医療を選びたいのです。だから、自分のそのときどきの状況を的確につかむことと、日本の医療メニューの実態を知ることは、どちらも大切です。それに、半年にも及ぶしんどい薬物治療や身体にメスを入れる手術治療を受けたかぎりは、その後の毎日の生活のなかで、確かによくなっているという実感が最低でも一年は続かないとハッピーではないでしょ。そうでなければ、使うお金がもったいないし、苦労を背負う自分の心身に申しわけないですよね。

医療を受けると心身は多かれ少なかれ損傷を受けますが、利益のほうが多いと判断できれば、その医療は効果があったと思えます。つまり、喜ぶべきことに喜び、怒るべきことに怒り、どこがわからないのかわかるためにも、ある程度の医学的な知識は必要です。ですから、JEMAは、どこの医療にも信頼がもてる時代がくるまで、ほんとうに役立つ、専門医とほぼ対等な医学・医療情報を提供しつづけます。ただ、第2章の内容をわかりやすく解説するほどの力量はまだないので、むずかしいけど、がんばって読んでください。

とても忙しい人、どうしても長い文章は苦手という人でも、これだけは理解してください。それは、**だれもが処方される子宮内膜症の薬は、身体の中でどんなよいことをし、どんな悪いことをしているのか**です。*

ここで、一言で説明するなら、子宮内膜症の薬は、「排卵と月経周期を止めることで女性ホルモンを抑えるぞ」というホルモン剤です。ああそうか、じゃあそのホルモン剤を使って排卵と月経がなくなれば楽になるじゃないか、と簡単にお金を払ってしまいますか？診察室を出る前に、もっと知りたいことがあるでしょ。

ホルモン剤を半年も使うなんて、そんな長いあいだ薬を使いつづけた経験はないし、先生の言った副作用だけかなあ？

その後はどうなるの、どこかで手術になるのかなあ？

先生が言う、悪さをしている女性ホルモンて、どんなもの？

月経って、ただの悪者だったの？

月経が止まれば、患部はどうなるの？

あれ、患部ってどんなもの？

やっぱり、ある程度の医学を知らないと、薬を使う善し悪しすらわからないでしょ。**とくに、「排卵と月経」**＊＊**や「女性ホルモン」の知識は、子宮内膜症の正体を理解し、治療（とくに薬）の価値を考えるのに、とても役立つ基礎情報となります。**診察室でこれだけの疑問を解消するのは無理な話だから、この本があるのです。

＊『JEMA通信』の創刊号（九四年一〇月）の特集は、当時の三つの薬がどういうしくみで働くか、作用と副作用など具体的な医学情報だった。

＊＊一般解説書によくある「月経と排卵」とは順番が逆だが、それには深い意味がある。本書と一般解説書の細かい違いも、重要な情報である。

医療に信頼がもてる時代をよびこむ、私たちの消費者行動

第1章でお話ししたように、子宮内膜症に限らず、日本の医療はあまりにも情報を出さないで営まれてきました。そのために、日本人のほとんどは、医療の場では、自己判断や自己決定という欧米ではよくある行動ができない、子どもの時代にいます。でも、せめて義務教育は習得したなというところまで進みたいですよね。

それどころか、一定の医学・医療の知識をもった人が増えていけば、医療を変えることだってできるのです。こういう人びとは、エビデンスのない医療を平気でやっている医療者や病院を選ばず、しかたなくやっている医療者や病院とは対話し、よりよい医療を提供している医療者や病院を選ぶでしょう。そうすれば、エビデンスのない医療なんて、日本の子宮内膜症から波が引くように消えていきます。そうしたら、引っ越し先で新しい病院を探すときも、若い女性がはじめて病院に行くときも、あまり悩まずにすむ日本になりますね。

みなさん、JEMAといっしょに、ポジティブな医療改善に取りくんでみませんか。これが、医療以外の産業では八〇年代後半ごろから実現しつつある、社会を変える力をもつ、意味ある消費者行動です。他の産業の身近な例をお話ししましょう。

生活協同組合をはじめとする暮らしと命と地球を守る組織や業界では、カタログに、食材の生産地や生産者、農薬散布回数、加工内容（添加物、遺伝子組み換え作物の使用状況など）の説明が書いてあります。衣料品や日用品でも、原料や塗料、無漂白、リサイクル製

品などの説明が書いてあります。これらの情報を読むには一定の知識と時間が必要ですが、消費者として選択購入する家庭がかなり増えてきました（生協商品を購入する世帯は全世帯の四分の一という統計がある）。

少しでもましなものを選ぼうとする理由は、自分と家族のからだを維持・成長させる食品だから、肌につける衣料品や化粧品だから、室内空気や水を汚染する家具や日用品や洗剤があるからです。水や土や空気の汚染などは自分とは無関係だと錯覚しますが、魚や肉や乳製品や作物や飲み水とともに、自分のからだに何度でも微量物質として戻ってきます。

こういう消費者行動に危機感をもった一般の企業は、無添加、有機農法、無農薬、着色料や保存料不使用、自然素材などの商品開発やお店での品揃えに力を入れはじめ、自主改善をするようになってきました。最近では、環境ホルモンが含まれているか[*]、リサイクルが考えられているかなども[**]、商品開発や品揃えを大きく左右してきました。

では、医療とは何でしょう。医療とは、人間の身体に、放射線や磁気や金属など（診断）、化学物質（薬や輸液）、金属やプラスティックやゴムなど（手術）が入ってくる行為で、すべてが大なり小なりの侵襲作用をもつ、超特殊な対人サービスです。食べることよりも、はるかに激しい影響を心身に与えます。私たちが食品や日用品を選択購入するときに必要なものは、書いてある説明情報を読み取る一定の知識と時間でしたね。**何らかの医療を選択するときにも、ぜひ、一定の知識と自分で考える時間をもってください。**

医師に任せておこうという時代でないことは、多くの人が知っています。さらに、診断方法や治療の妥当性や適正な使い方まで知っておけば、日本の慢性疾患ではとても有利です。そして、そういう姿勢で一人ひとりの市民が医療を利用することが、医療を改善して

＊テレビのCMで、大企業が「ダイオキシンを出さないラップです」と堂々と主張するようになった。

＊＊ビールメーカーのCMでは、リターナブル（再利用）であることを主張している。

いくもっとも近道なのです。

(2) 生殖器の構造とはたらき

子宮や卵巣って、どこにあるの?

では、子宮内膜症の正体を知るステップ1として、女性の生殖器の構造やはたらきからお話ししましょう。

図2は、女性の下腹部をおへそから背骨までの縦切りにした断面図です。一般的に、子宮は膀胱の上におじぎをしたように乗っかっています(前屈)。なかには直腸のほうに倒れている後屈の人もいますが、子宮が**ダグラス窩《か》***と癒着していない後屈だけなら問題にはなりません。卵管や卵巣はこのような位置に固定されているわけではなく、かなり動きますが、多くの場合、子宮の後ろ側に、まるで子宮が卵管という両手で二つの卵巣をおんぶしたようなかっこうに位置しています。

左側の空間になっている部分(臓器名がたくさん書いてある部分)には、実際は腸がぎっしりつまっています(S状結腸と直腸もつながっているが、断面図なので切れて見えるだけ)。この下腹部と上腹部(胃や肝臓などのあるところ)は同じ腹腔内にありますが、その上の胸

*人間が立ったり座ったりしたときに、お腹の中でもっとも下になるくぼみ。

部（肺や心臓のあるところ）とは横隔膜でへだてられています。上腹部や下腹部の内壁や臓器をおおっているのが、**腹膜**という薄いじょうぶな膜です（臓器の表面は漿《しょう》膜という）。

臓器はみなぎっしりつまった状態で接しあっていますが、漿膜や腹膜の表面がしっとりしていることで、ツルンツルンと独立し、それぞれの臓器や器官に特有のはたらきができます（胃腸の収縮運動やぜん動運動（シャクトリムシのような動き）、卵管の卵子捕獲運動など）。

図2　女性の下腹部の断面図

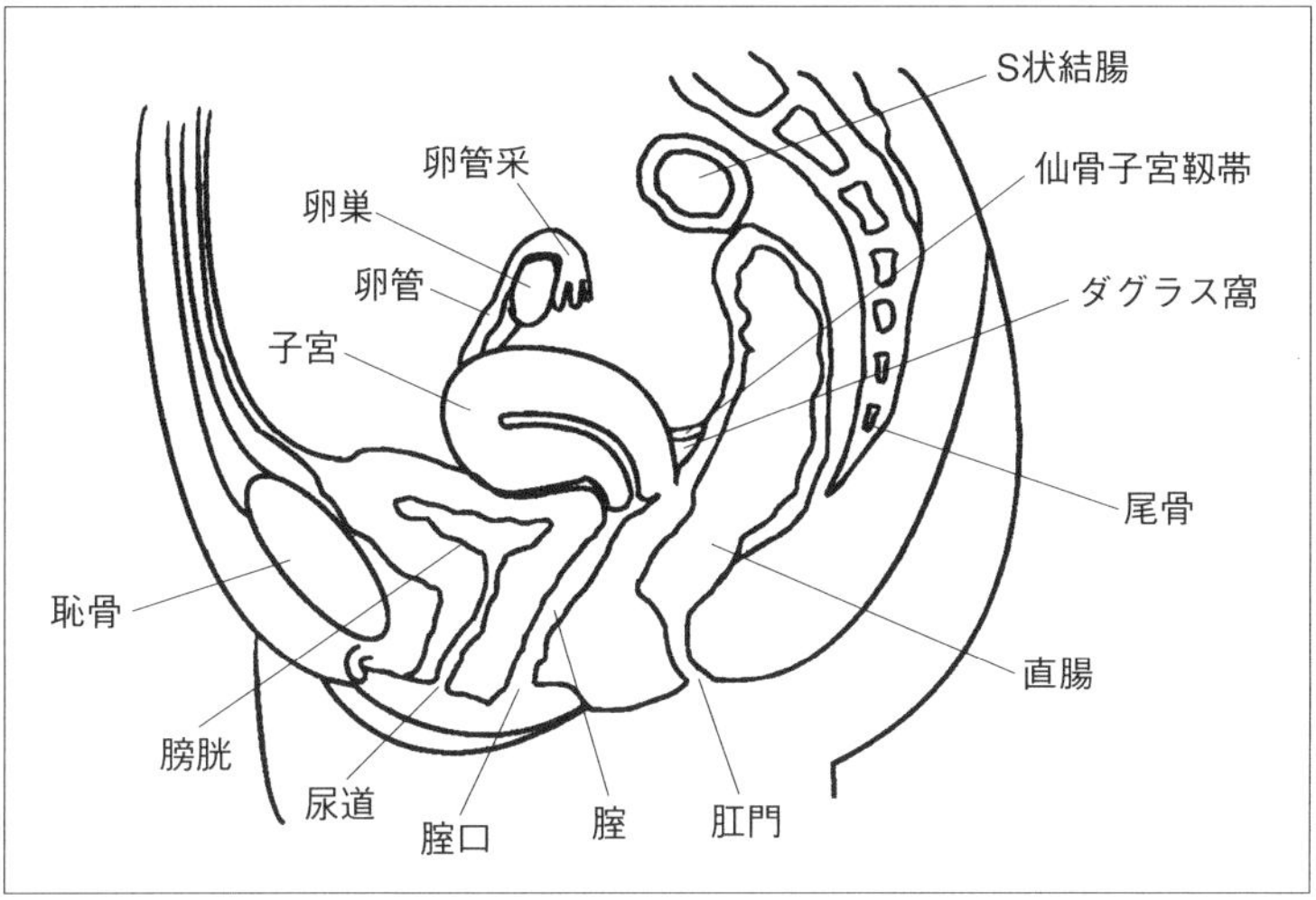

図3は、ほぼ原寸大の子宮・卵巣・卵管・腟です（一八歳ごろまでと閉経後は、これより小さい）。このくらいの大きさの子宮や卵巣がどのあたりにあるのか、自分のお腹をさわって想像してみてください。たいていの人が思うよりはずっと下のほう、恥骨より少し上の、奥のほうにあるのですよ。お腹を開けたときに見えるのは腸で、子宮は腸の後ろに隠れています。

子宮の構造とはたらき（おもに胎児を育てる臓器）

子宮は、縦が七〜八cm、横が約四cm、約五〇g。L玉たまごかレモンくらいの大きさのじょうぶな**筋肉の袋**で、形は西洋ナシに似ています。実際に見た感じは、薄ピンク色の皮なし鶏肉のようです。*

子宮は、外側から、**薄い漿膜（腹膜）**、**子宮筋層**という一〜二cmほどの厚さの筋肉層、**子宮内膜**という粘膜層（一mm〜一cm）の三層構造で、中央は子宮腔とよばれる逆三角形の空間です。複数の靱《じん》帯で骨盤にしっかり支えられ、下部は腟に突き出てしっかり固定されています。子宮筋層は、臨月には体長五〇cmもの胎児と羊水を抱えるほどに大きくなる、とてもじょうぶで伸びやすい筋肉（平滑筋）です。その収縮運動によって月経血が押し出され、出産時には胎児

図3　子宮・卵巣・卵管・腟のほぼ原寸大の図

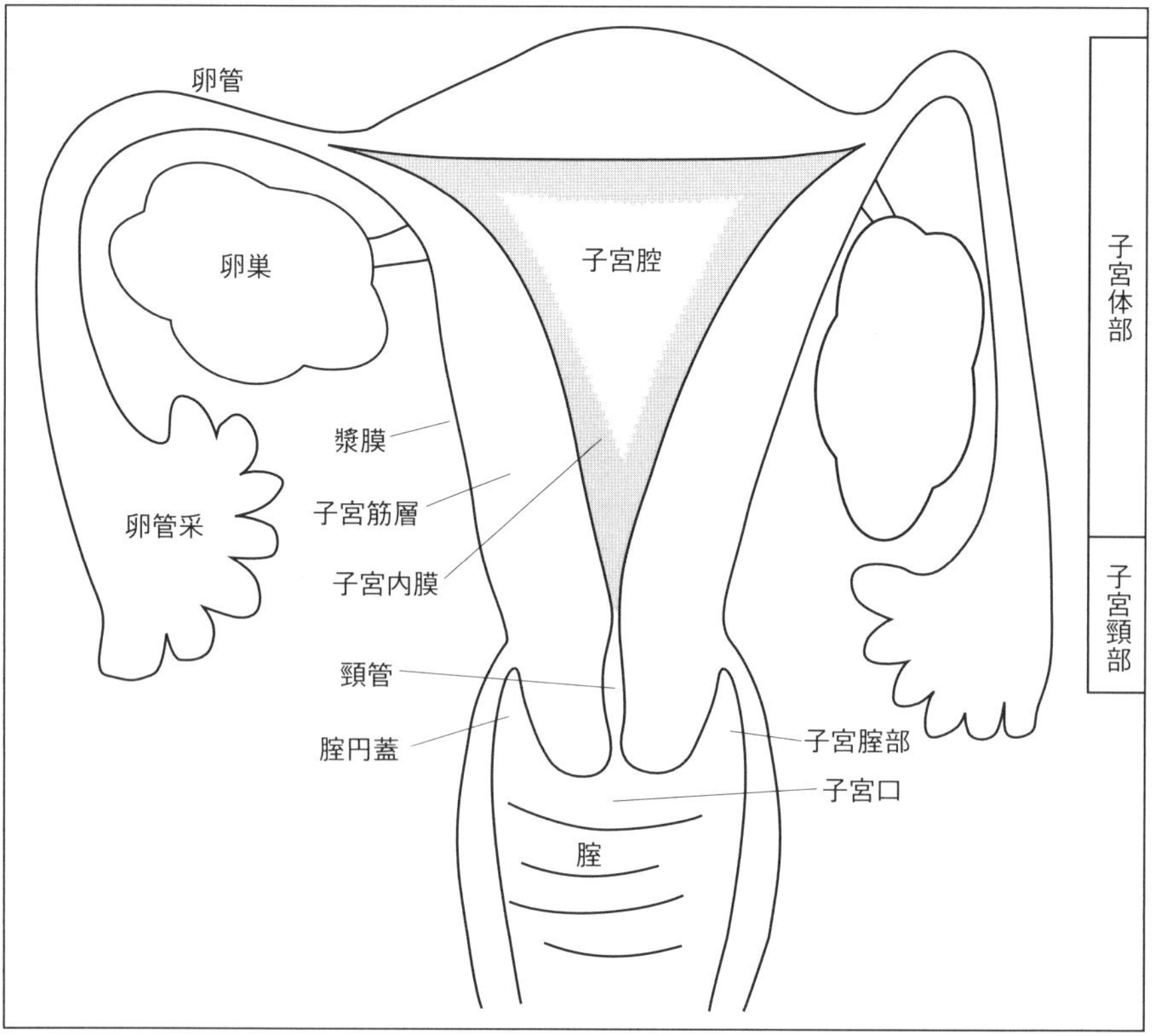

が押し出されます。

卵巣の構造とはたらき（排卵と女性ホルモン分泌をする臓器）

卵巣は約三cm、親指の頭大のやや平たい楕円形の臓器で、左右一対あります。子宮のような筋肉ではなく、周辺部の皮質と中心部の髄質という組織でできた**柔らかい塊**です。この皮質に**原始卵胞（卵子のもと）**がひしめいています。実際に見た感じは、白くて丸い、堅い豆腐のようです。

卵巣は子宮と骨盤の両方から靱帯で支えられていますが、卵管や子宮腔とは通じていません。**この卵巣こそ、女性ホルモン（エストロゲン、プロゲステロン）を分泌する重要な臓器で、子宮のおもなはたらきを命令管理しています（子宮が月経を起こすのは卵巣の命令の結果）。**

毎月、左右の卵巣では、合わせて二〇個前後もの**卵胞**が成長競争し、二cmほどになった最大の卵胞一個だけが排卵され、負けた卵胞たちは競争の途中で消えていきます。こういう競争の結果が**排卵**なので、毎月左右交互に排卵するわけではなく、決まっていません。*

卵胞とは、卵胞液で満たされた袋の中に、一個の**卵子**（約〇・一mm）が浮いているものです。排卵というのは、二cmもの卵胞で盛り上がっている卵巣表面が少し破れ（卵胞表面も）、五cc前後もの卵胞液とともに卵子が飛び出すことで、小さな出血までともなう、激しい現象です。卵巣は腹腔内に排卵するだけで、排卵された卵子は卵管がつかまえてくれなければ、近くの腹膜に吸収されて消えてしまいます。

さて、女性は、すでに胎児の三カ月ごろに五〇〇万個もの原始卵胞を揃えているそうで

＊学会などで腹腔鏡機器を展示する企業ブースでは実際に鶏肉で実演するのだから、質感が似てるのだろう。

＊手術で卵巣を一つ摘出すると、二カ月に一回の排卵になると心配する人がいる。だが、卵巣が一つでも毎月排卵する。

す。その後、生まれるまでにどんどん減少し、誕生時には二〇〇万個、初経時には四〇万個、四〇歳ごろには五〇〇〇個ほどに激減すると言われます。現代女性の生涯の月経回数は四〇〇~五〇〇回で、排卵される卵子(卵胞)も四〇〇~五〇〇個。一回の排卵競争に二〇個の卵子が参加するとして、一生分の競争参加者でも一万個たらず(胎児期の0・2%以下)。なんと、99・8%以上の卵子が排卵競争に参加することもなく自ら消えていきます。**自然淘汰**ですね。

では、男性の場合はどうでしょう。男性の精子は女性とは違って毎回製造されています。一回の射精で少なくとも一億個の精子を放出するとして、非常にまれに卵子と合体するのはたった一匹(0・000001%)。99・999999%の精子は淘汰されています。一回の射精でうまく受精する確率はかなり低く、男性が生殖のために試みる一生の射精回数などさっぱりわかりませんから、**自然淘汰の厳しさは卵子どころではありません。**

腫れやすい卵巣

卵巣は、肝臓とならんで「沈黙の臓器」と言われます。それは、卵巣がんがあっても、子宮や腟とは通じていないので、がんの分泌物がオリモノとして出てくる子宮体がんや子宮頸がんや腟がんとは違って自覚しにくいうえに、痛みも感じにくいからです。

また、**卵巣はさまざまな理由でよく腫れます**(嚢腫《のうしゅ》という)。排卵時もふだんの倍くらいに盛り上がっていますし、透明な黄色い水分がたまったり(漿液性嚢腫)、血液がたまったり(卵巣チョコレート嚢胞、出血性黄体嚢胞など)、粘液がたまったり(偽ムチン嚢腫)、排卵には至らないたくさんの卵胞がつまってしまう多嚢胞性卵巣になったり、驚きますが髪の毛や歯や目や脂肪などができていたりもします*（皮様《ひよう》嚢腫）。これらはみな良性ですから、あわてて取る必要はありません。ただし、実際に手術をしないと、悪性か良性かの区別は完全にはできないことも事実です。**そのため、卵巣が五〜六cmになると、医師は卵巣がん（悪性の充実性腫瘍《しゅよう》）を念頭においた発言をします。**

さらに、さまざまな理由で卵巣が大きく重くなると、卵巣茎捻転《けいねんてん》といって、卵巣を支えている靭帯がねじれてしまい、靭帯にそった血管の血流が悪くなって激痛が起こります。また、腫れた部分が破れて内容物がお腹の中に漏れ出すと、内容物が触れた腹膜は刺激に超敏感なので、強い痛みや発熱をともなう**炎症**が起こります（急性腹症・腹膜炎）。どちらも、慣れた産婦人科医でないと処置を誤る場合があります**（拡大切除してしまう）。

卵管・膣・外性器の構造とはたらき

卵管は、子宮から左右一対で伸びている約一〇cmほどの薄い筋肉でできた細い管です。内側は粘膜におおわれ、線毛というヒゲのような短い細胞がびっしり生え、分泌液（水っぽい漿液）で潤っています。管の内径は、子宮とのつなぎめがもっとも細くて一mm程度ですが、先端に近い膨大部では一cmにもなります。最先端はイソギンチャクのように開いている**卵管采《さい》**で、排卵された卵子の取り込み口です。**卵子と精子が出会って受精するのは膨大部です。**

線毛は卵管采から子宮に向かってなびく運動をしており、卵管筋肉もぜん動運動をしています。自力では動けない卵子はこの流れにのって子宮方向へ移動しますが、精子はこの

*手塚治虫氏の『ブラックジャック』の登場人物「ピノ子」は、皮様嚢腫の中にバラバラにあった身体部分をつなぎ合わせて造ったことになっている。実際はそれほど多種類の器官が形成されることはない。

**どちらも、救急車を呼ぶほどの痛みとショックを起こす場合がある。九七年に、JEMA事務所を訪れていた二〇代の子宮内膜症の女性が急に激痛に襲われ、救急車を呼んだことがある。私が卵巣茎捻転か子宮内膜症による卵巣嚢胞破裂の可能性があると説明したが、三人の救急員はそんな病気があるとはまったく知らなかった。

図4　外性器の構造

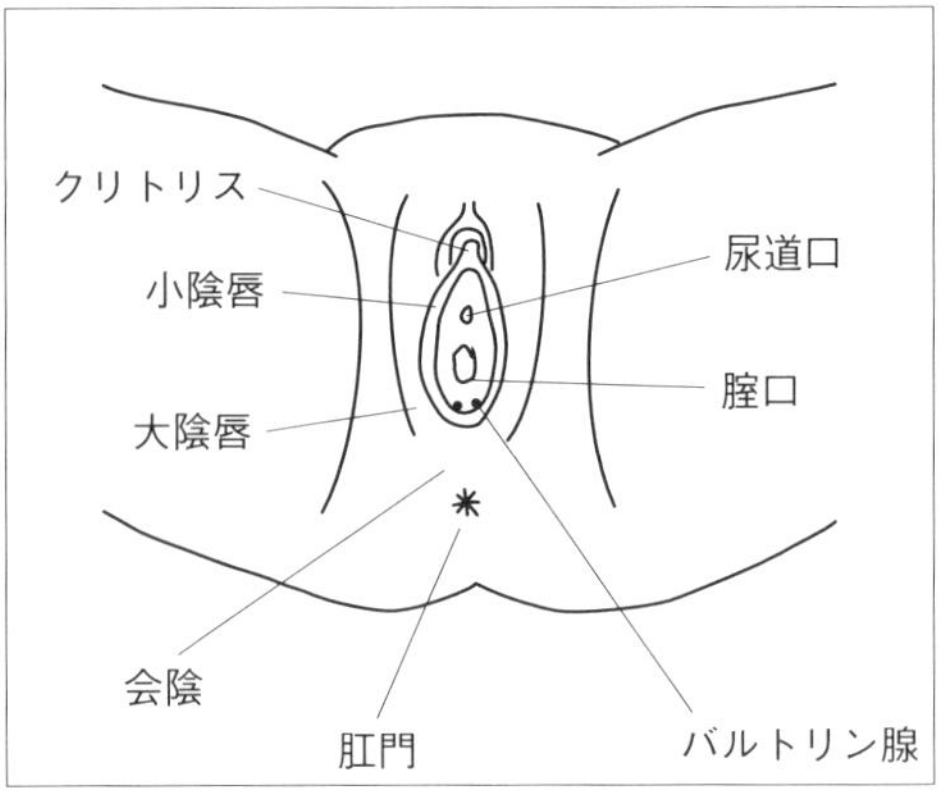

流れに逆らって、自力で泳いで卵子までたどり着かなければなりません。* こうして、膨大部でやっと出会えた卵子と精子がうまく合体できれば、**受精卵**になります。**受精卵は、卵管から栄養をもらいながら細胞分裂を始め、線毛やぜん動運動の波にのって、四〜五日かけてゆっくり子宮へ移動します。**

膣《ちつ》は八cm前後の横じわの多いよく伸びる筋肉の管で、内側は粘膜におおわれ、膣粘液が分泌されています。多少の刺激には鈍感にできているので、セックスが可能なのです。膣にはデーデルライン桿菌《かんきん》が住んでいて、乳酸を出して膣内を酸性に保ち、細菌などの侵入や増殖を防いでいます（自浄作用）。そのため、少し酸っぱい匂いがしてふつうです。**膣内を洗いすぎると大切なデーデルライン桿菌が減ってしまうので、かえって不健康を招いているようなものです。**

子宮・卵巣・卵管・膣を**内性器**といい、膣の外に広がっている部分を**外性器**といいます（図4参照）。尿道口と膣口を保護しているのがしわのある耳たぶのような小陰唇《しょういんしん》で、その前方先端にあるのが陰核（クリトリス）です。これは男性のペニスと同じ起源のものですから、興奮すると少し勃起します。その全体を保護しているのが、色素の濃いじょうぶでしわの多い大陰唇です。膣口から肛門までの部分は会陰《えいん》といいます。これら全体を保護しているのが陰毛です。

*これは精子に課せられた試練で、自然淘汰になっている。

自分のからだと友達になろう

みなさん、自分の外性器をしっかり見たことがありますか。だれだって口の中を見て、歯や歯茎《はぐき》、舌、扁桃腺《へんとうせん》、のど粘膜などの様子を見るでしょ。**外性器も口と同じように、体内とつながっている大切な場所です。**

大陰唇は浅黒くてしわしわで、さほど美しいとは言いがたいけれど、その内部の小陰唇の内側は、うってかわってやわらかい暖かい色の世界です。出産を経験しても自分の外性器など見たことがないという人もいれば、小学生のころに、生理やおしっこがどこから出てくるのか知りたくて、手鏡を使って外性器の構造を見たという人もいます。この二人の自分のからだとの友達度（肯定度）は、かなり違いそうですね。**世界にたった一つしかないあなたのからだと友達になれるのは、あなただけです。**

おふろに入ったあと、手鏡を使って（手鏡に明かりを当てると見やすい）、爪の伸びていない清潔な指で、大陰唇と小陰唇をそっと開いてみましょう。クリトリス、尿道口、膣口、ちょっと離れて肛門が順番に並んでいます。膣口は尿道口や肛門ほどぎゅっと閉じてはいませんが、すぐ内側の筋肉が盛り上がって重なりあっているので、膣の中が見とおせるわけではありません。

もう少し好奇心のある人は、清潔な指をそおっと膣内に挿入し、指で内部の構造や感触を知ってください。膣壁はひだが多いし、部分によって触った感じも違います。中指や人差し指の先が届くあたりに触れる丸いものが子宮の先端である**子宮膣部**で、月経周期によっては粘液が出ています。そのまわりをグルリと一周したところが**膣円蓋**《ちつえんがい》で、膣円蓋の**直腸側**＊**（後ろ側）の腹腔内がちょうどダグラス窩にあたります。**

はい、私のからだの冒険はここまでです。子宮の入口である子宮口は五㎜も開いていませんし、子宮内部はとても繊細で大切な部分です。子宮口に触れるのはいいですが、絶対に中に異物を入れてはいけません。炎症を起こします。大切に扱ってあげましょう。

さて、**オリモノ（帯下）**というのは、子宮内膜や子宮頸管や膣が分泌した粘液などが外に出てきたもので、だれにでもあります。月経周期のなかで、色や粘り具合や匂いはかなり変化しますから（排卵の直前がもっとも多い）、周期に応じてときどきその様子を確かめることは、自分のからだともっと友達になるチャンスです。**オリモノは、からだのリズムや様子、健康度のバロメーターなのです。**膣炎や**性感染症（ＳＴＤ）**＊＊になった場合、もしかゆみの起こらないタイプでも、ふだんとは違う色や匂いに変化することがありますので、自覚することもできるでしょう。

外性器が化学物質に触れすぎる時代

通気性の悪い化学繊維（ナイロン、ポリエステル、アクリルなど）のパンティーや、パンティーライナーをしょっちゅうつけていると、出てきたオリモノが変性して匂いが強くなるし、雑菌が繁殖する場合もあります。パンティーは天然繊維（綿や絹）でできていて、抗菌加工していないものが、からだにいいでしょう。

実は、女性の外性器の膣口は、お腹の中（腹腔内）へ通じているたった一つの入口なのです。＊＊＊

＊内診のときに医師が指を左右に動かして、「ここは痛いか、こっちはどうか」などと聞く場所がここ。体外受精の採卵の針を刺すのもこのあたり。

＊＊ＳＴＤは、結膜炎、口内炎、中耳炎などのように、身体が困っている状態なので、恥ずかしいと思う前に、治療してあげよう。ただし、パートナーの治療も必要なところが厄介ではある。

＊＊＊男性のペニスは、お腹の中に通じてはいない。

何も感じない間に、ミクロ（超微粒子）の化学物質（たとえば、アスベストやタルク）が膣から入りこみ、子宮をすりぬけ、卵管もすりぬけて、腹腔内に到達することが確認されているそうです（口は大きな入口だが、食道、胃、腸、直腸、肛門まで一本の消化管となって身体を貫いており、お腹の中に開いているわけではない）。

漂白剤や抗菌剤やデオドラント剤などのミクロの化学物質を使ったパンティやナプキンやパンティーライナーをしょっちゅう外性器にあてているのは、健康上よいことではありません。実は、一昔前まで、赤ちゃんに当たり前に使ったベビーパウダーの原料にはタルクが含まれていて、女児の膣から侵入していた可能性が心配されています（私など真っ白にパフパフされた世代）。また、なんと手術の際に使われる手袋にも微粒子が塗布されているそうです。開腹手術ではどうしても手袋でお腹の中を触りますから、最後に十分な生理食塩水で腹腔内洗浄をする必要があると言われています。

（3）女性のからだのはたらき

女性ホルモンが演出する月経周期のドラマ

子宮内膜症は、「排卵と月経」や「女性ホルモン」ととても深い関係をもっています。ですから、これらのはたらきや意味を知っておきましょう。**図5**は、月経周期におけるからだの変化を総合的にまとめたもので、**図6**は性ホルモンの命令の流れ方です。

①卵巣の卵胞期（子宮は増殖期／体温は低温期／この期間の前半が月経期）

図5　月経周期のからだの変化

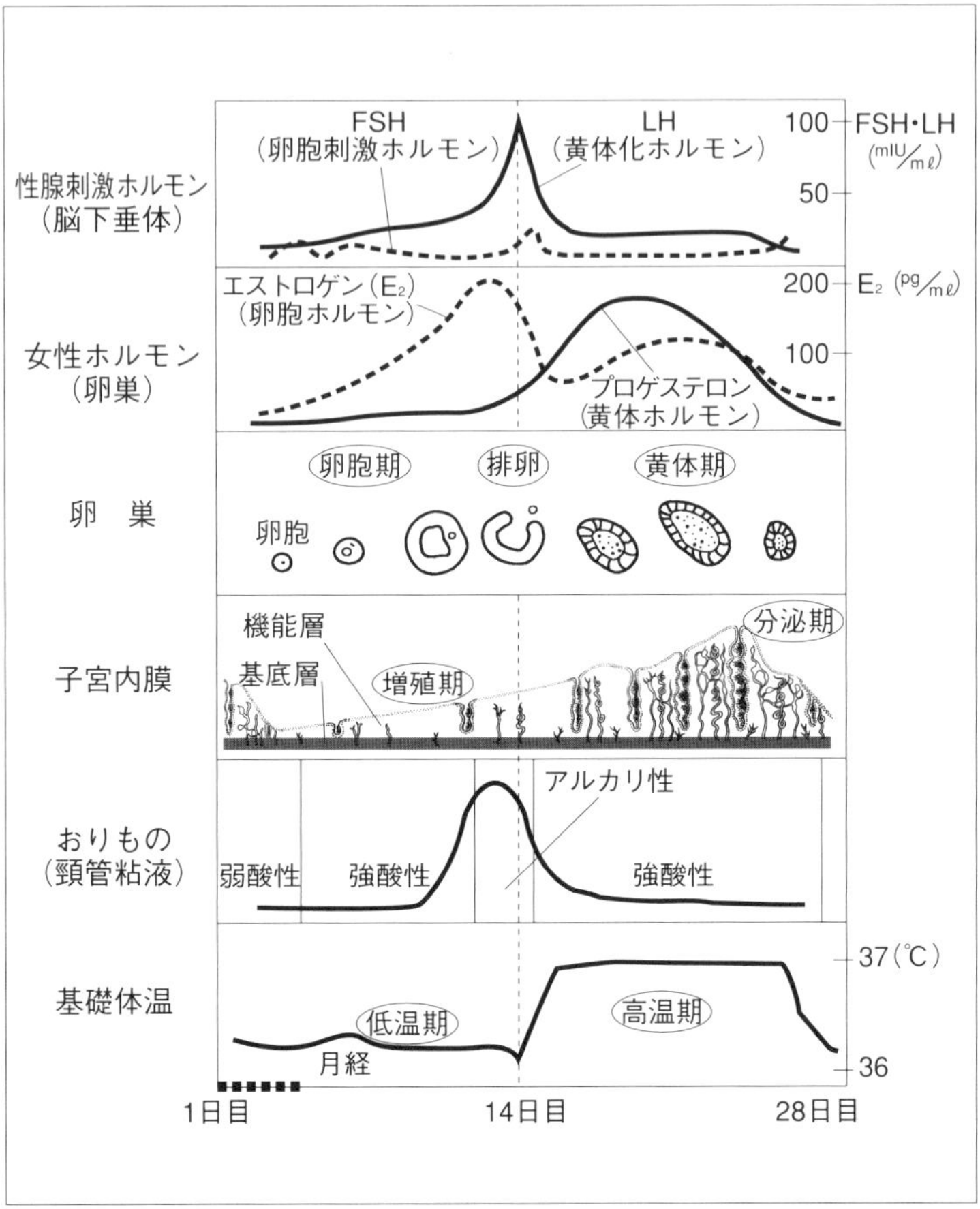

（出典）青野敏博「女性の一生とホルモン環境」（『産婦人科治療』Vol.64,1992年）より改変。

月経直前になると、すべての総司令部である脳の**視床下部***は、真下の**下垂体****へGnRH（性腺刺激ホルモン放出ホルモン）という命令ホルモンを送り、卵巣を刺激するよう命令します。すると、脳下垂体は卵巣に向かってFSH（卵胞刺激ホルモン）の分泌を増やしはじめます。そして、卵巣がFSHの命令を受けとめると、卵胞の成長競争が始まるのです。この競争中の卵胞たちが、**エストロゲン（卵胞ホルモン）**という女性ホルモンをどんどん分泌します。***卵巣が分泌するエストロゲンは血流にのって全身をかけめぐりながら、身体の各所でさまざまなはたらきをします。

もっとも働かされる臓器が子宮で、子宮内膜がどんどん細胞分裂を繰り返して増殖し、分厚くなっていきます（増殖期内膜という）。子宮筋層は細胞分裂傾向になり、妊娠に備えて大きくなる準備をし、収縮性も増すのです。卵巣では卵胞発育が進み、卵管は運動性を高めたり分泌液を分泌します。子宮頸部は頸管粘液の分泌量を増し、オリモノが増えてきます。胸では乳腺が発達し、乳房がふくらんでいきます。**この時期を、卵巣では卵胞期、子宮では増殖期といい、基礎体温を計ると低温期です。期間は個人差やストレスなどで幅がありますが、標準的には二週間です。**

図6　性ホルモンの動き

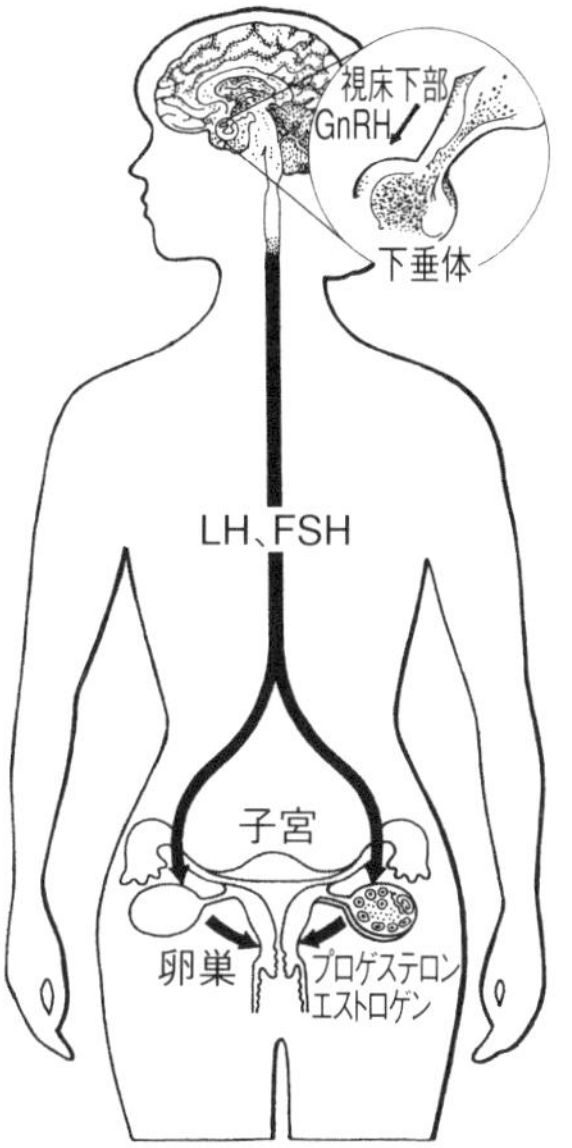

（出典）杉本修『もっと知りたい子宮内膜症』知人社、1996年。

②排卵

全身の血管をかけめぐる血中エストロゲン量****が最大になったと視床下

*両目と両耳からの直線がぶつかるあたりの脳の中央、間脳という古い脳にある三cmほどの脳。ホルモン、自律神経、情動、ストレスを感じる中枢などが集中している。

**一cmほどの器官。

***卵胞期のエストロゲン分泌量は約一〇～二三〇pg／mℓと大きく変化する。ちなみに妊娠すると、その一〇〇倍量がほぼ維持される。なお、一pgは一兆分の一g。

****排卵期のエストロゲン分泌量は約一二〇～三九〇pg／mℓほど。

部が感知すると、今度は下垂体に向かって、LH（黄体化ホルモン）をたくさん分泌せよと命令します。それで、下垂体が急激なLHサージ（LH過剰放出）を起こし、卵巣はその刺激で最大になっている卵胞一個を排卵します（LHサージの三六時間以内に排卵が起こるらしい）。

排卵が起こると、エストロゲン分泌はいったん減少します。この時期に限って、一～二日の排卵痛や排卵期出血のある人がいますが*、正常です。また、この時期だけ子宮頸管は柔らかくなり、頸管粘液もサラサラして粘り気が下がり、精子を通りやすくします。排卵直前のオリモノは長く糸をひき、透明に近い色に変化するので、それを見て排卵時期を自覚する人もいます。

＊排卵痛は、排卵にともなう卵胞液の放出や出血が近くの腹膜を刺激する痛み。排卵期出血は、エストロゲンの分泌変化による子宮内膜の反応出血。

③卵巣の黄体期（子宮は分泌期／体温は高温期）

排卵した卵胞の抜け穴は、卵巣表面の傷口を修復しながら、内部は黄体に変化します。この黄体がエストロゲンを分泌しながら、**プロゲステロン（黄体ホルモン）**というもう一つの女性ホルモンも分泌します**。ときどき、この時期はプロゲステロンだけが出ていると勘違いする人がいますが、エストロゲンもプロゲステロンも十分に出ていて、**プロゲステロン優位（エストロゲンに勝っている）の状態でバランスを保っている時期**です。

プロゲステロンも血流にのって全身をめぐり、各所でさまざまなはたらきをします。子宮では増殖中の子宮内膜に対して増殖を抑え、糖分（栄養分）を分泌させ、子宮内膜を柔らかい状態に変化させます（分泌期内膜という。月経直前はとくに脱落膜という）。来たるべき**着床（妊娠）**に備えているのです。また、子宮筋層の収縮性を抑え、子宮頸管では頸管

＊＊黄体期のエストロゲン分泌量は、約一〇～二三〇pg／mlほど。黄体期のプロゲステロン分泌量は約〇・二～三二ng／mlほど。ちなみに、妊娠すると、その一〇倍量がほぼ維持される。なお、一ngは一〇億分の一g。

粘液を堅く変化させ、子宮の入口を閉じます。乳腺はさらに発達し、痛いくらいになることもあります。

この時期を、卵巣では黄体期、子宮では分泌期といい、基礎体温を計ると高温期です。排卵以後、月経前日までの黄体期は、ほぼ一四日間です。＊

＊排卵後に妊娠が起こっていないと、排卵後一〇日過ぎから黄体は衰えはじめる。

④月経は結果であり、次のサイクルの始まりでもある

ここで妊娠が成立しないと、黄体は衰えて白体になります。**その結果、エストロゲンとプロゲステロンの分泌が急激に低下し、しっとり分厚くなっている子宮内膜は分解酵素の作用でブスブスした弱い状態に変化し、自分を支えられなくなり、出血とともにはがれ落ちます。これが月経です。**同時に、子宮筋層の細胞分裂傾向もおさまります。

一方、エストロゲンとプロゲステロンの分泌がかなり低下してきたことを視床下部が感知すると、下垂体に向けてGnRHを送り、次の周期を始めなさいと命令しはじめます（月経のほぼ二日前）。こうして、また子宮内膜の増殖が始まるのです。女性のからだは、このような**「視床下部―下垂体―卵巣」**のそれぞれの性ホルモンの連携プレーにより（**図6**）、ほぼ四週間を一サイクルとした周期的変化を繰り返しています。

子宮内膜症と深い関係のある子宮内膜に起こる、ものすごい変化

子宮内膜は、さらに**基底層**と**機能層**に分かれます（**図5**）。基底層は子宮筋層に続く部分で、一㎜ほどの厚さでずっと変わりません。二つの女性ホルモンのかなり複雑な変化の影

響を受け、増殖し（新しい血管やリンパ管、栄養分を分泌する腺も発達する）、分泌変化し、はがれ落ちながら出血するのは、その上の機能層です。機能層は、一㎜から一㎝近くまで増殖して分厚くなります。二週間あまりでこれほど増殖する能力のある人間の細胞は、他にはありません。

また、卵子と精子がうまく合体してできた受精卵は、四〜五日目には子宮にたどり着き、子宮内をうろうろしながら、六〜七日目には分厚く柔らかくなっている機能層に潜り込んで着床します。子宮内膜機能層は、受精卵を受けとめ、栄養を与えて育てるはたらきももっているのです。こうして、着床が安定してはじめて妊娠成立となり、受精も着床もなかった場合に月経となるわけです。

実は、子宮内膜症は、この子宮内膜機能層（基底層ではない）にとてもよく似た細胞が、そこ以外の勝手な場所に発生している病気なのです。エストロゲンとプロゲステロンという二つの女性ホルモンの複雑な変化の影響を受け、短期間に増殖発達し、血管やリンパ管や腺を新しくつくり、栄養分を分泌したり水分を保ったりし、いらなくなったらはがれ落ち、出血するという性質や機能は、子宮内膜症の細胞にもほぼあります。

女性ホルモンのもう一つの大切な役割

視床下部が分泌するGnRHと、下垂体が分泌するFSHとLHという性ホルモンは、男性でもまったく同じものが同じように出ており、睾丸に命令が届きます。

男女の性ホルモンの原料はコレステロールです。順次いろいろな物質に変化する流れのなかで、プロゲステロン→アンドロゲン（男性ホルモンの総称）→エストロゲン（エストロン（E_1）、17-βエストラジオール（E_2）、エストリオール（E_3）の総称）という順番でつくられていきます。女性でもエストロゲンにならない男性ホルモンが微量に卵巣や副腎から分泌されており、男性でも微量の女性ホルモンを分泌しています。

人間は他にもホルモンを分泌しています（副腎皮質ホルモン、甲状腺ホルモン、成長ホルモン、乳汁分泌ホルモンなど）。複数のホルモンが全身の血管をかけめぐっていても、一つのホルモンはピッタリあう**受容体（レセプター＝ホルモンを鍵とすると、鍵穴にあたる）**をもつ臓器や器官でしか働かないので、混乱することはありません。

ホルモンはごく微量で複雑なはたらきをし、全身の臓器や器官の機能を一定レベルに維持・調整しています。このシステムを**内分泌**と言い、内分泌の目的をホメオスタシス（恒常性）と言います。女性ホルモンの一生分の分泌量を合わせてもスプーン一杯だそうですが、たったそれだけで、男性ホルモンにはない、**図5**のような複雑な変化を何十年も繰り返しているなんて、女性のからだってすごいですね。

さて、女性は初経から閉経までの約四〇年間にもわたって、妊娠の準備のためだけに女性ホルモンを分泌しているのでしょうか。**実は、女性ホルモンは（とくにエストロゲン）、女性の健康の維持にとても大切な役割をもっています。**エストロゲンの受容体（レセプター）は、皮膚、骨、血管、脳や肝臓などにもあり、エストロゲンを受けとめて、そこでも次のような重要なはたらきをしているのです（まだわかっていないはたらきもある）。

① 血管を広げて血流を促進させる。

② 悪玉コレステロール（ＬＤＬ）と総コレステロールを抑えて、善玉コレステロール

（HDL）を増やす。

③ 血液が固まる能力を高める。

④ 全身の水分とナトリウムの貯留作用がある。

⑤ 皮下脂肪を増やす（とくに乳房、腰、太ももなど）。

⑥ 皮膚では、コラーゲン（結合組織）の合成を進め、柔軟な皮膚組織やつやのある肌を保つ。

⑦ 骨では、骨が失われる速さとつくられる速さの調節をし、骨量のバランスを保つ。

⑧ 膣内を酸性に保つデーデルライン桿菌に栄養を与えたり、膣壁の柔軟さを保つ。

⑨ プロスタグランジン（平滑筋収縮作用、血管拡張作用、発痛作用などがある）という物質を増やす（月経困難症の原因の一つ）。

⑩ 卵胞期（低温期）に体温を下げている。

⑪ 最近では、脳の活性化にも働いていると言われる。

プロゲステロンは基本的には妊娠を準備し、維持するホルモンですが、エストロゲンの各所の作用に対して補足したり抑制したりと複雑に働きます。また、全身の体液貯留作用があり、黄体期（高温期）に体温を上げているのもプロゲステロンです。

実は女性でも微量に分泌されている男性ホルモン*（アンドロゲン）は筋肉を保ち、意欲や性欲を高めるなどのはたらきをしています。

年齢とともに知らぬまに進んでいく高脂血症、動脈硬化、心筋梗塞《こうそく》、脳梗塞などの生活習慣病（成人病）は、男性は四〇代からしだいに増えていきます。女性の場合は四〇代はそれほどでもなく、閉経後の五〇代に急増します（一七四ページ**図17**参照）。これは、**閉経**

*アンドロゲンは、閉経後の卵巣でも微量に分泌されている。

までは女性ホルモン（とくにエストロゲン）がしっかりと守ってくれているからです。

月経血と月経量、統計から見た月経

みなさんのほとんどは、月経はいらない血液を出すことだと思っているかもしれませんが、それは本末転倒です。月経の目的は、用意したけれど使わなかった子宮内膜をはがし、新しい月経周期を始めること、つまり新しい排卵をすることで、出血ははがれやすくする道具にすぎません。

月経血は黒っぽかったり茶褐色っぽかったりします。それは、子宮内膜部分から出血し、膣をとおって外性器から出てくるまでの間に、血液の鉄分が酸化するからです。少量で外に出るのに時間がかかるほど黒や茶褐色に近くなり、多くてすぐ出てくるほど赤いわけです。たいていの人は最初は少量で茶褐色、多い日は赤く、その後はまた茶褐色になります。月経血が鮮血とは雰囲気が違う理由は、この時間がかかることのほかに、はがれ落ちた子宮内膜が入っているためです（酵素でモロモロに分解されている）。

自分の月経量を知るには、使用ナプキンの重さを計量し、同数の未使用ナプキンの総重量を引いて計算する方法がありますが、はがれた子宮内膜も入っているために二〇〇ｇを超えることもあります。また、便器に落ちてしまう月経血もあるため、実際量を計るのはむずかしいでしょう。目安としては、多い日でもナイト用ナプキン一枚で朝まで眠れるなら、一般的な量だと考えればいいでしょう。また、胃や十二指腸の潰瘍や痔などの出血性疾患がないのに慢性貧血（ヘモグロビン値が一〇ｇ／dℓ以下は注意）になっている場合は、過多月経の可能性が大きいです。**貧血は甘く考えないで、医療者に相談して改善策をとってください。***

日本人は、月経について、上の世代から、からだには不要の血液（古い血液、汚い血液）が出ていくと教えられがちです。しかし、血液に種類があるわけはなく、全身をかけめぐっている立派な新鮮な血液が失血しています。それで、女性は貧血になりやすいのです。

統計的に見ると、日本人の初経年齢は約一二歳（ごく最近は一一歳の可能性がある）、閉経年齢は約五一歳。初経年齢は、過去三〇年間でほぼ一歳若くなっていますが（ごく最近はさらに一歳若いかも）、閉経年齢ははるか昔からあまり変わらないそうです。月経周期は、初経以後から二〇歳あたりまでは排卵が不規則なために長めで、一定しません。二〇〜四〇歳あたりは安定し、四〇歳以上になると卵巣機能低下が大きくなっていったん短くなり、後に長くなって閉経に至ります。最後の月経のあと、一年間月経がなかったときに、はじめて閉経というそうです。日本産科婦人科学会の用語解説集（九七年）では、正常月経を次のように規定しています。

「周期は二五〜三八日で変動が六日以内、三カ月以上の月経停止は続発性無月経、持続日数は三〜七日、初経は一〇〜一四歳、閉経は四三〜五四歳、月経血量は一五〜一三〇ｇ」

とはいえ、この統計からズレたら異常かというと、そういうわけでもありません。

月経をコントロールしている視床下部は、内分泌（ホルモン）の中枢、自律神経の中枢、情動（本能的な感情、喜怒哀楽）や食欲の中枢などが密集していますし、ストレス信号の中継基地でもあるそうです。そのため、それらが複雑に影響しあい、バランスを崩しあうこともよくあります。対人関係のストレスが強すぎたり、寝食に無理が続いたりした後

＊ときどき子宮腺筋症などで過多月経が何年も続き、ヘモグロビン値が六〜七ｇ／dℓという人がいる。自分ではしだいに下がる貧血に慣れていても、全身の臓器も細胞も悲鳴をあげている事態なので、改善策を講じる必要がある。

にくる排卵と月経は、時期がずれたり、量が多かったり少なかったりと、いつもとは違う状況になる場合があります。**月経は、前回の月経からの一カ月の自分の生活や心身のありようを考えるのに役立つ、あなただけのためのシグナルです。**

ただし、いままであった月経が三カ月以上なかった場合（無月経）は、医療を受診したほうがいいでしょう。妊娠や薬物治療以外の半年以上の無月経は、わずらわしい月経がなくてよかったのではなく、全身の健康に影響が出そうなよくない状態です。月経がないということは、排卵がない可能性が高いことを意味します。プロゲステロンは、排卵が起こってはじめて生まれるホルモンです。排卵がないと、身体はエストロゲンだけの状態になったりアンドロゲン過剰になったりと、視床下部までまきこんだ混乱状態を起こしていることがあります（月経らしき出血があっても、排卵していない場合もある。無排卵月経）。

PMS（premenstrual syndrome）＝月経前症候群

以前は月経前緊張症と言われていましたが、近年ではPMSが一般的です。PMS（月経前症候群）とは、分泌期（高温期）の中ごろから月経初期にかけて現れるさまざまな心身の変化のことで、多くの女性が経験しています（ほとんど気づかない人から日常生活が破綻する人まであり、自覚程度がかなり違う）。月経四日目までには消え、排卵前には現れないという特徴があるそうです。

症状は、イライラ、怒りっぽい、緊張感、不安、うつ、集中力低下、疲労感、眠気、行動の変化などの**精神的症状**と、乳房がはる、乳房が痛い、お腹がはる、手足がむくむ、尿が減る、食欲亢進《こうしん》、体重増加、口渇、頭痛、吐き気、便秘、ニキビなどの**身体的症状**で、多彩にあります（一説には一五〇項目以上）。原因は、高温期中ごろから月経初期にかけてのエストロゲンとプロゲステロンのバランス問題ではないかと言われてきました。最近、精神的症状については、女性ホルモンの周期的変化の影響で、脳の神経情報伝達物質である**セロトニンやβエンドルフィン**がこの時期に低下するためだとわかってきました。

医療を利用するなら、*精神的症状に関しては新しい抗うつ剤（SSRI＝セロトニン再取り込み阻害剤）の治療効果が証明されています。体液貯留作用による身体的症状（手足のむくみ、乳房が痛い、体重増加など）は、利尿剤がある程度効くようです。漢方薬には、精神的症状にあうものと身体的症状にあうものがあります。また、自然の月経サイクル（女性ホルモンの大変動）があるからおもに起こる現象ですから、女性ホルモンの大変動を平らにすればほぼなくなるわけで、低用量ピルが有効です（避妊ができて、子宮内膜症にも有効な薬。第3章を参照）。

症状の程度によって違ってきますが、医療を利用する前に、月経サイクルの心身の変化を理解した暮らし方やセルフケアをするのが有効です。周期がだいたい一定している人や基礎体温表をつけている人は、時期が予想できますから、規則正しい食生活をし、糖分と塩分（生命に必須要素だから無茶はしない）、アルコール、刺激物などを減らします。カルシウムやマグネシウムなどのミネラルを補給するのもいいようです。軽いエクササイズ（有酸素運動）や下半身浴で心地よい汗を流すと、体液の偏りが緩和され、セロトニンやβエンドルフィンの上昇**も期待できます。休養と睡眠をきちんと取り、ふだんよりはストレスの少ないリラックスした生活をしましょう。

＊医療では、まず、甲状腺機能低下症や精神科領域のうつ病や不安神経症との区別をするらしい。

＊＊単純にどんどん上がればいいわけではない。生体を維持調節しているものには、ちょうどよいバランスがある。

子宮内膜症の女性の場合、ＰＭＳかもしれない症状まで子宮内膜症のせいだと思い込むと、あきらめが先行し、対処できることに対処せず、空回りする可能性もありますね。自分のからだの変化をよく理解し、暮らしにうまく役立ててください。

更年期、閉経、高年期（老年期）

閉経とは卵巣に卵胞がなくなることで、もはや卵胞発育は起こらず、周期的な大量のエストロゲン分泌はなくなります。排卵もないので、周期的な大量のプロゲステロン分泌もありません。**閉経は、女性の生殖機能の終わりを示しています。**それでも、その後もエストロゲンは卵巣組織から微量に分泌されているらしく、全身の脂肪組織や副腎からの微量分泌も続きます。閉経前後の血中エストロゲン濃度は二〇～三〇pg／mℓ、六〇歳以降の女性は一五pg／mℓ以下だそうです＊（性成熟期の分泌がいかに多いか、九〇ページ**図5**を見直そう）。

卵巣の機能は、四〇歳前後から一〇年もかけ、ときにはアンバランスを起こしながらも、全体的には総合的に低下していきます。心身は、違和感を感じながらも、しだいにそれに慣れていくのです。**卵巣の機能低下が目立ってくる時期から、閉経して女性ホルモンが微量になったことに心身が完全に慣れるまでの期間を、更年期＊＊といいます（四五～五五歳くらい）。**

この時期に出てくる、ほてり・のぼせ・多汗・動悸などの血管運動神経系症状、しびれなどの知覚障害、不眠・イライラ・うつ・不安などの精神神経症状、頭痛・頭が重い・肩こり・首や背中や腰の痛み・手足の関節痛などの疼痛症状、冷え・疲れやすいなどのさまざまな症状を**更年期症状**といい、**その程度が強いと更年期障害といいます。**更年期症状は、

＊子宮内膜症の薬のリュープリンやゾラデックスは、血中エストロゲン濃度を測定不能の一〇pg／mℓ以下まで下げることもある強い薬。だから、副作用は更年期症状と同じで、骨量低下の程度も大きい。

＊＊女性の一生は、胎児期、小児期、思春期（八～九歳から一七～一八歳）、性成熟期（一七～一八歳から四五～四六歳）、更年期、高年期・老年期（六五歳～）に分けられる。「私は更年期がなかった」というのは変で、「更年期は問題なかった」というのが正しい。

基本的には、卵巣機能低下による血中エストロゲン量の低下を脳の視床下部・下垂体が感知し、もっとがんばれとFSHとLHをどんどん分泌してしまうバランス異常が原因です（FSHが三〇mIU／mℓ以上、LHが一五mIU／mℓ以上などの高値）。

さまざまな更年期症状には家庭や社会での人間関係の要素も大きく関係し、複雑ですが、FSHやLHが高値になっている場合の強い症状には、女性ホルモン補充療法*（HRT＝エストロゲンとプロゲステロンを投与）が効果的です。また、漢方薬は総合的に心身を整えてくれます。さらに、第1章でお話ししたジェンダーの視点から、自分の尊厳や人間関係を見直すことで、回復する症状もあります。

さらに、女性は閉経すると骨量が一気に低下し（閉経後三年間の減少が大きく、とくに一年目は10％も）、老年期の骨粗鬆症の心配もでてきます。**また、脂質代謝が変化してコレステロール値が上がっていき、なかには動脈硬化が進んで心筋梗塞や脳卒中になる人もでてきます。***これらもエストロゲンの減少がおもな原因ですから、更年期や閉経前後からのHRTに予防効果があるそうです。もちろん、若いころからの健康的な生活が大切なのはいうまでもありません（二〇代の最大骨量を高くしておくなど）。

人生五〇〜六〇年だった時代も、人生八〇年を超えた現代も、閉経年齢が約五〇歳と変わらないために、現代女性は大きな課題をもちました。閉経後は、なんと人生の三分の一、三〇年ほどもあります。この長い年月の心身のQOLをうまく保ち、快適な人生をおくりたいものですね。そのためには、**更年期症状や閉経自体に悩むよりも、更年期こそ八〇代までのからだと心の健康管理を準備するための気づきの時期だ、と考えてはどうでしょう。**

*副作用はエストロゲン依存性疾患の乳がんが約二倍というデータがある。

**若い時代の最大骨量より20％低下を閉経後骨量減少といい、70％未満を骨粗鬆症という。

***日本では長い間、総コレステロール値が二二〇〜二三〇mg／dℓ以上を高脂血症とし、治療対象としてきたが、最近の五万人の六年間追跡調査（日本脂質介入試験、二〇〇〇年一二月）で、二二〇〜二八〇mg／dℓの人がもっとも長生きであり、一八〇mg／dℓ以下は二二〇〜二八〇mg／dℓと比べて二・六倍の死亡（がんが最多、心筋梗塞は八倍）と判明した。高血圧や狭心症や心筋梗塞の既往がなければ二八〇mg／dℓまで、既往があっても二四〇mg／dℓまでは、心配しないでいいらしい。

月経サイクルによる現代女性の受難

さて、女性ホルモンのはたらきや排卵と月経の意味はイメージできたでしょうか。子宮内膜症という病気の正体や、診断や治療の意味は、これらと深い関係があります。ぜひ、女性のからだのしくみやはたらきについて書かれたほかの本も、利用してくださいね。

最後に、もう一度まとめておきましょう。

月経とは、卵巣が能動的に働き（卵胞を育てよう、排卵するぞ）、それで生み出された二つの女性ホルモン（エストロゲン、プロゲステロン）のダイナミックな周期的命令によって、子宮などが受動的に働いたけれども（子宮内膜を分厚く柔らかくしなきゃ、子宮筋層を大きくする準備もしなきゃ）、妊娠がなかったことで、今回の子宮内膜は落としておこう（お掃除）という結果です。

この月経サイクルの中で起こる排卵（十分に成長した卵胞）は、妊娠（生殖機能）に絶対に必要なものです。また、卵胞が育ち、排卵することで生み出される二つの女性ホルモンは、月経サイクルの主目的（妊娠）を進めるのに不可欠であり、同時に、全身の健康維持にも欠かせません（健康維持だけなら、もっと低い女性ホルモン量でだいじょうぶ）。**しかし、この後で話すように、月経血は子宮内膜症によくない影響を及ぼし、エストロゲンも子宮内膜症に手をかしているのです（プロゲステロンは子宮内膜症の威力を弱める力がある）。子宮内膜症の私たちの大矛盾は、ここにあります。**

現代女性は、約四〇年間（厳密にはこれから妊娠期間と授乳期間を引いた年月）も月経サイクル（月経周期）を繰り返し、四〇〇〜五〇〇回の排卵と月経を経験しています。一方、明治から大正初期の女性は、五人や一〇人も子どもを産みました。授乳期間を一年としても、八〜一七年も無月経（妊娠性の無排卵＝女性ホルモンの周期的変化のない単調な状態）だったという計算になり、その排卵と月経は私たちより一〇〇〜二〇〇回も少ないのです（初経も一五歳あたりなので、もう少し少ない）。現代女性は、大昔どころか祖母や曾祖母と比べても、たいへん多くの排卵と月経を繰り返し、**二つの女性ホルモンの複雑かつダイナミックな分泌の波や、子宮内膜の急激な大変化などを繰り返しているのです。***

現代女性は、好むと好まざるとにかかわらず、人間のメスがかつて経験したことのない心身を生きていると言わざるを得ません。おおげさに比喩すれば、現代女性の心身は、単調で静かな悠久の世界とはかけ離れた激動の世界を生きており、その行き先は未知の世界だと言えそうです。

*ただし、祖母や曾祖母の時代は妊娠や出産による母子死亡率が高くて命がけ的なところがあった。カルシウムを代表として胎児や母乳に奪われるものも多いし、多人数の子育てにともなう労働や心労など、いろいろな問題があった。女性の健康状態は低く、寿命も短く、社会的地位もかなり低かった。

（4）子宮内膜症の正体

子宮内膜症は現代の慢性疾患の一つ

子宮内膜症は、すでに一九世紀末には患者の記録があるほどの古い疾患だそうです。しかし、現在でも、**始まってしまう諸要因（組織・発生原因）**も、**進んでしまう諸要因（病因・危険因子）**も、あまり解明されていません。**これが子宮内膜症であるという全容（病態）**さえ、きちんと把握されていません。[*] こんなにもわからないことが多いために、子宮内膜症を治癒させる医療はまだないのです。

私たちは、そういう世界的な医学と医療の現実のなかで、子宮内膜症とともに生きています。**ただし、これはなにも子宮内膜症に限ったことではなく、現代人がかかえる病気のほとんどは慢性疾患です。**病巣や症状や何らかの困った状態などをきれいさっぱり消してしまえないから、慢性疾患というのですね。そのなかでも、社会で働いたり家庭生活を営んだりするうえで困る症状が日常的に続くことが多い病気として、子宮内膜症は上位になるでしょう。そして、産婦人科ではもっとも広い世代（一〇代後半～五〇歳過ぎ）が困っている病気ですから、医療側が対応すべき課題は山積しています。

ところで、病気がなければ健康で、病気があれば不健康かというと、それは簡単に語れるものではないでしょう。WHO（世界保健機関）では、「健康というのは、単に病気がないということではなく、身体的・精神的・社会的に良好な状態」と言っていますが、たとえ病気や障害があってもその人の健康は成り立つという考え方が広がっています。

＊病巣を目で見ていた時代や病巣細胞を顕微鏡で見ていた時代にあった一定の理解が、電子顕微鏡や分子細胞生物学の急速な発達により、分子レベルの莫大な情報が手に取れるようになったために、かえってわからなくなったようだ。

子・宮・内・膜・症って？

一般によく知られている子宮筋腫は、「子宮」にできる「筋腫」、筋肉の腫瘤《しゆりゆう》（かたまり）のことで、子宮という小さな臓器だけに起こります。しかし、子宮内膜症は、「子宮」

にできる「内膜症」ではありません。大部分は子宮以外のいろいろな場所に発生します。病名を無理やり分割するなら、「子宮内膜」と「症」に分けることになります。

一人の人間の身体を形づくっている細胞の数は六〇兆個もあり、それらは約二〇〇種類に分類できるそうです。その二〇〇種類の細胞には、それぞれ名前がついています。よく見聞きするのは、赤血球細胞や白血球細胞、生殖細胞（卵子と精子）、脳神経細胞、胃粘膜細胞などでしょう。これらと同じように、「子宮内膜症」の最初の四文字の「子宮内膜」というのは、子宮のもっとも内側をおおっている粘膜層（ビロード状の赤ちゃんのベッドや布団などと説明される部分）をつくっている子宮内膜細胞たちのことで、その粘膜層のことも子宮内膜とよびます。

子宮内膜症というのは、子宮の内側にしかないはずの子宮内膜細胞にとてもよく似た細胞が、なぜか身体のいろいろな場所に勝手に発生し（おもに骨盤に守られた下腹部内）、そこでいきづき、増殖・発達し、活動する、良性疾患です。この説明は必須基礎情報であり、とくに「活動する」という部分をしっかり覚えてください。

「活動する（医学界では機能するという）」という意味は、子宮内膜症の細胞組織が血液や粘液や水分を分泌したり、さまざまな生体化学物質を産みだしたり、間接的に増やしたりしていることを表しています。これらの微量物質が子宮内膜症の発達に大きくかかわっており、痛みや不妊の一因だとも言われています。また、子宮の筋肉層に発生した子宮内膜症のことは、とくに**子宮腺筋症**とよんで区別されています。これは、子宮の筋肉層に子宮内膜細胞（粘膜細胞）が霜降りのように無数にめり込んだものです。**図7**は子宮内膜症の発生しやすい場所を示しており、黒点が病巣のモデルです。

図7　子宮内膜症の発生しやすい場所

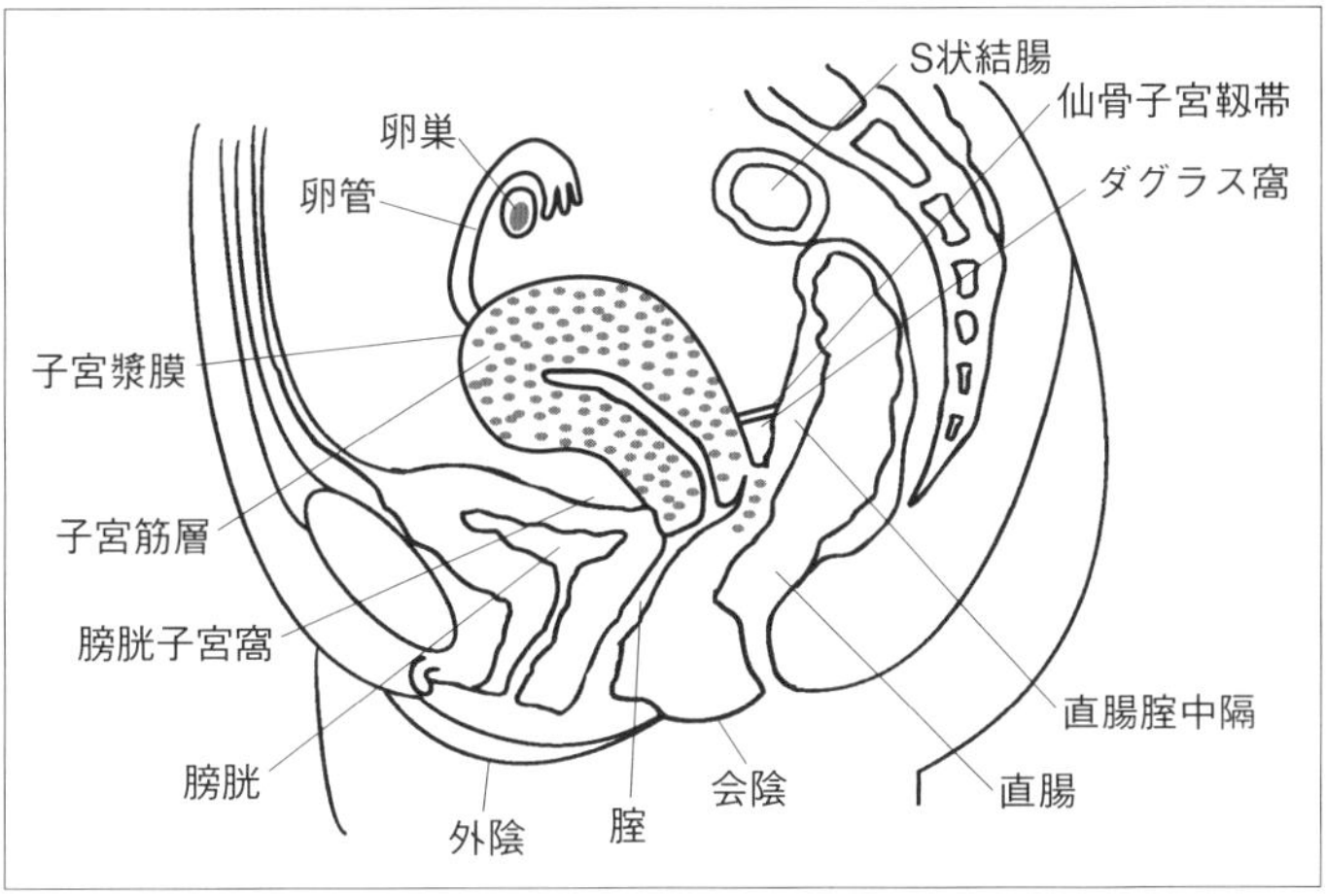

（注）図中の部位名のほとんどに子宮内膜症が発生する可能性がある。

図8　子宮筋腫の種類

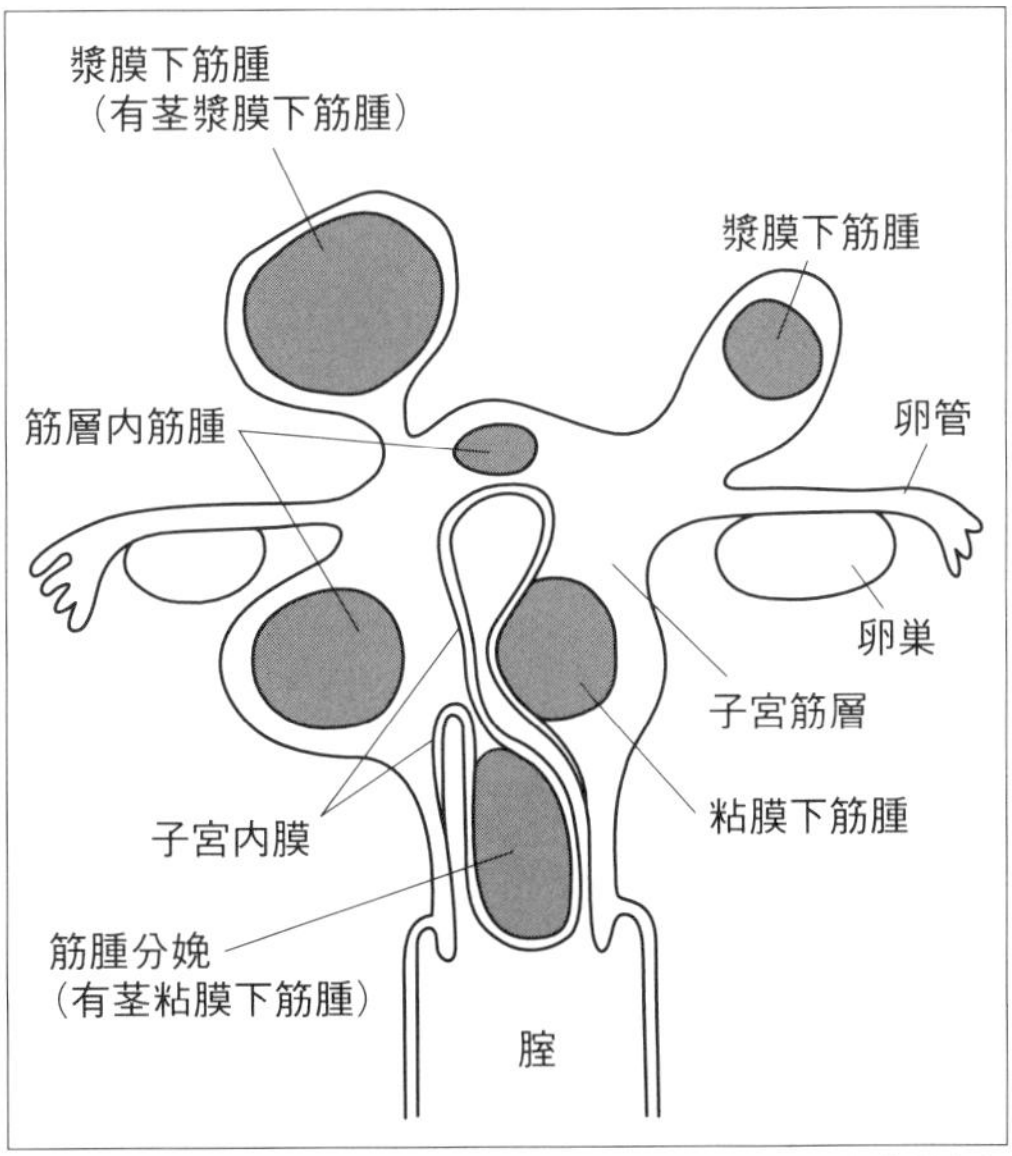

（注）子宮腔に突き出てきた筋腫は症状（月経痛・過多月経）が強い。

もう少し詳しく説明しましょう。

子宮筋腫は、子宮の筋肉層に、もともとそこにあった子宮筋細胞（筋肉細胞）が異常な塊をつくって存在している状態です（図8）。材料も場所もおかしくはありませんし、筋腫自体が活動しているわけでもありません。子宮筋腫の大きさは、おもにcm規模です。しかし、子宮内膜症は、可能性としては全身のどこにでも子宮内膜細胞（粘膜細胞）が勝手に異常発生し、根づき（医学界では生着という）、増殖し、勝手に活動している異常状態ですから、材料も場所もおかしいわけです。子宮内膜症の大きさは㎜規模で、ポツポツと点在しています。

なお、細胞が勝手な場所で異常発生し、増殖し、活動する病気は、子宮内膜症とがんしかないそうですが、**子宮内膜症はあくまでも良性疾患です。**＊

日本産科婦人科学会は、九三年三月に、『子宮内膜症取扱い規約 第1部 診断および進行度分類基準とカラーアトラス』（金原出版）という、医師向けの取り決め書を発行しました。まとめたのは同学会の生殖・内分泌委員会で、委員長は杉本修氏（百代医院、大阪医科大学名誉教授）です。その「子宮内膜症の概念」の部分を引用してみましょう。

「子宮内膜症は子宮内膜あるいはその類似組織が異所性に存在し、機能する奇異な疾患である。したがって、性成熟期に発生し卵巣ホルモン特にエストロゲンによって増殖、進行するが、病理組織学的には良性である。（略）このように子宮内膜症の概念は、その発生機序の研究を背景として、かなりの混乱がみられ、現在でもその名称さえ統一されていない。本規約では、子宮内膜症を基本的に子宮内膜および類似組織が子宮内膜層以外の骨盤内臓器で増殖する疾患として用いている」

たいへんむずかしい言葉が並びますが、このあとを読んでいけばしだいにわかってくるので、だいじょうぶです。＊＊

いつごろ始まって、どうなるの？（自然史）

子宮内膜症は、初経のあと、早い人なら一〇代後半から発生しはじめ、人それぞれの進度や程度で進んでいく良性疾患です。閉経で活動は終わり、病巣は消えたり萎縮したりします。現在の

＊がんは、発生場所にあった細胞が異常増殖しているものが多い（転移もあるが）。そこにあるはずのない細胞が勝手に発生して増殖している子宮内膜症とは、やはり違う。

＊＊子宮の内側にあるふつうの子宮内膜細胞と、それ以外の場所に勝手に発生した子宮内膜症の細胞とは、細胞としての形態はほぼ同じだが、そのはたらき（機能）や性質は似てはいるものの違うところが多い。医学的には、子宮の内側にあるふつうの子宮内膜細胞を「正所性子宮内膜」とよび、勝手に発生した子宮内膜症の細胞を「異所性子宮内膜」とよんで区別する。

医学では医療の力で完治させられないため、一〇～三〇年間も女性と共存する可能性があります。ただし、いったん始まっても右肩上がりにずっと進みつづけるわけではないので、あまり心配しすぎないようにしてください。病状には急性期と安定期があり、四〇代になると以前より楽になる人が多くなります（子宮腺筋症が活発な人は、そうとも言えない）。

出産すると治るというのは間違いで、妊娠から出産、授乳終了までのホルモン状態が、子宮内膜症を安全に縮小萎縮させる天然療法期間になるのです。実際、帝王切開のときに、前に確定診断していた病巣や癒着がかなり減っていると確認されることがよくあるものの、二～五年くらいの期間をへて、ほぼ再発するようです。* また、妊娠をきっかけに子宮腺筋症が始まる人もあり、子どもを産んだからといって免れるということでもありません。

*育児は待ったなしの二四時間労働的な部分があるので、再発後に一人で苦労している女性は多い。なかでも不妊医療の末に双子出産になった人など、再発後の双子育児のしんどさは相当なもの。そうかと思うと、一年おき程度に二人産んだ期間はそれ以前よりずっと楽だったし、育児も一人ぼっちじゃないから、産めるならもっと産みたい、という相談もある。

どんな人がなるの？（発生危険因子）

子宮内膜症になりやすい条件（危険因子＝特別な経験や身体条件や生活習慣など）については多くの疫学調査研究があったそうですが、七三ページで紹介した『子宮内膜症 病態とその治療』では、信頼に足る研究はわずかだと解説されています。これまでのおもな調査項目は、年齢、人種、社会的経済状態、月経の性格（周期や持続期間の長さ）、妊娠回数、分娩回数、不妊期間の長さ、流産の回数、最初に流産したときの年齢、避妊法、嗜好品（喫煙、アルコール、カフェイン）、運動、体型、化学物質、セクシャルパートナーの数、髪の毛の色など。しかし、二五〇以上の文献のうち、複数の文献で逆の結果が出たり、患者と非患者の条件があいまいだったりして、科学的に信頼できる文献はたった六件になるそうです。

まず、**月経にさらされることが多いような状態（短い月経周期、長い月経持続期間、分娩回数が少ないなど）は危険因子になるそうで、この項目だけは世界の専門医の意見が一致しています。**

はがれた子宮内膜細胞と血液の混合物である月経血が、女性の九割ほどでは、卵管から腹腔内にごく一部だけ逆流しているそうです。月経にさらされる状態というのは、お腹の中が**逆流月経血**にさらされることを言っています。

そのほか、体型測定で、末梢性肥満は中心性肥満よりリスクが高いという調査があったそうです。[*] また、運動の調査では、一週間に二時間以上する人、二五歳以下から始めた人は、発生率が低かったそうです。喫煙の調査では、一七歳から喫煙しはじめ、一日一箱以上の喫煙習慣のある人は、発生率が低かったそうです。運動や喫煙はエストロゲンを下げるからだろうと説明されていますが、喫煙に関しては相関関係はなかったという調査もあります。しかし、子宮内膜症の予防のために、一七歳あたりからのヘビースモーク習慣を勧めることなどできるはずもありません。[**]

後述しますが、最近では、通常生活範囲内でのエストロゲン量の多い少ないは、発生や増殖に影響するものではないという結論になってきました。体型・運動・喫煙での違いは、他のつかめていない因子による差異かもしれません。また、社会的地位や経済状態や人種にかかわる項目は何の違いもないというのが結論です。

これ以外には根拠のある調査研究はないそうですから、何か読んだり聞いたりして一喜一憂するのは損ですね。たとえば、二〇〇〇年三月二一日の『読売新聞』夕刊（東京版）の性感染症拡大問題に関する大型啓発記事に、「子宮内膜症の原因にもなるといわれるク

＊末梢性肥満は手足に脂肪が多い人、中心性肥満は胴体に脂肪が多い人。

＊＊喫煙はＷＨＯが発がん性物質を二〇〇種類も認定している猛毒化学物質を吸いつづける習慣で、がんだけでなく、多くの病気の危険因子である。受動喫煙（他人の喫煙による煙を吸うこと）すら発がん性があると認定された。

ラミジアには」という部分がありました。しかし、**クラミジア（増加している性感染症、詳しくは一二一〜一二ページ参照）が子宮内膜症の原因になるというエビデンスはありません。**＊

また、いま調査・研究中なのは、環境ホルモン（とくにダイオキシン）、食生活習慣、乳児期の栄養、ストレス、排卵誘発剤などだと聞いています。ただ、危険因子には、最初の発生にかかわるものと、増殖・発達にかかわるものがあるので、それをきちんと区別して調査し、語ってほしいと思います。発生危険因子なら、子宮内膜症の細胞が体内に発生する以前の状況を調査する必要があるはずです（初経前後、小児期、乳幼児期、胎児期など）。子宮内膜症が一病巣でもあることで起こっている結果を子宮内膜症の危険因子と捉えてしまうと、話がややこしくなります。

＊ＪＥＭＡでは『読売新聞』科学部と何度か交渉し、記者個人の誤報であると確認した。訂正記事を要求したが、いまだ掲載されていない。

何人くらいいるの？（発生率）

二冊の新医学書（七三ページ参照）**とも、信頼できる世界の諸データから、子宮内膜症は女性の5〜10％にあるだろうと結論しています**（症状の有無にかかわらず、子宮内膜症の病巣がある女性のこと）。厚生省研究班データでは、受療患者数は一二万八〇二九人と推計しました。＊＊研究班では、医療を受けていない女性たちを想定し、日本の罹患数は一〇〇万人以上だろうと語っています。一〇〇万人から二〇〇万人、ひょっとすると三〇〇万人ほどの女性が子宮内膜症をもっているかもしれないというのが、ＪＥＭＡの考えです。

＊＊三九ページで書いたように、確定が約四分の一と臨床が約四分の三の混合データなので、この全員が子宮内膜症だとは言えない。

子宮内膜症の種類

子宮内膜症の最初の細胞発生など、目には見えません。それが一㎜ほどの組織に発達するのにどれくらいの年月が必要なのかわかりませんが、目で見える大きさになった部分を**病変**といい、病変が集合している場所を**病巣**といいます。

子宮内膜症を発生場所や形態で分類すると、五種類になります。ただし、五種類だと発言しているのはJEMAだけです。世界的にも、医学界では、④の子宮腺筋症は発生のしくみや性格の違いから類似疾患とし、子宮内膜症は四種類としています。

①**骨盤腹膜子宮内膜症**［骨盤に守られた下腹部内の**腹膜（漿膜）の表面**に点在するもの］

もっとも多くの人に存在する病変だが、画像検査ではわからない。癒着が発生しやすい。場所による発生頻度は日本と欧米で違うため*、一概には言えないが、発生率が高い場所は、ダグラス窩、卵巣、仙骨子宮靱帯、広間膜背面で、それ以外は子宮、腸、S状結腸、直腸、膀胱子宮窩、腹壁など。**腹膜病変**という表現のほうがよく使われる。

②**卵巣チョコレート嚢胞**［**卵巣の内部**に血液の袋ができたもの］

画像検査だけで診断されがちだが、大半の人には①もある。近くの腹膜や臓器に癒着していることが多い**。嚢胞の袋の皮にあたるもの全体が病変ではなく、その一部だけ。嚢胞が破裂すると、激痛と強い炎症反応が起こる。何㎝で破裂するかは基準はなく、五㎝で破裂することもあれば、二〇㎝でもそのままのこともある。

③**深部子宮内膜症**［**腹膜表面から五㎜以上潜って発達**するもの］

*JEMAでは、人種の違いではなく、欧米の診断確定時期が日本より若いことによる腹腔内の病状進度の違いではないかと考えている。

**さらに、チョコレート嚢胞のある卵巣の表面には、腹膜病変の小さなものがよくあるらしい。

ダグラス窩の奥に発生しやすい。①②ほどの発生率はない。痛みが強い。**深部病変**ともいう。

④子宮腺筋症［子宮筋層内に広がっているもの］

子宮筋層全体に広がっているタイプと、筋層の一部にとどまっているタイプがある。痛みは強いが、量的に少ないと痛くない場合もある。月経量が増えたり不正出血が起こるのは、これと子宮筋腫の一部だけで、①②③⑤ではあまり起こらない。

⑤他臓器子宮内膜症［①～④以外の子宮内膜症］

あらゆる場所に発生した報告がある。皮膚（へそ、帝王切開や会陰切開などの手術の傷痕、鼠蹊《そけい》部）、胸部（横隔膜や胸膜、肺や気管支）、腸管内部（S状結腸、直腸、盲腸）、尿路（膀胱、尿管）、膣や外陰、筋骨格系（肩・膝・母指など）、リンパ節、座骨神経など。頭に臓器名をつけて、肺子宮内膜症などとよぶ。肺実質ではかっ血、胸膜では月経随伴《ずいはん》性気胸、直腸では下血、膀胱では血尿などの特有の症状が月経時に起こる。診断を確定するのはむずかしいことが多く、手術も場所によってはむずかしい。発生率は2～3％。

腹膜というのは、お腹の内壁や臓器（とくに漿膜という）をおおっている、じょうぶな薄い膜でしたね。仙骨子宮靱帯というのは、子宮をお腹の中に固定する靱帯の一組で、ダグラス窩近くにあるひも状組織です。ダグラス窩というのは人間が立ったり座ったりしたときにお腹の中でもっとも低い位置にあるくぼみで、男性では膀胱と直腸の間にあたる場所、女性では子宮後面と直腸の間に位置します。広間膜とは、子宮の外側をおおう子宮漿膜が子宮の左右に伸びて広がったものです。

子宮漿膜を食品用ラップにたとえると、子宮の前側をおおうラップと後ろ側をおおうラップが子宮の両脇で出会い、二枚がお互いピッタリはりついて広く伸びた羽のようなものです。その上端に卵管、中ほどに血管や神経、下端に卵巣の上部を、やはりピッタリ包みこんでいます。

併発が多いわけだから、説明を求めよう

子宮内膜症は一つの疾患ではなく、素材（異所性子宮内膜細胞）は一種類であっても、発生場所によって特徴的な状況を起こす疾患群だということを、重要な基礎情報として覚えてください。さらに、この五種類に子宮筋腫をプラスした六種類が、一人の女性の身体の中で二〜四種類も併発している場合が多いという事実も、重要です。

そのために、起こってくる症状の種類は多くて複雑になり、それぞれの部分に有効な診断・治療と無効な診断・治療があるのです。ですから、**自分の病巣が、併発も含めてどこにどんなふうにあるのかを知っておかないと、ムダな医療やよくない医療に振り回される確率が高くなることを、ぜひわかってください**（ただし、五つの子宮内膜症を的確に診断できる医師は、多くはない）。

日本の医療に説明がないことに、市民はなかば慣れてしまいました。それにしても、JEMA会員の実態を見ても、手術をしたのに、どこにどんな病巣があって、手術で何を取ったのか焼いたのか置いてあるのか、そんな超基本事項さえ説明されていない人びとの多さに唖然とします（手術ビデオや写真どころか、紙による図示さえない）。

「悪いところを取っておいたからね、もうだいじょうぶだよ」という医師の言葉は、一

見とても頼もしく優しく聞こえますが、ＪＥＭＡではこう考えます。なかには優れた手術もあるでしょうが、こういう単純な説明は、技術レベルの低さや、手術記録のあいまいさや、医療ミス隠しさえ起こす可能性のある、「非科学的なお話かマインドコントロール」が多いだろうと。

医療における説明責任は、もっと厳格なものです。医師たちがどんな病巣をどのあたりに診断し、どの程度の効果をねらって薬物治療や手術治療をしようとしているのか（あるいはしたのか）について、きちんとした情報をもつことは、自分の心身を守るためにとても大切です。診断を受けたときには、診断内容（①〜⑤や、癒着の存在）と治療の効果予測を質問しましょう。手術を受けたときには、病巣と癒着について、処置の内容について、しっかり説明してもらいましょう。これは、医師の当たり前の仕事の範囲です。

いろいろな病変と癒着（私たちの腹腔内のようす）

病変の大きさは、骨盤腹膜子宮内膜症・深部子宮内膜症・他臓器子宮内膜症では一㎜〜一㎝程度。病巣といっても、小さな病変がチラホラ散っている程度です。卵巣チョコレート嚢胞は数㎝にもなる病巣ですが、血液がたまった袋が大きくなっているだけで、原因となる病変は㎜規模にすぎません。子宮腺筋症は、㎜規模のたくさんの病変が霜降り肉のように子宮筋層全体にばらまかれたような状態で、他の子宮内膜症と比べるととても大きな病巣です。

巻頭カラー写真を見てください。子宮内膜症の病変として確認されているのは、「ブルーベリー斑、血性嚢胞、散布状黒斑、ヘモジデリン沈着、点状出血斑、漿膜下出血、卵巣

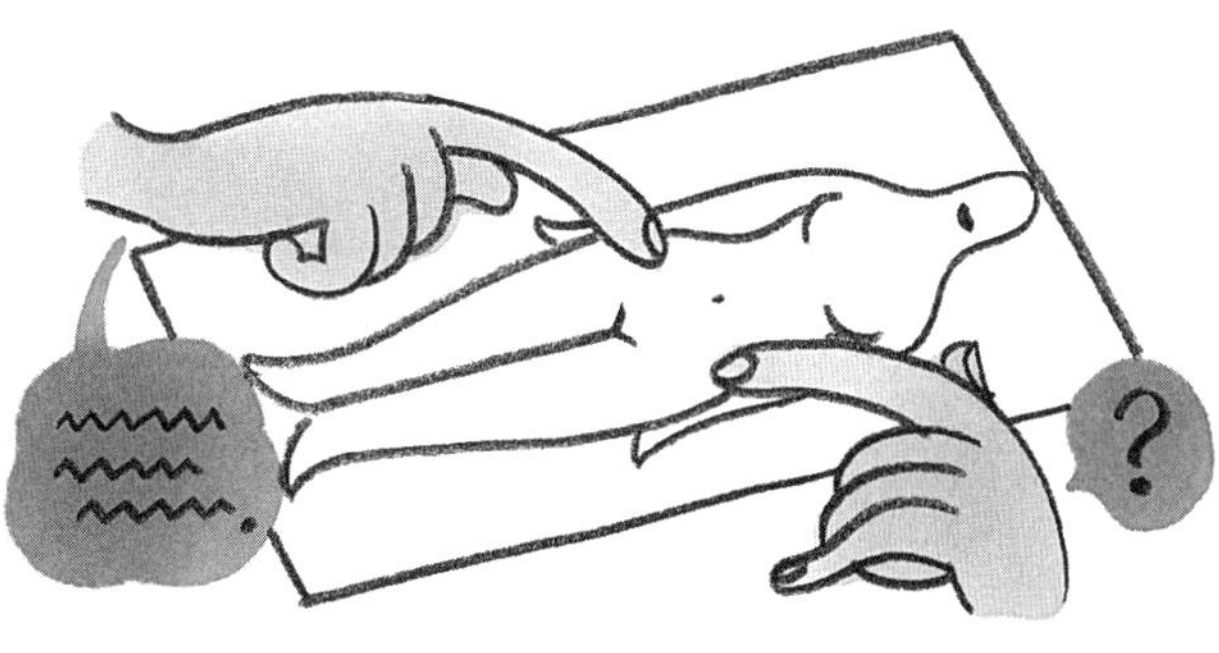

チョコレート嚢胞、小水疱、漿液性嚢胞、充実性隆起」の一〇種類です。これに、間接的にできた二次所見として「癒着、ひだ状瘢痕《はんこん》」の二種類が加わり、「子宮内膜症の直視的所見」と決められています。これらは、**非色素性病変**（透明やうす黄色）、**色素性病変**（赤や赤黒や暗紫色）、**線維化病変**（白）と、**癒着**（病変ではなく二次的な産物）に分類できます。子宮内膜症の病変は、年月をかけて、ほぼ「透明→赤→赤黒や暗紫色→白」の順に変化するようです。

これらの病変のなかで、卵巣チョコレート嚢胞以外は、要するに腹膜病変（骨盤腹膜子宮内膜症）です。**もっとも一般的な子宮内膜症で、多くの人がもっている腹膜病変は、超音波エコーやMRIには映りません。手術をしても、広い腹腔内からその初期病変（非色素性病変の微小なもの）を完全に発見することもむずかしいです。これが、子宮内膜症の再燃・再発の大きな原因となっています。**

さらに、一人の女性の腹腔内には、新しい病変から古く硬くなっておとなしくなった病変（瘢痕）までが、なぜか混在しているのです。そのなかで、いきいきした**活動性病変**（活動的な最盛期の病変）は赤色病変だと言われ、*これがとくに発達（癒着を含む）や痛みや不妊と関係していると推測されています。ということは、初期病変を多少見落としても、赤色病変を必ず処置すれば、再燃・再発期間は伸び、症状も軽くなるはずです。

ただし、子宮内膜症の難問は癒着で、たいていの人の腹腔内に発生しています。わずかな薄い膜のような癒着もありますが、卵巣が近くの腹膜と面で癒着していたり、最悪の場合は下腹部の多くの臓器が一塊になる広範囲で強固な癒着まであり、治療が困難です。また、腹膜病変が少し潜って**硬結（しこり）**になったり、腸や膀胱などの内部へ進んでいく浸潤

＊赤色病変より非色素性病変のほうがさらに活動的とも言われている。非色素性病変は手術で見落とされがち。

表3　Re-AFS分類の点数表

1期(微症)1〜5点 (ミニマム)	2期(軽症)6〜15点 (マイルド)	3期(中等症)16〜40点 (モデレイト)	4期(重症)41点以上 (シビア)

も人によっては起こり、症状が強いうえに治療をむずかしくしています。

決定版がない進行期分類

一人ひとりの腹腔内のようすを判定するモノサシとして、**進行期分類**があります。まず、一期から四期までの四つのグロテスクな絵を見せられた人も多いでしょう。しかし、あれは**ビーチャム分類**というイメージ図（写真と勘違いしている人も多い）で、六〇年代の古いものです。現在の分類は**Re-AFS分類**で、実際に手術（腹腔鏡、開腹）でお腹の中の病巣を直視しながら、点数で記録するチェックリストです*（筋腫など他の併発疾患はスケッチする）。

これは、「病変スコア」として、腹膜と左右の卵巣の病変の大きさと深さを採点し、「癒着スコア」として、卵巣と卵管の癒着タイプと広がり、ダグラス窩の癒着による閉鎖状況を採点し、これらの総合点を四つの進行期に分類しています。しかし、**一〜四期の違いが痛みや不妊の度合いと相関していない、医師による採点の幅が大きい（病変を見つけたり判断したりする力）などから、満足のいくものではありません**。改訂の試みが世界で続いています。

*九六年にはRe-ASRM分類に改訂され、赤・白・黒の病変分類率も記録することになったが、日本では普及していない。

表3は、Re-AFS分類の点数表です。一㎝以上の卵巣チョコレート嚢胞があれば、それだけで三期になります。逆に、一㎝未満の卵巣チョコレート嚢胞か腹膜病変がチラホラあるだけか、軽い癒着があるだけという人は、一期か二期です。また、卵巣か卵管の強固な癒着が三分の二以上あれば三期

になり、ダグラス窩が完全閉鎖（べったり癒着）していれば四期です。

ある一二〇点の女性は、月経痛や排卵前の痛みはあるものの激痛ではなく、不妊が問題で、腹腔鏡手術（ここで採点）の一年以内に自然妊娠・出産しました。痛みも不妊も進行期や点数とは相関しない典型です。一般的には、あまり痛みはなく不妊が問題という人は、一期か二期が多いでしょう。

子宮内膜症の最大の特徴は、「活動する病変」

これまで、ＪＥＭＡでは、子宮内膜症の病変は、本来の子宮内膜と同じようにエストロゲンやプロゲステロンに反応して増殖・分泌・出血などを起こし、腹腔内で小さな月経がチラホラ起こるが、出口がないために、そこで病巣が発達すると解説してきました。しかし、これは九五年ごろの情報範囲で、発生・増殖システムをわかりやすく説明するための苦肉の策で、『子宮内膜症の事実』発行後は説明を変えたいと思っていました。

実は、子宮内膜症の病変は、正所性子宮内膜とエストロゲンやプロゲステロンの受容体（レセプター）のあり方（現れ方や量）が違うために、二つの女性ホルモンに対して規則正しく周期的に反応しているわけではありません。より重要なのは、病変自体が、自分が生きやすい環境を整えているかのような局所活動が活発なことです。遠い脳の視床下部が支配する月経周期にそって、すべての病変がどんどん成長したり、月経ごとに必ず出血するわけではありません。

さて、むずかしいお話しですが、この**「活動する病変」こそ、子宮内膜症の正体を表す最大特徴ですから、なんとかイメージしてください。**

子宮内膜症の病変は、身体の中に勝手にできた傷や小さな腫れ物のような異物ですから、人間に備わっている**生体維持防御システム（免疫システムなど）**が、それを退治したり修復しようと働きます。それで、まず、病変がいきいきしている時期は、そこでは活発な**炎症反応**が起きるのです（一期・二期のほうが三期・四期より多く起こっている）。

炎症反応とは、何らかの刺激によって受けたダメージを解消したり限局化（それ以上広げないこと）する、身体を守る反応で、原因を退治しやすい条件設定でもあります。ミクロの戦士（免疫の役目をもつ白血球のマクロファージやリンパ球）や作業員（サイトカインなど）がたくさん集まり、ダメージを受けた部分の血管を広げたり、発熱物質を出したりして（熱は戦いに必要な条件）、作業条件を整えながら敵と戦うのです。**マクロファージ（大食細胞ともいう）は炎症部分を限局化するために、膜をつくっておおう仕事もします（癒着の始まり）**。こうして、みんなで協力して、戦いや修復作業をするわけです。*

ミクロの戦士たちの迷走や暴走（発達・痛み・不妊の根源）

ところが、子宮内膜症の病変部分では、なぜかこういう作業がうまくいかず、たくさんのマクロファージがうろうろするばかりなのです。反対に、強力な戦士であるＮＫ細胞（ナチュラルキラーというリンパ球）は、減少気味だと言われています。さらに、**マクロファージは異常に活性化され（強力化）、いろいろなサイトカインを分泌したり増加させたりし、よくない腹腔内環境を生み出してしまいます（免疫システムがうまく働かない、免疫異常や免疫破綻）**。その影響で、プロスタグランジン（痛みの一因）まで増えています。

＊カゼ（ウィルスによる感染）をひいて熱が出たときにあわてて非ステロイド系抗炎症解熱剤を使うと、戦おうとする戦士たちの邪魔をするだけで、感染を長引かせ、悪化させる可能性もある。子どもがカゼなどで発熱したときは、十分な水分を与えて安静にし、三八度過ぎまでは発熱を見守り、からだ自身に戦わせて、白血球の免疫能力を育てたり記憶させたりすることが肝心だ。ただし、個人差は大きい。

サイトカインとは、生理活性物質と言われる微量化学物質で、細胞の増殖・分化・死などをコントロールする作業員たちです。子宮内膜症では、その各種のバランスが崩れています。＊また、病変自体も活性化し、サイトカインやエストロゲンまでも分泌しているようです。これらの異常な活動によって、病巣が発達している可能性が見えてきました。

この活性化マクロファージや異常サイトカインやプロスタグランジンなどは、とくに**腹水**にたまっています。子宮内膜症がよく発生する仙骨子宮靱帯やダグラス窩や卵巣などは、実は腹水に浸かったままのことが多い場所です。腹水はだれでも多少はありますが、子宮内膜症の女性では明らかに多く（二〇cc前後）、血液も混じっているそうです。**また、この腹腔内環境の化学的悪化は、痛みや不妊にも関係していると考えられています。**＊＊

症状を増やし、治療をむずかしくする元凶は、癒着

一般的に、女性のお腹の中に癒着ができる大きな原因は次の三つです。

まずは子宮内膜症です。**病変で起こる炎症反応によって、マクロファージが修復しようとするはたらきが癒着の始まりでしたね。**活動性病変がパラパラあると、癒着も入りくんででき、複雑に広がっていきます。癒着ポケットみたいな空間ができ、そこに腹水がたまると、画像診断でチョコレート嚢胞や他の卵巣嚢胞と誤診される場合もあります（偽嚢胞という）。

手術のときに手袋や器具をさっと動かせばはがれるフィルム様癒着は、簡単な癒着です。しかし、多くの場合、卵巣が近くの腹膜に一部でもベタッとはりついているので、器具を使ってはがし、出血することもあります。癒着自体に血管ができていたり、ダグラス

＊TNF-α（腫瘍壊死因子）、インターロイキン—1・6・8・10ほか、VEGF（血管内皮増殖因子）など。

＊＊日本でこの領域で目立った研究成果を出しているのが、鳥取大学（寺川直樹教授、原田省講師）である。

窩が完全に閉じて、子宮後面と直腸が広い面でベッタリくっついている場合は（子宮後屈。ここに卵巣もくっついていることが多い）、剥離《はくり》作業はかなり高度になります。**子宮内膜症の癒着は、症状を広げて長引かせ、治療を困難にしている元凶で、だれに起こるかもわからない、予防のできない、たいへん困った、どうしようもない癒着です。**

次に、何らかの腹腔内手術をすると（開腹手術、腹腔鏡手術）、異物（手術器具、手袋やガーゼなど）が触れた部分、止血がうまくできなかった部分、糸で縫った部分などに、**術後癒着**の発生率が高まります。これも、マクロファージによる修復作業の結果です。ガーゼでさっとなでただけでも、顕微鏡で見れば腹膜表面はささくれ立った傷を受けています。

手術では、いかに癒着を少なくする技術が発揮できるかが、医師の大きな課題です（医師の技術の低さと病状のひどさの掛け算で、術後の癒着がひどくなる）。技術レベルが同一の手術を想定すると、腹腔鏡のほうが開腹より明らかに癒着が少ないです。なお、子宮内膜症では手術を選択することが多いですから、多少の術後癒着は避けられません。*

また、特別な癒着として、**アルコール固定（簡易手術）の腹腔内アルコール漏れ癒着**があります。これは、非常に強固な癒着だそうです（アルコールによる周辺細胞の脱水壊死《えし》）。この治療は日本でしか行われていないもので、受けなければ避けられる癒着です。

最後に、**何らかの骨盤内感染症を起こすと、感染性の炎症反応******が起き、癒着ができます。**いま大きな問題となっているのが、**クラミジア感染症**による卵管癒着です。セックスで感染したクラミジア病原体が、性器や口から体内に侵入します（膣→子宮→卵管→腹腔内の経路。口→喉→気管支→肺の経路ではクラミジア肺炎もある）。

これは、子宮内膜症の癒着とは明らかに形状が違い、卵管をつまらせたり、卵管采のま

＊手術で使う癒着防止剤の効果は半々だと言われている。それよりも、ていねいな手術が一番である。また、癒着防止剤のなかには血液製剤がある。

＊＊子宮内膜症の癒着は、非感染性の癒着。

わりに帽子をかぶせたようになるそうです。そして、卵管の卵子取り込みや、卵子や精子や受精卵の移動を邪魔して、不妊の原因となっています。また、クラミジアをもった女性が経膣出産すると、子どもに産道感染し、肺炎や目の疾患を起こす場合があります（トラコーマ結膜炎も同じ病原体）。テトラサイクリン系の抗生物質などで退治できますが、パートナーともども服用しないと何の意味もありません（すべての性感染症に言えること）。

男女とも自覚症状が少ないため（痛みやかゆみやオリモノ変化が乏しい）、ごくふつうのセックスライフをもつ一般人にかなり広がっていると心配されています。だれかにもらったことも気づかないで、だれかにうつしているという現状です。自然治癒しませんから、同時期の複数交際でなくても、何年か後の交際でも広がっていきます。なお、何度も言いますが、**子宮内膜症とクラミジアの因果関係を示すエビデンスはありません。**

予防法はコンドームの完全使用ですが、指や口が間を取り持つこともあるでしょう。クラミジアによる卵管癒着は、一般的なセックスライフでは完全予防のむずかしい、やっかいな癒着です。

子宮内膜症とがんの近さと遠さ

最近、子宮内膜症病巣（卵巣チョコレート嚢胞）にがんが発生したと思われる例が世界的に発見されていますが、*多く見積もっても1％以下だと言われています。私たちのだれもが心配することではないでしょう。ただし、子宮内膜症とがんの関係はまだまだ不明な点が多いため、万全の対策としては、子宮内膜症の病巣の大半をもったまま閉経した人は、年に一度

＊卵巣上皮の類内膜腺がんや明細胞腺がんで、平均年齢は五〇歳前後。

程度、診断技術の信頼できる診察を受けたほうがいいという専門家の意見があります。

子宮内膜症とがんが似ている点は、勝手な場所で根づくこと（生着）と、浸潤すること（隣接した他の組織に足をのばしていくような広がり方）です。反対に違う点は、がんは転移するけれども、子宮内膜症は転移しないということです。そして、**決定的な違いがあります。がんは無制限に細胞分裂を繰り返して発達しつづけ、転移もし、果てはその人を死に至らしめることの多い、悪性疾患です。一方、子宮内膜症は、ある時点で適当に増殖・発達をやめ、おとなしくなる、良性疾患です。**

この違いには、「アポトーシス（細胞の自殺）」が関係しているようです。人間には、胎児のころから毎日毎日、決められた時に決められた場所で決められた細胞が死んでいくことで、身体を形成・維持するしくみがあります。わかりやすい例が指の発達です。胎児の初期の手は一塊で、ちょうど水掻きの部分の細胞がどんどん死んでいくことで、五本の指が現れるそうです。

がんは、このアポトーシスがうまく働かなくなって進んでいく病気で、人間を殺してしまえばがん自身も滅びてしまいます。子宮内膜症もアポトーシスがおかしいようすはあるのですが、適当なところで働き、おとなしくなるようです。ただし、子宮内膜症では、一人の女性の体内に活動性病変と古い病変が混在しています。つまり、病変の成長（発生も?）の時期をずらすことで、人間と長く共存しようとするわけです。敵ながら、かなり賢いヤツだと感心してしまいます。

（5）子宮内膜症の症状

確定診断の子宮内膜症の女性たちの自覚症状

世界でも日本でも、子宮内膜症のエビデンスを語るには、確定診断データに限られています。

そこで、JEMA九六年データとEA北米九八年データから、確定診断の女性たちの自覚症状をグラフにしたのが**図9**です。日米の自覚症状の違いは（EAはJEMAより不妊以外のすべての症状が強い）、選択項目設定や、身体観や自己表現度の違いが大きいでしょう。また、EAの平均年齢はJEMAより若いらしく、二〇代を中心として痛みの訴えが強いようです。さらに、結婚観が違うので、不妊の自覚や問題度がやや低くなったようです。

一方、医療側による全国規模の確定診断データはなかなかありません。やっと見つけたのが、厚生省子宮内膜症研究班B班（主任大学：鳥取大学）による九九年度研究です。そのなかに、九七年に確定診断した一八七人の女性に対して、手術（確定診断）の前に問診した症状が掲載されていたので、**図9**に並べました。*

さて、日本の二つの確定診断データ（JEMA、厚生省研究班B班）を比べてみると、**医療側データは、月経痛も不妊も二〜三割低くなっています。**

その原因は、まず、大学病院だけの調査だからと考えられます。というのも、JEMA

*医療側の項目数が少ないのは、調査目的が治療効果を見ることなので症状を厳選したからだろう。

図 9　子宮内膜症の確定診断者の自覚症状（単位%）

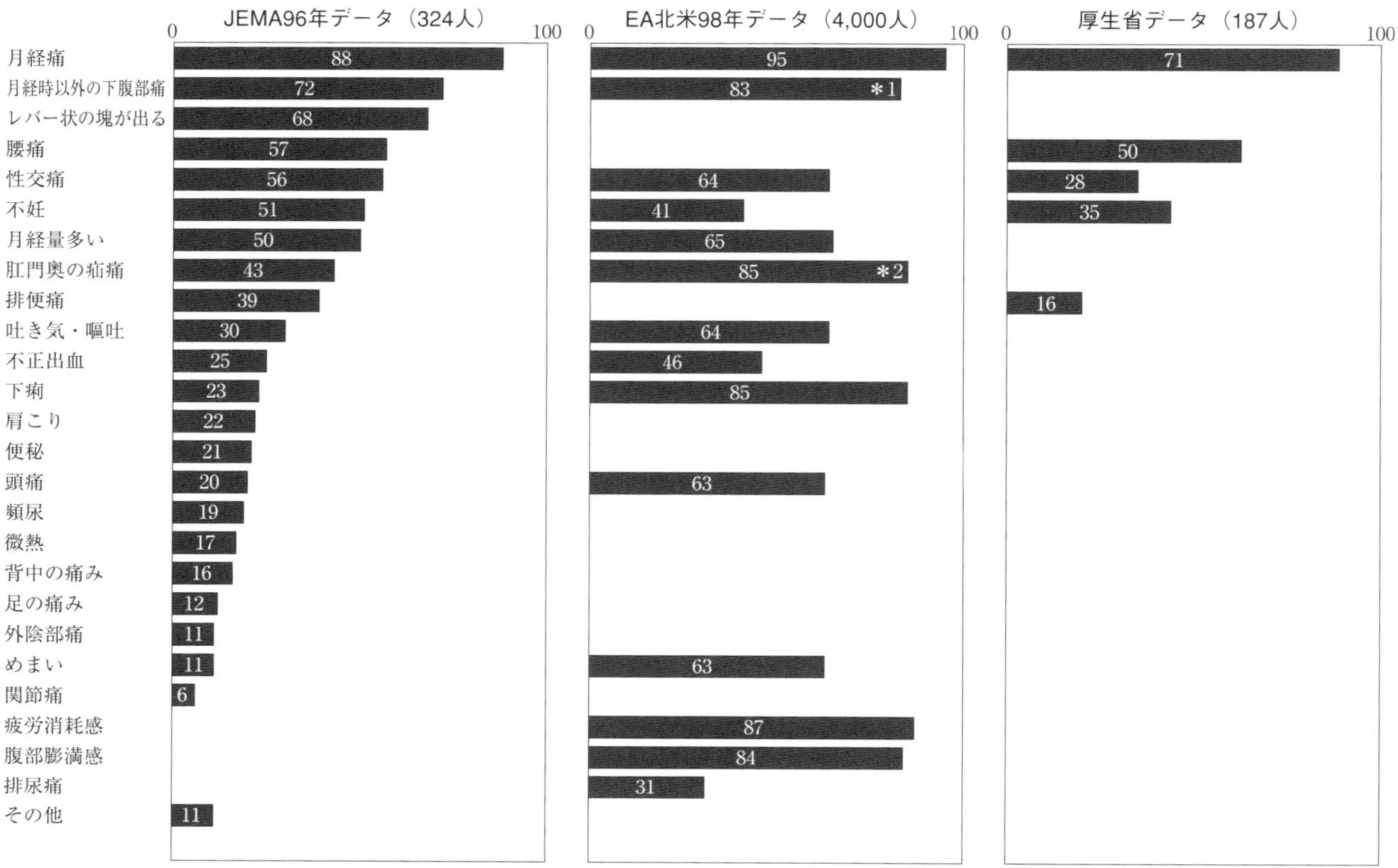

（注）＊1＝排卵期の下腹部痛、＊2＝腸の便・ガスの移動痛。
（出典）JEMA96年データ・EA北米98年データ・厚生省子宮内膜症研究班B班99年データ。

九六年データで、診断を出したすべての医療施設を聞いてみると、大学病院は確定診断者で28％、臨床診断者で23％だけだったからです。確定も臨床も50％台の女性が総合病院で診断され、臨床の38％は医師一人の施設で診断を受けていました。

もう一つの原因は、厚生省研究班のデータは、「病院を利用している患者のデータ」でしかないという点です。一二九～一三〇ページで述べますが、痛みや不妊状態に悩んではいても、医療を利用していない女性はたくさんいます。*

また、**医療側データの性交痛と排便痛は半分以下でした。**これは、一般的な診察室（複数の他人がいる）で聞かれても答えにくい内容だからでしょう。なお、**子宮内膜症の自覚症状に関する医療側データは、世界的にもないようです。****

現状把握の視野が狭いと、提供する医療がズレることがわかる、臨床診断の混じった自覚症状データ

全国レベルの確定診断者による自覚症状データはほかにありませんが、臨床診断の混じったデータなら、いくつかあります。それを一挙に並べたものが、**図10**です。これを見ると、医療側とＪＥＭＡの、子宮内膜症という病気に対する捉え方の落差の原因は、明白です。そしてそれが、日本の産婦人科が行ってきた子宮内膜症医療の過不足を引き起こしたと考えます。

各症状の左端が、ＪＥＭＡ九六年データの総合です（確定46％・臨床54％の合計七〇〇人）。

その右は、厚生省研究班Ａ班の九七年データ（主任大学：東京大学）です。これは、大

*厚生省子宮内膜症研究班では、九七年に子宮内膜症の受療数は約一三万人と推計したが、実際は一〇〇万人いるだろうと発言している。また、一般に不妊は一〇〇万カップルと言われるが、九八年の厚生省生殖医療研究班によると医療利用人数は約三〇万人で、大学病院を利用したのは15～25％である。

**ＪＥＭＡやＥＡなどの患者組織データはやや重症に傾いているだろうと言われるが、ＪＥＭＡ九六年データには非会員が24％含まれている。確かにそういうバイアス（何らかの偏り）は少々あると思うが、いわゆる医療被害者集団ではない。何といっても、日本で、医療機関タイプ、地域、医療利用の有無などに偏りの少ない全国データがあるのは、医療界も含めてＪＥＭＡだけ。欧米でも、ＥＡだけである。

図10　臨床診断の混じった4つの自覚症状（JEMAと医療側のズレ）

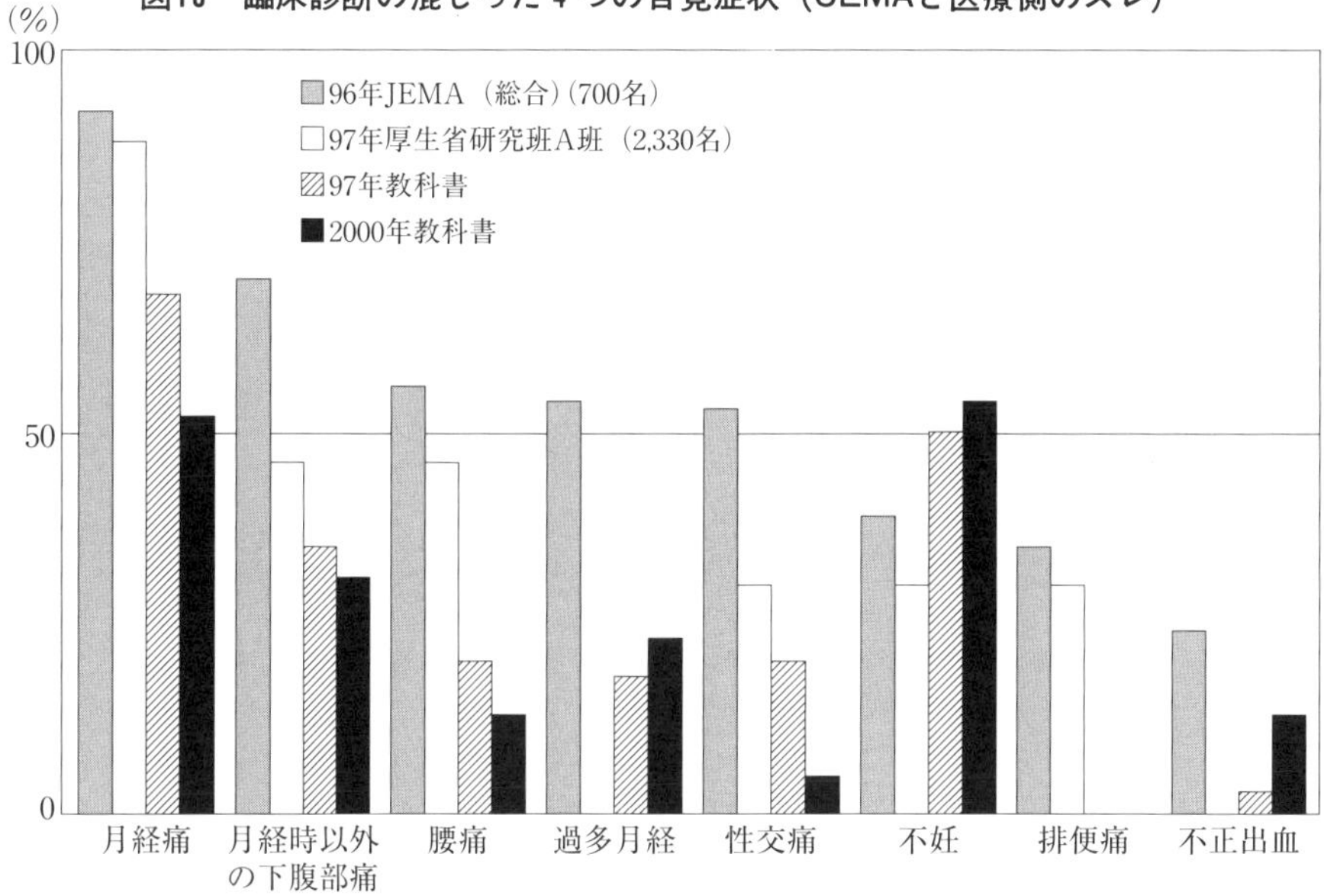

学病院から診療所までの医療機関タイプの存在比率に配慮し、全国から無作為抽出した七八七施設に調査依頼して、一九五施設が回答したものです*（医師による問診）。このデータは、確定と臨床をまったく区別せずに集計してしまったという問題をかかえていますが、手術経験回答などから、確定診断者は四分の一だけで、臨床診断者が四分の三もいるとわかっています。**

　次が、九七年に出版された中規模医学教科書『産婦人科外来シリーズ4　子宮内膜症外来』（藤本征一郎編著、メジカルビュー社）のなかで、最近の自覚症状データという解説つきで採用されているもので、八五〜八六年に実施された酢酸ブセレリン

*JEMA同様に医療機関タイプと地域に配慮がある唯一の全国データだが、回答率は大学病院が九割なのに一般病院や診療所が二〜三割と偏っていることが難点である。

**専門医によると、臨床診断者の三割は子宮内膜症ではないと言うので、このデータは全体の23%が子宮内膜症ではない可能性がある。同様の計算で、JEMA総合データは16%が子宮内膜症ではない可能性がある。二つの教科書データは、その比率さえわからない。

（スプレキュア点鼻スプレー）の臨床試験時にとられた自覚症状です。*

一番右端が、最新の大型医学教科書の一冊『子宮内膜症 病態とその治療』（診断と治療社、七三ページで紹介）に採用されている、「九二年発表の「日母研修ノート44」の自覚症状データ（日本母性保護医協会）」です。**

それにしても、この二冊の医学教科書に採用されている自覚症状データは、古いですね。

さて、図10を見ると、**二冊の教科書データは、不妊だけはＪＥＭＡより高いものの、痛みに関してはすべて、かなり低いです。**実は、この二つのデータは、多くの医学雑誌（論文）や教科書で子宮内膜症の自覚症状としてよく使われてきた定番データです。八七年以降、日本の産婦人科医は、この自覚症状を参考にして、子宮内膜症の医療を組み立ててきたと考えられます（それ以前の教科書は検索していない）。

この定番データしか知らなければ、「月経痛は第一位で五～七割あるが、それは鎮痛剤を使うか、保険適応薬で月経を止めればいい。それより、第二位で五割もある不妊をなんとかしなければ（ただし二五～三五歳が対象）」と考えるのも、無理はなかったかもしれません。**こうして、多くの産婦人科医は、月経痛という、私たちの痛みのうちのたった一種類しか知らないまま、不妊ばかりにこだわることになったのでしょう**（むろん、自分の患者の主張をきちんと聞けば、教科書データがものたりないことに気づくはずだと思うが）。

子宮内膜症の痛みはさまざまにあり、月経時以外に七割も発生します。腰痛や性交痛も非常に高いです。そのため、人並みに仕事ができないとか、日常生活が侵害される日数も長くなるなどが起こります。しかし、こういう現実は、ＪＥＭＡが『子宮内膜症の事実』を自費発行するまで（九八年三月）、そしてそれを九九年一月のエンドメトリオーシス研究

＊この本は七三ページで紹介した画期的な大型医学教科書のたった二年前に出た本だが、まさに旧態依然とした内容。つまり、九七年から九九年の間に、産婦人科医学界に変化があったと考えられる。

＊＊七三ページにともに紹介した『新女性医学大系19 生殖・内分泌 子宮内膜症 子宮腺筋症』では、巻頭の概念のところでＪＥＭＡ九六年データの自覚症状が掲載されたが、症状編には症状の解説だけで、数値をともなったデータは掲載されていない。

会（大宮）で講演し、医療者と公開討論するまで、認知されることはありませんでした。

臨床診断の混じった自覚症状データは日本の医療実態もよく示している

図10の厚生省研究班A班九七年データでは、月経痛は一位（88％）でJEMAデータと同等なものの、あとはやはりすべて低いです。それでも、二つの教科書に載っている古いデータとはかなり違う傾向を示しています。この原因は、全国の医療施設を病床規模別に存在数に対して均等に抽出したため、さまざまな規模の医療施設からの患者データが集まったからでしょう。* JEMA九六年データも、さまざまなタイプの医療施設を利用しています。** しかし、九七年教科書のような薬の臨床試験を担当する医療施設というと、中規模病院以上（大半は大学病院）に限定されます。このように、**データというのは、対象の取り方によって、出てくる結果がかなり違ってくるということを、知っておいてください。**

さて、医療を利用している患者だけの医療側データと、いまは医療を利用していない女性も含まれるJEMAデータを比べると、ふつうは前者のほうが症状が重くないとおかしいですよね（病院で診てもらっているのだから）。それが、完全に逆になっているのは、日本の産婦人科医療が引き受けている患者層にこそ偏りがあることを意味しています。つまり、日本の子宮内膜症の女性の実態は、次のように想像されるでしょう。

子宮内膜症があっても医療を利用していない女性が大勢いる。それは、症状が軽い場合もあるだろうが、症状はつらいけれども医療に不信やあきらめを感じているか、月経痛は我慢するもの

＊大学病院（五一二人）、五〇〇床以上（四〇〇人）、四〇〇～四九九床（一九三人）、三〇〇～三九九床（三二六人）、二〇〇～二九九床（二三二人）、一〇〇～一九九床（三二一人）、一〇〇床未満（一二三人）、診療所（五一二人）。

＊＊のべ経験だが、大学病院25％、総合病院（産婦人科医二人以上）54％、単科・二科などの病院や診療所（産婦人科医二人以上）16％、医師が一人の病院や診療所28％。

だと思っているか、月経時以外に起こる下腹部痛など産婦人科領域だと思ってもいないためだろう。

これを医療現場から見ると、次のようになるでしょう。

不妊診療が幅を利かせている病院には、不妊を主問題とする人が集まり、薬物治療が幅を利かせている病院には、薬である程度の効果のあるレベルの人が集まる（効果のない重症の女性は離れていく）。腹腔鏡手術のない病院では、全摘手術が多くなる。そして、ふつうの多くの病院では、月経困難症があれば子宮内膜症だと臨床診断し、保険適応薬を出している。

実際、さまざまな痛みを訴えて受診しても対応が冷たいことが多く、そういう女性の多くが病院を去っています（とくに、二五歳以下と三五歳以上、または子どものいる女性）。そして、痛みのあまりない不妊の女性や、痛みと不妊の両方をかかえた女性たちが、病院利用を続ける傾向があります。また、忘れてはならないのが、臨床診断のままで薬物治療を受けている女性のなかには、子宮内膜症ではない女性たちがたくさんいることです。

ＪＥＭＡやＥＡのデータには、医療を利用している人も（確定と臨床）、医療から離れている人もいます（確定と臨床、状態のいい人も悪い人も）。年代も、一〇代後半から五〇歳過ぎまで網羅されています。医療側と当事者市民団体側のどちらが「子宮内膜症の女性」の真の状態に近いかは、もう、だれにもわかることですね。

月経痛、月経時以外の下腹部痛（骨盤痛）、不妊が三大問題

一二五ページ図９のＪＥＭＡデータをじっくり見ましょう。子宮内膜症の二大問題は痛

みと不妊ですが、痛みには実にいろいろありますね。痛みのトップはもちろん月経痛（痛みは出血より一〜二日前から始まることも多い）で、88％の女性にあります（単純に月経痛のある女性の割合で、痛みの程度は後述）。

しかし、それ以上に問題とすべきは、月経時以外の下腹部痛（骨盤痛）*のある女性が72％もいることです。新聞、女性誌、健康誌、テレビなどでは、子宮内膜症は月経痛がつらい病気だと簡単に説明されます。しかし、実際には、むしろ月経期（一週間）以外の三週間にも痛みが出てくることが多いというのが、大きな特徴なのです。その時期は、月経終了後から排卵過ぎまでの一週間と、月経前の一週間です。**つまり、子宮内膜症の大きな問題は、月経痛、月経時以外の下腹部痛（骨盤痛）、不妊の三つと言えます。**

なお、三位のレバー状の塊が出る、七位の月経量が多い（過多月経）、一一位の不正出血などは、子宮腺筋症に特徴的な症状です（子宮筋腫の一部にも）。ＪＥＭＡデータでもＥＡデータでも半数以上の人に過多月経があるということは、**子宮内膜症と子宮腺筋症が併発している割合は相当にあるということでしょう。**

腰痛は、月経痛や月経時以外の下腹部痛があるときに、下腹部の痛みを脳に伝える神経の流れ方で腰に痛みを感じさせることも多いので、六割近くの人にあって当然です。

専門医たちは、ＪＥＭＡデータの自覚症状がどれも高率なのに驚きましたが、とくに驚いたのが、**性交痛**が半数を超えていることでした。膣の入口に痛みが走る性交痛もありますが、子宮内膜症の場合は、膣のもっとも奥から腹腔内にかけて、とくに後ろ側に走る畳針で刺されたような激痛や、セックスの後まで残る鈍痛などです。**

肛門奥の疝痛（刺すような痛み）や**排便痛**というのは、痔と間違いやすい排便時瞬間の痛

*骨盤という骨が痛いのではなく、骨盤に守られた腹腔内の痛みという意味。

**EAではpain with or after sexと表現している。

みもありますが、排便したくなる一時間前や一〇分前などに、便やガスが移動してきて、腸の病巣（腸の外側の腹膜病変や硬結など）や癒着付近を通るときに起こります。**背中や足の痛み**は腰痛と似たような事情で、下腹部の痛みが背中や足に放散するからです。また、**吐き気、頭痛、下痢**の原因のひとつは、月経痛の一因と言われるプロスタグランジンという物質で、月経痛にともなうことが多いでしょう。*

不妊状態は51%でした。**　妊娠や出産に関する別の質問（確定三〇八人）では、出産（26%）、流産のみ（7%）、不妊（41%）、妊娠希望なし（26%）という結果でしたが、出産の四割には二人目ができない不妊状態（10%）が含まれており、不妊と二人目不妊を合わせると51%になります。さらに、別の質問で不妊医療経験を聞くと（確定三二五人）、42%に経験がありました。

このような結果から、JEMAでは、**子宮内膜症にともなう不妊状態は四〜五割と考えています。女性一般における不妊は一割と言われていますから、子宮内膜症と不妊に深い関係があることは間違いありません。**なお、医学界では、子宮内膜症確定患者の三〜五割が不妊であり、不妊クライエントの15〜25%に、原因不明不妊***ではだいたい半数に、確定子宮内膜症が発見されると言われています（海外データ）。

以上のことを参考にして、診断を受けるかどうかを判断してください。ただし、三大問題や腰痛などは、子宮内膜症以外の病気もいろいろ考えられます。性交痛や排便痛は、子宮内膜症にかなり特徴的です。また、四〇代の人は、さまざまな不快な症状があった場合に、まず更年期による卵巣機能低下（つまり更年期症状）を考えてみてください（FSHとLHを血液検査すればわかる。ふつうの病院で可能）。

*月経前は反対に便秘が多い。子宮内膜症などなくても、月経痛に腰痛や頭痛や吐き気がともない、日常生活に支障をきたす場合を月経困難症というが、子宮内膜症でも月経中心の諸症状の表現として使われる。

**確定データは、二一〜五三歳で平均年齢三四歳、既婚率73%。

***原因不明不妊というのは、手術以前の検査で不妊原因が特定できない場合に使うらしい。

図11　症状がひどいときの下腹部痛の程度

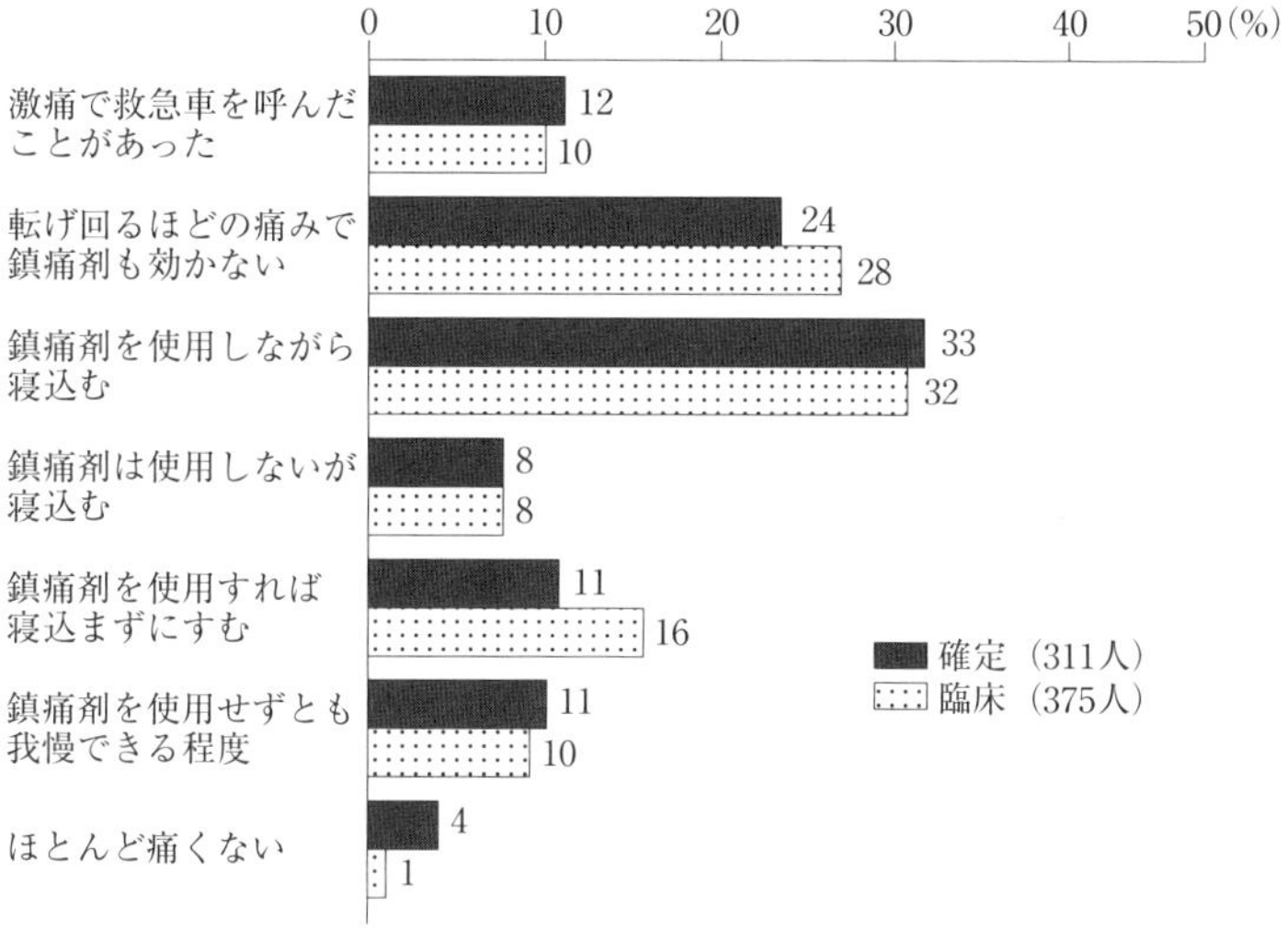

（注）一部に複数回答がある。
（出典）JEMA96年データ。

痛みの状況

それでは、痛みの状況を見てみましょう。

図11の確定診断者から寝込む割合を合計すると74%となり、**実に四人に三人もが寝込んでいるとわかります。**寝込むということは、学校や仕事に行けない日がある、日常生活ができない日があるということです。また、「救急車を呼んだことがある」女性が12%もいました。この回答と、次の「転げ回るほどの痛みで鎮痛剤も効かない」は少し重複回答されていますが、合わせると、**救急車を呼んだり転げ回るほどの痛みを経験した女性がなんと三人に一人もいます。**別の質問で鎮痛剤の使用状況を聞く

図12　子宮内膜症の下腹部痛の頻度（単位%）

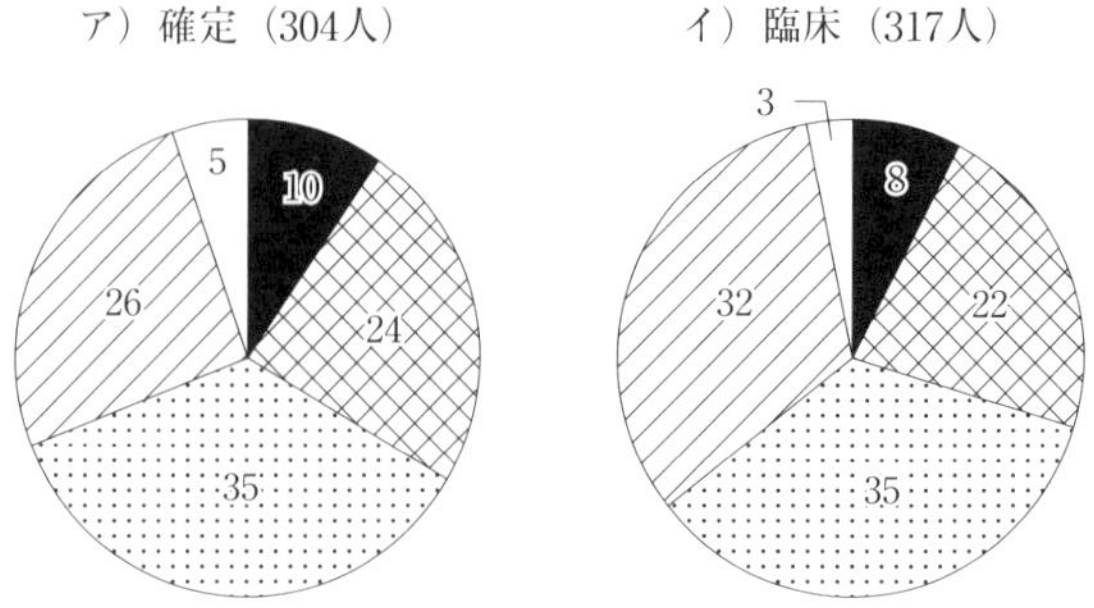

（注）■毎日、⊠2週間、⋯1週間、▨2～3日、□無痛
（出典）JEMA96年データ。

と（確定二九八人）、毎月一～二日以上使用する人が72%もいました。*

次に、**図12ア**の確定診断者を見てください。**なんと、二週間以上痛む人が三人に一人もいて、先ほどの救急車を呼んだり転げ回ったりする割合と合います**（反対に、二～三日までの痛みの人も三人に一人いる）。そして、一週間痛む人が三人に一人でした。

月経周期はほぼ四週間ですから、一週間痛いということは一年のうち三カ月が痛い日々で、二週間痛いということは半分が痛い日々なのです。しかし、鎮痛剤の使用状況はこれよりずっと少なく、鎮痛剤を使わずに痛みをかかえて暮らしている女性が大勢いるとわかります。別の質問で労働状況を聞いてみると（確定二九四人）、一日八時間以上・週五日以上の労働（34%）、それ以下（27%）、学生（1%）、無職（38%）でした。二週間以上痛い人は、本人の技能や意欲と関係なく無職が多いだろうと考えられます。

四週間のうちの二週間以上も痛みがある、鎮痛剤であまり軽減しない、生活が大きく制限される（仕事、家事、セックス、育児、レクリエーションなど）、抑うつ的になる（食欲低下、睡眠障害、体重変化など）などを引き起こす痛みは、とくに**慢性骨盤痛**（chronic pelvic

*毎日使用する人8%、二週間以上5%、一週間以上9%、毎月三～五日26%、毎月一～二日24%、毎月ではないが一～二日21%、まったく使わない7%。

pain）と定義されます。慢性骨盤痛は子宮内膜症以外にもさまざまな原因で起こり＊、原因をつきとめるのはむずかしいそうですが、生殖年齢層の女性では、子宮内膜症が原因である割合がもっとも多いそうです（子宮腺筋症をともなう場合も多い）。

＊たとえば、腹腔内の何らかの手術による神経損傷や癒着、産婦人科の他の疾患、内科・整形外科・泌尿器科・精神科などの疾患。

痛みが始まった時期と進行との関係

疼痛が始まった時期を調べた調査は二つあります（**表4**）。厚生省研究班C班（主任大学：近畿大学）の九九年データは、日本で腹腔鏡が保険適応になる以前の九二〜九四年に、腹腔鏡か開腹で確定診断された三三〇症例の記録を調べ直した調査です（全国一三大学）。

表4　子宮内膜症の疼痛が始まった時期（単位％）

厚生省データ（330人）					EA北米98年データ（3,840人）			
10歳以下	0.9							
11〜15	10.6	12			15歳以下	21		
16〜20	15.6		27		15〜19	17	38	
21〜25	18.5			46	20〜24	12		50
26〜30	25.6				25〜29	11		
31〜35	14.2				30〜34	13		
36〜40	8.8				35〜39	14		
41〜45	4.2				40〜44	14		
46〜50	2.1							
50歳以上	0.3							

（出典）厚生省子宮内膜症研究班C班99年データ・EA北米98年データ。

なんと、二〇歳までに三〜四人に一人（27〜38％）、二五歳までに広げると半数（46〜50％）に痛みが始まっています。C班の班長の星合昊氏（近畿大学教授）は、従来より五年早くなったと考察しています。

図12の痛みの頻度が予想以上にひどいのは、表4が示すように、子宮内膜症の始まりはかなり早いのに、実際の診断と治療に入る時期が二五〜三〇歳あ

たりだという時間のロスが、大きく影響していると思われます。＊

なお、子宮内膜症の進行期（一期～四期）と痛みの程度に比例関係はなく、どの進行期でも痛い人と痛くない人が同程度にいるという報告が多いです（四期だけは、他よりやや痛い人が多い）。このように、症状の程度（**図11**）から子宮内膜症の進行具合を予想するのはむずかしいのですが、症状の頻度（日数、**図12**）と子宮内膜症の進行具合（手術癒着による後遺症なども含めて）には、ある程度の相関があるのではないでしょうか。

痛みのメカニズムと神経系の伝達システム

子宮内膜症は、なぜこんなにも痛むのでしょう。「それはこうだからです」とすっきり解説したいですが、**子宮内膜症でなくとも、痛みのメカニズムそのものがまだまだ解明されていません。**がんを含めたあらゆる慢性疾患で人を打ちのめす痛みについて、医学の研究は牛歩でした。これは、痛みは疾患本体（患部）から離れた問題だからで、医学・医療が患者のケアという視点にうといことを象徴していると思います。＊＊それでも、わかっている範囲の内容にＪＥＭＡ活動での印象を加えて、お話ししましょう。

まず、そもそも痛みとは何なのかについて調べてみました。

痛みとは、基本的には、身体のどこかの臓器や組織や細胞が損傷しているよという警告表現の場合と、身体各所と中枢（脊髄、脳）を結ぶ神経経路のどこかが損傷しているよという警告表現の場合があるそうです。損傷の原因には、機械的刺激、熱性刺激、化学的刺激（ブラジキニン、プロスタグランジン、サブスタンスＰなど）があるそうです。ストレスや

＊ただ、一〇代最初の痛みは子宮内膜症の痛みではない可能性もある。

＊＊どんな病気でも、医療者は患部が縮小したとか血液検査数値が下がったなどで治療評価をする。だが、そういう物理的・化学的な変化と、患者の心身をもっとも悩ませる痛みの増減とは、きれいな比例関係ではない場合が多い。

緊張も痛みの原因刺激ですが、化学的刺激に含まれるでしょう。

図13を見てください。**何らかの刺激が痛覚として神経系を通って中枢に伝えられ（損傷が起きてますよ〜）、痛みとして認知されると（痛みだ！　どこか損傷したぞ）、原因を解消（退治）・修復しようという生体維持防御システムが働いたり（なんとかしなくちゃ）、痛みを和らげる作用のある微量化学物質**（鎮痛作用のあるエンドルフィンやエンケファリン、興奮を静めるノルアドレナリンやセロトニンなど）**が分泌されたりします（痛みを和らげよう）。同時に、情動反応（痛いよ〜、休まなくちゃ）も起きます。**＊

痛みは、急性痛と慢性痛に分けられます。組織が損傷されて起こる痛みが急性痛で、組織の損傷は治っているのに痛みだけが残っていたり、神経の損傷が起きているなどで、＊＊痛みが六カ月以上あるような場合を慢性痛というそうです。また、慢性痛をかかえて暮らしていると、うつ状態＊＊＊になる場合があり、それが痛みを増強することもあるといいます。

図13　痛みのメカニズム

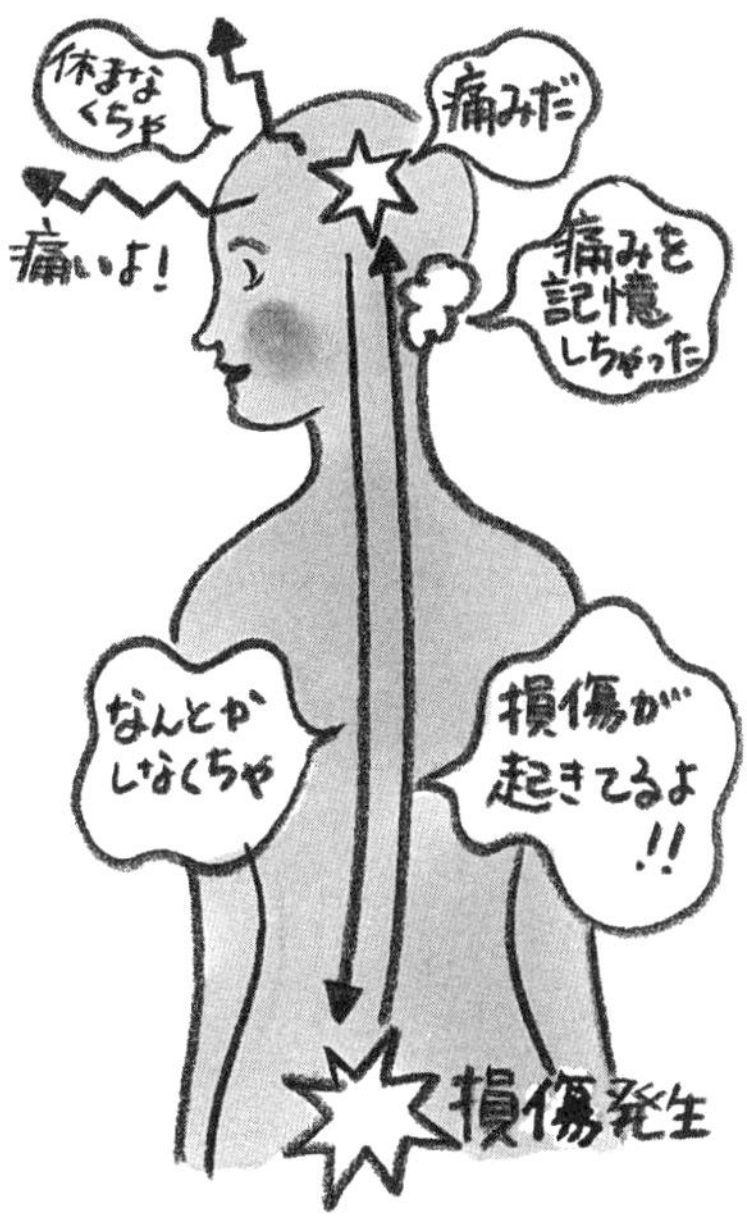
休まなくちゃ
痛いよ！
痛みだ
痛みを記憶しちゃった
なんとかしなくちゃ
損傷が起きてるよ!!
損傷発生

さらに、痛みは大脳に記憶されるそうです。たとえば月経が近づくと、あの痛みがまた来るという不安が記憶を呼び起こし、本来の痛みにプラスされることもあるといいます。こういう身体的メカニズムのうえに、人間関係が影響して痛み

＊情動反応は痛み（組織や神経の損傷）が起こっているから出ている当然の反応である。ところが、その部分だけをとらえて、感情的に言っていると思われることも多い。

＊＊神経の損傷や破壊が起きても、時間とともに再生される。

＊＊＊脳内活動を調整している神経伝達物質の分泌や伝達のバランス異常。

が増減したり、反対に、痛みが人間関係を求めたり維持したり解消したりする役目をもつ場合もあり、**心理的・社会的な要因がからみあって、痛みは複雑な現れ方をするようです。**

人間の神経系は大きく中枢神経（脳と脊髄）と末梢神経に分かれます。末梢神経には、脳神経（脳内を支配）、脊髄神経（脊髄から左右に三一対も出て、全身を支配）、自律神経（交感神経と副交感神経があって、全身の臓器や器官と皮下を支配）*の三つがあります。つまり、お腹の中の臓器（子宮や卵巣など）の痛みは自律神経によって中枢に伝えられ、臓器以外にある腹膜病変の痛みは脊髄神経から中枢に伝えられるわけです。

しかし、とくに自律神経系のしくみは複雑で、きちんとわかってはいません。**子宮・卵巣・卵管はあまり感覚がないと言われていて、自分で左が痛いとか斜め上が痛いとか感じても、実際の患部とは一致しないのがふつうだそうです。さらに、放散痛や関連痛というものもあるため、腰・背中・股・足・へそ回りなどにも痛みを感じてしまいます。**

ここでお話ししたことは、主に麻酔科（とくにペインクリニック）や神経科の文献情報ですから、このような診療科も痛みの緩和には利用価値が高いでしょう。

*人の意志に関係なく働きつづける神経系。心臓の拍動、呼吸、胃腸のぜん動運動、目の瞳孔の散大・縮小、唾液の分泌、気管の拡張・縮小、肝臓の働き、膵臓や副腎皮質のホルモン分泌、排尿、生殖器の働きなどの調節をしている。交感神経が働きを強め、副交感神経が弱めるなどでバランスをとっている。自律神経系の知識は更年期症状と子宮内膜症治療薬の副作用に通じるため、知っておくと有利だ。

子宮内膜症の痛みのメカニズム

子宮内膜症の痛みを考えると、病変が活発な時期は急性痛も慢性痛も起こっており（病変が常に新しい刺激を起こすから）、病巣全体がおとなしくなってくると慢性痛が勝ってくるのではないかと考えられます。**具体的には以下の点があげられますが、その大半は「病変の炎症反応」を根源としたものです**（表5参照）。

まず、**炎症反応**のせいで集まっているマクロファージが出す化学物質の影響で、病変が周囲組織を損傷するので痛むし、同時に病変の線維化（または瘢痕化や硬結）や癒着も起こります。病変は、瘢痕化、硬結と変化しながら、周囲組織を引きつれさせて痛み、神経*を損傷して痛み、腸の動きやセックスなどのさまざまな動きで引っぱられたり伸ばされたりして痛みます。癒着でも、組織や神経が損傷されて痛むし、臓器と腹膜や臓器どうしがチョコチョコくっついてしまうので、いらぬ緊張で痛み、付近の血流が減って（虚血）痛みます。子宮後面やダグラス窩の広い瘢痕化や癒着は、周辺（腰や背中）を強く圧迫して痛みます。

次に、炎症反応による活性化マクロファージや異常サイトカインにより、**痛み関連物質**が産みだされます。**その代表選手が、平滑筋***収縮作用があるプロスタグランジンです。

プロスタグランジン（多種類あるが、とくにPGF$_2$α）は、子宮や卵管の収縮運動、排卵、月経排出、分娩などに活躍する生理活性物質ですが、子宮内膜症ではその分泌量が多いために（病変が分泌）、子宮も卵管も腸も血管もみんな

表5　子宮内膜症の痛みの要因として考えられること

炎症反応	病変の線維化・瘢痕化・硬結、浸潤	直接の組織損傷や神経損傷、牽引や伸展や動き、虚血
	癒着	
	痛み関連物質（プロスタグランジンなど）	平滑筋収縮→子宮内圧上昇→虚血、痛みの閾値を下げる
圧迫		嚢胞内に出血→嚢胞内圧上昇→周囲の組織を圧迫、ダグラス窩癒着→周辺部を圧迫
破裂		嚢胞内容物が漏れて腹膜を刺激
神経病変		仙骨子宮靱帯の病変は仙骨子宮神経束が損傷
心因性		病気であることや症状持続の悩み、病気による人間関係（家族、社会、医療）の悩み

*ここでいう神経とは、毛細血管のようにはりめぐらされている神経末端のことをいっている。

**痛み関連物質は痛みの閾値（反応する範囲）を下げ、低刺激でも痛みを感じてしまう悪循環をつくりだし、慢性痛の原因の一つとなる。

***心臓は心筋だが、それ以外の臓器や血管はすべて平滑筋。

よけいに収縮してしまうそうです（下痢、頭痛、吐き気などの原因にもなる）。とくに、黄体期（高温期）の中ごろから月経期にかけて、分泌量が高いと言われています。収縮しすぎることにより子宮血流量が減少し（虚血）、子宮内圧も高まり、痛みが起こると考えられています。

ただし、子宮内膜症におけるプロスタグランジン濃度には異論があり、結論は出ていません。それでも、プロスタグランジンの発生を抑える非ステロイド系抗炎症剤（解熱鎮痛剤（イブプロフェンなど）で痛みが軽減しますから、関係なくはないようです。*

さらに、卵巣チョコレート嚢胞や、たとえ㎜規模であっても嚢胞病変（血性嚢胞、点状出血斑など）の場合は、嚢胞内に出血が起こると内圧が高くなり、嚢胞の壁や周囲組織や神経が圧迫刺激を受けて痛みます。また、嚢胞が破裂すると、内容液がお腹の中に漏れ、腹膜を強く刺激して急性腹症（急性腹膜炎ともいう）となり、救急車を呼ぶ事態もありえるほどです。また、神経が束になっている部分（仙骨子宮靱帯）に病変や癒着ができると、神経が強く刺激されたり破壊されて痛みます。

最後に、何年も症状をかかえていること、家族や周囲の人との関係性の悩み、医療における疑問や嫌な思いや不利益などの体験（心因性）は、本来の痛みを増減させることがあるようです。

このような子宮内膜症の痛みのメカニズム（あくまでもいまわかっていることだけ）を知ると、医療者と患者がおちいりやすいポイントが見えてきます。

まず、医療者の多くもこのようなメカニズムの詳細にはうといのです。だから、何らかの治療をしたのにまだ痛いと訴える患者に対して、**精神的な問題や人間関係の悩みのせいだ****

*軽減しない痛みもあって、議論になっている。また、他の痛み関連物質は、ロイコトリエン、ブラジキニンなど。

**精神的な問題だという言葉と、心因性や神経系の問題だという言葉では、ずいぶん受けとるイメージが違う。

と感じ、精神科へ行けと安易な逃げの対応をせまることがあります。実は、子宮内膜症の薬で痛みが改善される期間は非常に短期間ですし、医師の手術レベルが低くて病巣や癒着を取り残していたり、かえって術後癒着をたくさんつくってしまう場合もあります。*

そして、慢性疾患をかかえた人は、家族のなかで、痛いことでうとまれているとか、痛いことで保護されているなどを、時間をかけて十分に学習しています。そのため、**自分にとって人間関係が安定する方向（痛みを我慢する、痛みを過大に伝える）へ、意識的にも無意識的にも行動してしまう場合があるでしょう。**

*それが自分でもわかっているために、冷たい態度や優しい態度をとる医師もいる。

子宮内膜症における不妊のメカニズム

子宮内膜症と不妊の関係はむずかしく、共存状態と考える方向に落ち着いてきました（子宮内膜症合併不妊とよぶようになった）。JEMAでは、不妊状態を引き起こす心身の条件はわかっているだけでもさまざまにあることと（わからないことのほうがはるかに多い）、子宮内膜症は複合疾患であるうえにわかっていないことが多いので、一律的なすっきりした関係は出ないだろうと考えています。**子宮内膜症によって不妊が起こるメカニズムにも、痛みと同じく、「病変の炎症反応」が大きくかかわっていますが、研究途上です。**

まず、炎症反応のために卵管周囲に癒着が起きると、卵管の動きや通過性が悪くなり、卵子の取り込みや精子の移動が邪魔されるし、卵巣を強くまきこんだ癒着では、排卵不能（ある程度の成熟卵胞があっても出られない）という問題まで起こるでしょう。**これは癒着による物理的・機械的不妊で、三期・四期に多いです。**

それなら、体外受精という卵管問題を回避する方法をとれば、子宮内膜症合併不妊の多くが妊娠するはずですね。しかし、他の不妊原因と比べた子宮内膜症合併不妊の体外受精成績は、最近では、やや低いとわかってきました。これは、活動性病変の炎症反応によって、癒着以外にもさまざまな問題が起こるからです（八〇年代からいろいろな報告が世界で続いている）*。

たとえ卵管や卵巣が物理的にふつうでも、活動性病変があれば、腹腔内（とくに腹水）に活性化マクロファージや異常サイトカインやプロスタグランジンが異常発生し（量的・質的な腹腔内環境悪化）、さまざまな不都合を生み出してしまうようです。**これは化学的不妊で、一期・二期に多く見られます**。

さらに細かいお話をしますが、その意図は、子宮内膜症合併不妊のお腹の中で起こっている問題の複雑さを知ることで（ふつうの医療者も把握していない最新情報だから、すべてを理解する必要はない）、以下の多くにさほどの解決策をもたない一般不妊医療に対し、納得して、自己選択する・しないを決められる女性になってほしいからです。

まず、先ほど書いた**癒着による卵管機能障害**がありますね。そして、**卵巣機能障害（排卵障害、黄体機能不全など）**には次のような報告があります。

① 卵巣チョコレート嚢胞があると、正常な卵巣部分の血流が減り**、卵胞（卵子）によくない影響が出ている（体外受精の卵採取率や成熟卵の割合が低い）。

② 一期の子宮内膜症でも、LHサージ（排卵寸前）のエストロゲンが低くて卵胞の大きさがやや小さく、黄体期（高温期）のプロゲステロンがやや低い。

③ 黄体化未破裂卵胞（LUF）といって、成長卵胞が排卵せずに黄体化してしまい、

*海外の医学学術誌（審査がある）に掲載されたデータなので、一定の信頼性がある。

**酸素やエネルギー源を運ぶ。

プロゲステロンは出ているけれども排卵していない異常状態が比較的多い（卵巣周囲癒着が原因と言われる）。

④ 卵胞におけるエストロゲンとプロゲステロンの分泌能力が、他の不妊と比べてやや低かった（子宮内膜症に黄体機能不全が多いことと合うらしい）。

⑤ 高プロラクチン血症が多い*（ただし、高くないという報告もある）。

次に、**免疫異常**です。自己免疫異常がいくつか報告されており、それらが流産や着床障害の一因ではないかと考えられています**。

そして、**腹水の影響**です。子宮内膜症では腹水が多く、そこには大量の活性化マクロファージや異常サイトカインやプロスタグランジンがうろうろしていましたね。この目には見えない連中が、精子の機能、排卵、受精、受精卵の移動や発育、着床などのさまざまな妊娠過程を邪魔しているらしく、精子を異物として食べてしまう場合まであるそうです***。

不妊と不妊医療のエッセンス

子宮内膜症を少し離れて、一般的な不妊を考えてみましょう。

不妊というのは、カップル（二人の人間）が生殖行動をしても、二年間、自分たちの子ども（別の人間）をつくれない状態を指します（WHOの規定）。個人の心身に起こる個人の生命や生活を侵害する疾患や病気とは、まったく違う状態です****。だから、**何らかの不妊医療を利用するかどうかは、あらゆる適正情報を利用したうえで、あくまでも女性やカップルの意志による選択が大前提となります。**

*プロラクチンは授乳中に大量に分泌されてエストロゲン分泌を抑える乳汁ホルモン。出産後でなくても、プロラクチンが異常に高くなると乳汁が出る。

**免疫とは、自己と非自己を区別して非自己を攻撃するシステム。それが混乱して自己を攻撃してしまうのが自己免疫疾患で、全身性エリテマトーデスやリュウマチなど。自己抗体にはいくつかあるが、抗リン脂質抗体（血液が固まりやすくなる）と流産、抗子宮内膜抗体と着床障害の関係が問題視されている。

***ただし、白血球数の増加やマクロファージの強力化は、子宮内膜症合併不妊の女性に特徴的だそうだ。子宮内膜症でも不妊ではない女性の場合はそうでもないという報告もある。

****不妊医療の目的は、個人の健康回復ではなく、次世代をつくること。一般的な病気と違い、医療処置と結果が個人だけにおさまっていない。

不妊一般の要因としては、女性側では排卵（卵子）、卵管（受精の場）、子宮（着床と成長の場）、男性側では精子、精子輸送路、射精、両者の関係としては免疫（各種抗体、免疫異常など）、セックスなどがだいたい三等分と言われていて（一カップルに原因が重複することも多く、男性因子だけで50％とも言われる）、まだまだ原因のわからない不妊状態も多く見られます。また、一切の医療から離れると、ふと妊娠することが多いのも、不妊カップルのよくある現実です（ストレスも立派な不妊要素）。

医療については第3章ですが、不妊一般についてはここに簡単に書いておきます。不妊医療の望ましい流れは、次のようになるでしょう。＊

まず、カップルの意志を確認する医療者との面談があり（実際はないことが多い）、一〜二カ月かけて原因のスクリーニング検査をします（最初にとは言わないが、精子検査を後回しにする病院はよくない）。出てきた結果（数値や画像）は、現代医学の不妊検査方法でわかることだけなので、不妊という現象の何割をカバーしているのかは不明ですが、それらの結果にしたがって、以後の流れは多少違ってきます。

妊娠するため＊＊（子どもを出産するためと考えないほうがラク）の医療メニューは大きく次の四つで、組み合わせることもあります。

①タイミング法（基礎体温表などから、セックスのタイミングを指導）。

②排卵誘発法（クロミットなどの飲み薬と、hMG・hCG・FSHなどの注射剤）。

③人工授精＊＊＊（人工処理した精液を器具で子宮内腔に入れる操作。妊娠率は10％以下で、四〜五回がめやす）。

④体外受精や顕微授精などの高度生殖補助医療（ART）。

また、男性不妊であっても、問題のない女性に医療が加えられる。不妊医療を受ける女性の健康は侵害されることが多い。医療により心身にリスクを受けるのは女性と胎児たちであり、現時点で社会に存在していない人間の、生後の健康や人権に影響を及ぼす可能性がある。

＊三五歳以上は卵巣機能低下が大きくなるので、この流れがいいとは必ずしも言えない。

＊＊不妊医療や生殖医療という言葉どおり、妊娠が目的。諸学会では、出産率ではなく受精率と妊娠率が話題となる。

＊＊＊夫の精子を入れる操作がＡＩＨ、第三者の精子を入れる操作がＡＩＤ。

ARTでは、注射タイプの排卵誘発（hMG―hCG療法）を行います。ふつうの排卵期のエストロゲン値（E_2）は一二〇～三九〇pg／mℓほどだそうですが、この排卵誘発をすると一〇〇〇～二〇〇〇pg／mℓ以上にはねあがり、卵巣が異常に働かされます*（たくさんの大きな卵胞をつくるため）。こうして取れた複数の卵胞（卵子）と精液をシャーレの中で自然受精させるのが**体外受精（IVF）**で、一個の卵子（約〇・一㎜）の細胞内に一匹の精子を極細ガラス管で注入して受精させるのが**顕微授精（ICSI）**です。いずれも、受精したうちのよい受精卵を器具で子宮内腔に戻し（戻す数は三個以内という申し合わせが一応ある）、余ったよい受精卵は凍結しようと言われることが増えました**。

注射タイプの排卵誘発やARTのたいへんな問題は、**多胎が多い**ことと（三胎、四胎など）、母子のリスク回避のためにやむなく**減数手術**（カリウムを注入して胎児を二人以下などに処分する）が水面下で行われていることです。また、体外受精や顕微授精や凍結や解凍などの激しそうな操作は、生物として科学的に大丈夫なのかとだれもが心配するでしょう。これに対して医療側は、「奇形率は自然妊娠とほぼ変わらない。結局ダメなものは受精しない、着床しない、流産する。それで自然淘汰しているのだろう」と説明します。

近年の日本のARTの年間平均値（移植あたり値）は、妊娠率が22～23％で、流産などをへて、子どもが生まれる確率は15％前後です。つまり、一〇〇人中八五人はうまくいきません***。

なお、厚生省生殖医療研究班が九八年に、最近の日本の全出産の一二九分の一は体外受精児で、その半分近くが顕微授精と発表したのは驚きです****。

さて、子宮内膜症の女性は、次の三つを覚えておいてください。

① **子宮内膜症が進行性疾患である以上、いまは症状がなくてもいつかは始まる可能性がある。**

*副作用は卵巣過剰刺激症候群（OHSS）。お腹が腫れて痛む人が多い。なかには腹水が過剰にたまり、ひどい場合は胸水までたまり、血管の血液濃度が上がって血栓ができ、脳梗塞による死亡や障害が残った人もいる。

**全受精卵を凍結し、排卵誘発で異常になっている女性の体調が正常に戻った次周期以降に、子宮内膜の状態を整え、解凍して移植する方法もある。

***一組の不妊カップルが一〇〇回試みれば一五回成功する、ということではない。一〇〇組が試みて一五組が成功するという意味。一定の効果のあるARTの回数は三～五回と言われている。年齢的には、卵巣（卵子）の状態から三五歳以上は妊娠率が下がり、四〇歳を超えると相当にむずかしくなる。

****体外受精児の割合の高さ以上に、顕微授精の多さに驚く。精子能力の低い男性が増えたためか、安易な適応拡大か？　実際、適応ではないカップルにも顕微授精の妊娠率の高さが魅力で行うと語る医療者はいる。

② 不妊医療で子宮内膜症が悪化する場合がある（注射タイプの排卵誘発）。
③ うまく出産しても、二〜五年で再発する人がかなり多い。

また、あるカップルが不妊状態である原因は前述のようにさまざまに考えられるので、子宮内膜症がそのカップルの決定的な不妊要因かどうかはむずかしい判断です。不妊医療では女性ばかりが医療対象になりがちですが、精子問題や男女の免疫問題があることを見落としていれば、徒労に終わります。ですから、妊娠希望のある不妊カップルは、**男女の不妊一般検査**を欠かさないほうがいいでしょう。

不妊であること

世界でも日本でも、フェミニズムも不妊の当事者たちの多くも、ずいぶん以前から、不妊は病気ではないと発言してきました*（当事者や当事者団体のすべてではない）。ＪＥＭＡが、「不妊治療」と表現せずに「不妊医療」と表現するのは、いろいろな立場を思いつつ、しかし、医療とは患者・利用者が自己決定して選択するものだという思想を実現するためです。しかし、産婦人科医療の現場では、「不妊症」「不妊治療」と表現されます。**たぶん医療者は、がんや子宮内膜症を治療する同じ手で不妊も診るからでしょう。

不妊を病気と考えるか、病気ではないが何とかしたい状態だと考えるか、いかなる人工的介入もしないと考えるかは、もちろんそれぞれの個人が判断することです。ただ、いずれかの判断をしている自分を確認してください。そうしないと、医療側や周囲の人間の思いにまきこまれるばかりです。

*不妊について、リプロダクティブ・ヘルス／ライツ（性と生殖や生涯の健康をカバーする基本的人権）では、以前はあまり視野に入れていなかったようだ。最近は視野に入れたものの、不妊の人びととの多様な思いの受けとめ方に悩んでいる。あらゆる国家・地域・民族が女性会議に集うと、宗教や経済格差のために、不妊どころか避妊や中絶さえ同意はむずかしい。

**学会では「不妊診療」や「生殖医療」にシフトされつつあり、アメリカ不妊学会はすでに生殖医療学会と改名した。

さて、子宮内膜症の女性には、不妊医療を選択している人も多いでしょう。痛みはあまりないという人も多いですが、痛みもつらいけど子どもがほしい、あるいは、産まなければいけないという人たちもたくさんいます。一度でいいから妊娠反応を経験してみたい、妊婦になってみたいという声も、何度か聞きました。この多くの女性の心のなかは、妊娠ぐらいできなくてどうするのというひらだちや、それができない自己否定感に包み込まれているのではないでしょうか。

一人でも子どもを産んだ女性には産めない女性の思いはわからない、一度でも妊娠した女性には一度も妊娠しない女性の思いはわからない、産んだ女性や妊娠しない女性には流産だけの女性の思いはわからない、産めない女性や二人以上産んだ女性には二人目不妊の女性の思いはわからない、すべて産んだ女性や妊娠しない女性には中絶した女性の思いはわからない、子どものいない女性には子育て中の女性の思いはわからない、結婚していない女性には……、延々と続く不毛です。一人の人生は一つですから、体験していないことはわからないと言われれば、そこまでです。

でも、人間は脳と心のもっとも発達した存在ですから、思い、想像し、理解し、共感する力をもっています。書物や映像から知る、直接の話を聞くなどは、一度きりの一人の人生をぐんと広げてくれます。

幸いにも、子宮内膜症はだれも差別せずに発生してくれるので、ＪＥＭＡには、シングル・婚姻中・離婚、賃金労働をしている・していない、産んだ・産めない・産まない、痛い・痛くない、自分が好き・きらい、親が好き・きらい、夫が好き・きらい……まだまだいろいろな状況にいる女性たちが一五〇〇人もいます。ＪＥＭＡには、自分とは違う人生を生きている人びととつ

ながる心地よさを見つける女性たちがいます（自分と似た人生を生きている人びとを求める女性たちもいる）。

（6）なぜ、子宮内膜症になったのだろう

なぜ、始まるのだろう（組織発生）

疾患が成立するには、組織発生（最初のできごと）と病因（定着する要因）が必要で、それぞれ一つずつとは限りません。子宮内膜症は、これらの大半がまだまだわからないという状況です。これまでに語られていることをまとめておきましょう。*

①移植説（implantation theory）

子宮内膜症の発生説としてもっとも有名で、一九二〇年代にまとめられた。月経では**がれた正所性子宮内膜細胞が卵管を逆流**してお腹の中に入り、腹膜や臓器にくっついて子宮内膜症になっていくのだろうという説（おもに腹膜病変と卵巣チョコレート嚢胞の説明）。

②化生説（metaplasia theory）

①に対立する説で、やはり二〇世紀初頭から語られていた。私たちは、胎児のごく初

*ただし、世界中で腹腔鏡手術が頻繁に行われている現在に至っても、くっついて生きはじめる場面や化生変化しはじめる場面が女性の体内で確認されたことは一度たりともない。状況証拠はたくさんあるものの、いまだ証明されてはいない。

期には少数の細胞群でしかなく、一人前の人間の全細胞組織は、もとを正せば起源を同じにするものどうしがたくさんあるという。腹膜や胸膜（胸腔内の臓器や壁をおおう膜）や心囊膜《しんのうまく》（心臓をおおう膜）などと、子宮内膜、卵管、子宮頸管、腟の一部とは同じ起源のため、前者は後者に化生する可能性*をもっているという。それで、**腹膜が異所性子宮内膜細胞に化生変化して、**子宮内膜症になっていくのだろうという説（おもに腹膜病変と卵巣チョコレート囊胞の説明）。

*ある細胞が、形態的にも機能的にも、他の細胞組織の性格をもつこと。

③誘導説（induction theory）

化生説を一歩進めたもので、逆流月経血に含まれる何らかの因子が腹膜の化生を助けると、五五年に発表された。

④機械的移植説

かなり明らかな発生過程。帝王切開や会陰切開などの何らかの下腹部手術により、メスや針や糸で正所性子宮内膜を別の場所に移植してしまったためという説（会陰子宮内膜症や帝王切開などの手術傷にできた皮膚子宮内膜症の説明）。

⑤直接浸潤説

正所性子宮内膜細胞がそのまま子宮筋層に侵入していくという説。子宮腺筋症の場合に明らか。子宮腺筋症が子宮内膜症と一線を引かれているのは、子宮内膜の機能層ではなくて基底層が筋層に浸潤していく点。子宮内膜基底層であるがゆえに、ミクロの戦士や作業員たちの活動は弱くなる（それでも子宮筋腫とはまったく違う疾患であり、ＪＥＭＡでは子宮内膜症の亜種だと考えている）。

⑥ミュラー管遺残説

胎児期における生殖器の最初の組織*の一部が残っている場合があり、それが発達して子宮内膜症になるという説（ダグラス窩奥などの深部子宮内膜症の説明）。

⑦**リンパ管・血管移動説**

へそや肺は子宮と血管やリンパ管のつながりが豊富だそうで、リンパ管や血管を介した**正所性子宮内膜細胞の移動と移植**も考えられている（へそや肺実質の子宮内膜症の説明）。

さらに、信じられないことですが、子宮内膜症が男性に発生した報告が少数例あります（九〇年）。これは、前立腺がんの摘出手術を受けた後に再発防止のために大量のエストロゲン投与治療を受けた男性のなかに、膀胱に子宮内膜症が確認されたものです（ミュラー管遺残説で説明される）。この事実は、子宮内膜症は正所性子宮内膜細胞や月経血がなくても発生することや（移植説を否定してしまう）、大量の外因性**エストロゲンが発生に関係した可能性を意味しています。

それにしても、八〇年〜四五年も前という主要発生説の発表年を見てどう思いました？私たちのほとんどが生まれる前に、主要発生説は出尽くしているのです。その後、再び子宮内膜症の基礎研究が高まりを見せはじめるのは、八〇年代になってからです。エイズ（人類の危機を招くかもしれない性感染症）とがん（死亡原因第一位）は、ずっと以前から研究者たちの競争課題です。さらに、ヒトゲノム解析が二〇〇〇年春に一段落したいま、生活習慣病の遺伝子研究に拍車がかかると言われています（膨大な患者数をねらう製薬産業の競争）。あらゆる病気のなかで、女性しかかからない疾患は、いつまでたっても後回しになるのでしょうか？

*胎児のときは、男女とも最初は同型の初期生殖器があり、どちらの性にも分化できる能力をもっている。何も起こらなければすべて女性型初期生殖器（ミュラー管）になり、男性型の部分は消える。受精後八週あたりでY染色体をもつ男性に精巣ができて男性ホルモン（テストステロン）が分泌されてはじめて、男性型初期生殖器（ウォルフ管）が発達し、女性型の部分が消える。

**自分の身体が生み出すものを内因性といい、外から入ってくるものを外因性という。

発生要因・発生危険因子は何だろう(病因)

①月経血の逆流

現在のところ、逆流月経血が子宮内膜症の発生・発達に大きく影響しているという説は、世界の専門医が同意するようです[*]（一一〇ページ参照）、子宮内膜症が自然に発生する生き物は人間とサルだけだそうで、月経のあるのも人間とサルだけなのです。血液には、栄養素や老廃物、ホルモンやサイトカインや酵素、はがれ落ちた子宮内膜細胞、食品や水や大気などから取り込んだ人工化学物質など、さまざまなものが含まれていますが、どれが発生要因なのかは特定されていません。

子宮内膜症では腹水量が多くて血液も混じっていますが（血性腹水）、この血液は逆流月経血だけでなく、排卵にともなう出血や病変からの出血など複数の要因があります。なお、子宮内膜症が不妊の原因であると同時に、不妊が子宮内膜症の原因でもあるというのは、不妊における月経回数（逆流回数）や排卵回数の多さから語られていることです。女性の晩婚化や初産年齢の高齢化が子宮内膜症の増加に関係していると言われるのも、同じ理由です。

月経血が逆流する頻度や量が多くなる条件は、先天的な膣や子宮の奇形、後屈や左右に傾いた子宮、子宮頸部が狭い、頻発月経、過長・過多月経、不妊、初産年齢が高いなど。実際、膣や子宮の先天的奇形があると、一〇代前半でも子宮内膜症が発見される場合があります。[**]

＊子宮内膜症の有無で逆流の頻度や量に差はないという報告がある。

＊＊女の子が初経とともに月経痛を訴えたら、膣や子宮の奇形が心配される。

②内分泌（ホルモン分泌）

初経前に子宮内膜症はなく、閉経後の子宮内膜症もほぼないという事実から、女性ホルモンの影響は昔からよく言われてきました。男性の子宮内膜症発生事例から大量のエストロゲンの関与が強く推測されるように、エストロゲンが有利な状況（量の多少だけではなくバランスも問題）、あるいはプロゲステロンが不利な状況は、子宮内膜症の発生・発達を抑えられないと考えられています。

たとえば、妊娠中に子宮内膜症の進行が抑えられるのはよくある事実で、内因性プロゲステロンが長期に大量にあるからです（子宮内膜が脱落膜化するので子宮内膜症の性格も弱くなるらしい）。また、出産回数の多い人ほど子宮内膜症が少ない、経口避妊薬（ピル）を使っている人にも少ないという報告も、内因性や外因性のプロゲステロンのよい影響だと考えられています。このように、**内分泌に関しては、エストロゲン有利の悪影響という状況証拠よりも、プロゲステロン不利の悪影響の状況証拠のほうが多いのです。**

③免疫異常・免疫破綻

月経血逆流は九割の女性に起こっているのに、実際の子宮内膜症は5～10％の女性にしか発生しません。ここから、**子宮内膜症になる人は、異物や異常状態を解消（退治）しにくい免疫異常や免疫破綻の状態ではないかと推測されています。**そして、子宮内膜症が発生してしまうと（炎症反応が起こる）、その結果としても腹腔内の化学的環境悪化が進み、さらに免疫システムは混乱し、子宮内膜症を抑えられず、むしろ進めてしまうのではないかというのです。実際、お腹の中では、マクロファージをはじめとする数々の異変が起きていましたね。なお、免疫の異常や破綻を起こす要因として、はじめて具体的な物質が取り上げられたのは、七七年から始まったアカゲザル実験によるダイオキシンです*（一六五ページ参照）。

④排卵による卵巣表層細胞の取り込み

卵巣は排卵のたびに繰り返し破れては、表面が修復されています。その際に卵巣表層細胞が卵巣内部に取り込まれることもあり、その部分が**卵巣腫瘍（良性も悪性も）**になっていくというメカニズムがあります。そのとき、腟から入ってきた外因性の化学物質（化粧品やベビーパウダーに使われるタルク、アスベストなど）が異物として存在することで、化生変化が促進されるという説もあります。卵巣がんも子宮内膜症も、ベビーパウダーなどの使用率の高い先進諸国に多いのは、こういう影響ではないかというのです。**

⑤子宮内膜症予備状態

オランダの研究者が、一般女性の腹膜を腹腔鏡と組織検査で詳しく調べた結果、なんと**90％以上の女性の腹膜には子宮内膜症的なわずかな変化が起こっていたと発表しました。**彼らはその状態を「Epiphenomenon（病的ではない生理的範囲の変化）（JEMA訳：子宮内膜症予備状態）」と表現しています。JEMAが九八年のケベック世界子宮内膜症会議に参加したときには、その後に生体維持防御システムがうまく働かなかった女性だけが子宮内膜症という疾患に進んでいくのだろうと語られ、世界の支持を得ていました。

⑥遺伝子の欠損や異変

この会議の基礎部門の受賞発表は、**解毒酵素遺伝子の欠損**でした。有害化学物質が身体に入ってきても、人間はある程度解毒する酵素をもっています。ところが、子宮内膜症の女性では、そういう酵素をつくりだす遺伝子たちの一部に明らかに欠損率が高かったというのです。***がん抑制遺伝子として有名なp53やp21にも異変があるという発表も、以前か

*実験目的は違っていたが、結果的に子宮内膜症とダイオキシンの関連を示唆する結果が出た。

**子宮内膜症の発生に人種差や貧富差があるという報告があるが、化学物質関連製品の使用率の違いではないかと言われている。

***GSTM1という遺伝子の欠損率は、子宮内膜症では86％、対照群は44％だった。むしろ対照群に44％もの欠損があることのほうが驚く。

らあります。*

また、子宮内膜症患者の家族は対照群に比べて七・二倍の子宮内膜症罹患率で、一卵性双生児の場合は両者に発生する率が高いという報告もあります。ただし、子宮内膜症が遺伝的疾患であると裏づけるために必要なヒト白血球抗原（HLA）との相関関係はなかったそうです。**現在のところ、家族性発生率の高さは、生活による環境因子ではないかと言われ、子宮内膜症は遺伝疾患ではないだろうというのが専門医たちの見解です。**

人間という自然が、現代社会のなかで苦しんでいる

JEMAでは、ケベックから帰国した直後に、「子宮内膜症の発生概念図」を作成しました。** **図14の生体調節システムである免疫系、内分泌系、脳・神経系の総司令部が、脳の視床下部です。**この三つの系は独立していると考えられていましたが、近年の分子生物学の発達で、相互にネットワークしていることがわかりました。この視床下部が司る三つのシステムを支えているのが、白血球、ホルモン、サイトカイン***や神経情報伝達物質****で、これらは**内因性の化学物質**と言えます。

白血球は生体防御システムを司る戦士たちで、マクロファージ、好中球、Tリンパ球、Bリンパ球などがあります。

ホルモンには、すでに説明した男女の性ホルモンをはじめ、次のようなものがあります。副腎皮質ホルモン（抗炎症や抗ストレス、血中のナトリウムやカルシウムの調節）、副腎髄質ホルモン（脈や血圧、血糖の調節）、甲状腺ホルモン（新陳代謝や血中のカルシウムの調

*九四年の横浜世界子宮内膜症会議で、スウェーデンは、約二万人の子宮内膜症患者の追跡調査で、対照群に比べて乳がん（一・三倍）と卵巣がん（一・九倍）の発生率がやや高かったと発表した。

**「JEMA通信一八号」（九八年八月発行）に発表した。

***インターロイキン群、TNFα、TGFβ、VEGFほか多種類。

****ドーパミン、セロトニン、エンドルフィン、アセチルコリンなど多種類。

図14　子宮内膜症の発生概念図

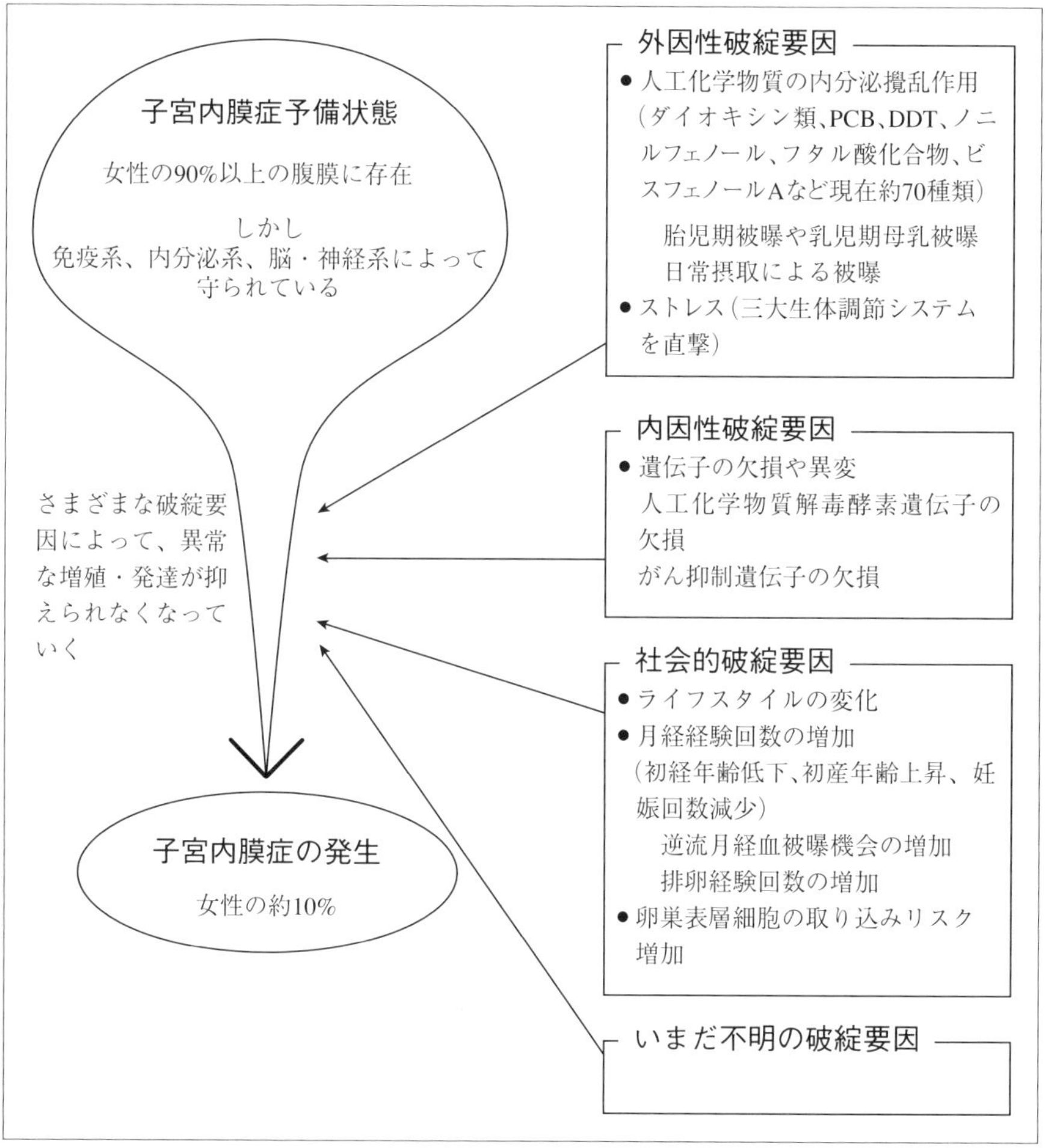
子宮内膜症予備状態
女性の90%以上の腹膜に存在
しかし
免疫系、内分泌系、脳・神経系によって守られている
さまざまな破綻要因によって、異常な増殖・発達が抑えられなくなっていく
子宮内膜症の発生
女性の約10%
外因性破綻要因
●人工化学物質の内分泌攪乱作用（ダイオキシン類、PCB、DDT、ノニルフェノール、フタル酸化合物、ビスフェノールAなど現在約70種類）
胎児期被曝や乳児期母乳被曝
日常摂取による被曝
●ストレス（三大生体調節システムを直撃）
内因性破綻要因
●遺伝子の欠損や異変
人工化学物質解毒酵素遺伝子の欠損
がん抑制遺伝子の欠損
社会的破綻要因
●ライフスタイルの変化
●月経経験回数の増加
（初経年齢低下、初産年齢上昇、妊娠回数減少）
逆流月経血被曝機会の増加
排卵経験回数の増加
●卵巣表層細胞の取り込みリスク増加
いまだ不明の破綻要因

節)、膵臓ホルモン(血中のブドウ糖の調節)、成長ホルモン、乳汁分泌ホルモン。

ホルモンやサイトカインや神経情報伝達物質などはまだまだ未知のものもあるそうですが、どれも信じられないほどの微量で複雑に相互作用しあい、微妙なバランスを保ちながら心身の諸機能を維持・調節し、異常事態の対処までしています。視床下部がいちいち命令しなくても、全身の組織や細胞の中で独自に命令を出して実行される局所活動も活発です。

人間が生きているのは心臓と脳が動いているからですが、健やかに生きていられるのは、全身の細胞や組織で多種多様の化学反応がひたすら繰り返されているからです。薬(外因性化学物質)が解毒分解される肝臓は精密化学工場だとよく言われます。実は、それを含めて呼吸や消化をはじめとするあらゆる生命活動は、内因性の化学反応なのです。

こういう複雑なシステムのうえに健やかに生きている人間が、図14の破綻要因によって、四方八方からバランスを崩されようとしています。もちろん、二重三重の予備装置は働くでしょうが、それも限界になってくると、誤作動が少しずつ起こりはじめ、長い時間をかけてじわじわと広がっていく。現代の慢性疾患というのは、そんなイメージではないだろうかと私たちは考えています。もちろん、これらの破綻要因のうち、月経に関すること以外は、男性にも子どもにも同じように降り注いでいます。

ほんとうにエストロゲンが悪いのか?

長い間エストロゲンが悪者だと語られ、エストロゲンさえ抑えておけばいいという単純な薬物治療がまかり通ってきました（長年の薬物治療成績の悪さもかえりみず、治療によるQOL低下も無視した「薬漬け医療」）。しかし、組織発生と病因をここまで見てくると、**エストロゲンは子宮内膜症が成立するための必要条件の一つではありますが、決定的なものではないことがわかるでしょう。**専門医たちも、そう語っています。

とくに、**通常生活における内因性エストロゲン量の多少などは、子宮内膜症にとって**さほどの問題ではなく、一定量あれば、事が始まる可能性が生まれるのです（注射タイプの排卵誘発は、通常範囲をはるかに超えたエストロゲン超過剰状態）。その後、マクロファージやサイトカインの異常が起こるかどうか、続くかどうかがポイントです。ですから、極端な菜食主義などはいかがなものでしょう。*

エストロゲン依存性疾患という言葉で、乳がん、子宮体がん、子宮筋腫、そして子宮内膜症が並べられます。しかし、最初の三疾患と子宮内膜症では、エストロゲンに対する感受性（受容体のあり方）がかなり違い、子宮内膜症は三疾患ほどの単純反応ではありません（たとえば、子宮筋腫は妊娠中に大きくなるが、子宮内膜症は縮小する）。

組織発生や病因からしても、病変や癒着の状態にしても、**症状の種類や頻度や程度と日常生活の侵害性にしても、根治手術の内容にしても、***たとえば雑誌などで子宮筋腫と子宮内膜症が単純同列に語られるのは、情報を混乱させています**（ただし、併発は多い。超音波エコーなどで筋腫しか診断されていない子宮内膜症の女性は多いだろう）。

*エストロゲンなど性ホルモンの原料（副腎皮質ホルモンも）がコレステロールだから、コレステロールのもとになる肉類・卵・乳製品を食べない生活療法を勧める人びとがいる。これらに含まれる有害化学物質を問題視するなら別だが、タンパク質は必須栄養素であり、コレステロールは必須貯蔵脂質。更年期以降、一八〇を切ると、むしろよくないと言われる。

**子宮筋腫の病変は子宮筋層だけで、病変に活動性はなく、癒着もない。

***子宮内膜症は卵巣子宮摘出、子宮筋腫は子宮摘出。

私たちの生き方が悪いのか?

図14のなかで、医療者が私たちや社会に向けて語ってきたものは、社会的破綻要因（月経や排卵の回数の多さ）だけでした。まるで、こうなってしまったのは、女性自身が結婚や出産を後回しにする生き方を好んで選んできたツケだと言わんばかりに。しかし、月経血逆流も、排卵と卵巣表面修復も、子宮内膜症予備状態も、どれも九割以上の女性が経験しています。月経血逆流と排卵などは、人類が始まったときからの経験ではないでしょうか。

順序だてて考えてみましょう。まず、胎児や乳幼児のころから、外因性破綻要因である化学物質（環境ホルモンを含む）やストレスが、すべての人間に降りかかっています。そして、何割かの人間に生体調節システムの破綻が起こりはじめるのです（とくに、内因性破綻要因のある人は促進されるかもしれない）。その後、逆流月経血や排卵が二次的に社会的破綻要因となってしまう女性たちが現れて、約一割の女性に子宮内膜症が発症していくのではないでしょうか。

社会的破綻要因よりも外因性破綻要因のほうが、はるかに生物全体の心身をむしばむ力は強いはずです。それに、まだ発見されていない破綻要因が必ずあると考えるのも、科学の常識でしょう。

確かに、五〇～一〇〇年前の女性の排卵や月経の回数と比べると、現代女性は一〇〇～二〇〇回も多くなっています。**月経サイクルの意味と女性ホルモンの役割をしっかり知ると、産みたい時期以外は、これほどの排卵・月経と女性ホルモン量は必要ないとわかります**（一〇三ページ参照)。それが、いろいろな疾患や異常のリスクになる意味もわかります。しかし、女性だけがいまの状況を望んで、男性や社会を無視して勝手に走ってきたのでしょうか？

私たちは、女性も男性も同じような「社会的な存在」だと考えています。生物のオスとメスとしての性差はありますが、それによって社会や家庭で求められるものが大きく違ってくるなど、受け入れがたいことです。* 社会も家庭も、自立した男女がともに共同・協働して営むものであってほしいのです。

私たちは、家庭や学校では男女ほぼ同じように育てられてきました。それを、たとえば二五歳になったからといって、突然、種の保存のために、国の労働者を減らさないために、子宮内膜症やその他の疾患予防のために、それまでの人生を清算して、生物のメスとしての生き方に転向したほうがいい、二〜三人出産しようと、いったいだれが言えるのでしょう。**私たちは、生物のメスである自分と、社会に生きる人間としての自分という大矛盾をこの心身にかかえながら、現代女性として、現代男性とともに、自分らしく生きていきたいのです。**

＊「男は仕事で女は家庭」などの性別役割は、男女にそれらしい性差があるから生まれたわけではない。中世以降に役割分担が激しくなり、長い時間をかけて社会通念のようになった状態を性差と錯覚していると考える。

(7) ダイオキシンと子宮内膜症

内分泌撹乱化学物質(環境ホルモン)とは

内分泌撹乱化学物質(環境ホルモンは一般名)とは、**ごく微量で生き物の内分泌機能などを乱し、悪影響を及ぼしている可能性のある外因性の化学物質です**。マスコミは、エストロゲン作用(みんな女性化するなど)を刺激的に報道しましたが、男性ホルモン作用や甲状腺ホルモン作用などの撹乱も問題です。また、免疫系や脳・神経系への影響も心配されています。

環境庁では、約七〇種類をあげています。それらを種類分けすると、**除草剤・殺虫剤などの農薬***(DDTなど)、**プラスチックや合成樹脂関連物質**(PCB、缶飲料や缶詰の内側コーティングに多用されるビスフェノールA、洗剤に含まれるノニルフェノール、プラスチック製品に多用されるフタル酸エステルなど)、**医薬品**(DES、家畜に与える各種ホルモン剤、ピルなど)、そして、**不純物として発生するダイオキシン類**です。

また、女性(とくに妊婦)や家畜が尿とともに出す天然の内因性エストロゲンも、家畜に使うエストロゲン製剤や女性の避妊ピルなどの外因性エストロゲンと同じく無視できない、と言う専門家もいます。** さらに、植物エストロゲン(大豆のイソフラボンなど)も広い

*いまふつうに使われている農薬の多くは環境ホルモンである。

**だれも妊婦のおしっこが問題だとは言わないが、地球上には多すぎる家畜のおしっこはどうだろう。また、避妊のためにピルを使う女性の人権を制限するなどとんでもない。だが、家畜に対するエストロゲン製剤の乱用は規制すべきだろう。

意味では内分泌撹乱物質ですが、これは悪い影響ではないようです。

現在、ふつうの人の生活圏内に存在する化学物質だけでも、一〇万種類はあるそうです。このうち、約二万種類が内分泌撹乱物質だろうと言われています。前述の約七〇種類のなかには、PCBやDDTなどのように、六〇年代から七〇年代にかけて欧米や日本では製造中止になったものもあります。しかし、だからといって、この地球上から消えてなくなったわけではありません。

水田や不法投棄された土の中、そして河川や海に広く残留しています。また、先進国は自国の規制で使えなくなった製品を途上国に輸出し、いまも使われているのです。暑い地域で散布された農薬は、すぐ蒸発して地球規模の大気の流れに乗り、北極や南極はもちろん、世界中に降り注いでいます。私たちの毎日の食卓は、世界各国から輸入される食材でまかなわれています。**つまり、すでに地球上のすべての生き物が、環境ホルモンから逃れられない状況にあると考えられるのです。**

環境ホルモンが生き物に及ぼす影響

化学物質の生き物への悪影響は、大きく二種類に分かれます。一つは昔からわかっている強い毒性で、死亡、発がん、奇形などをもたらすものです。もう一つが、考えられないほどのごく微量（東京ドームに塩一振り程度）で体内に残留する、環境ホルモンです。

環境ホルモンは、まず、野生生物の生殖器の構造や生殖機能、本能行動、そして性の分化を撹乱していると注目され、海外では八〇年代から報告が相次ぎました。* しかし、日本

＊九六年に、アメリカ・フロリダ州の湖のワニのペニスが異常に小さく、数も減少しているという詳細な調査結果が発表され、大きな波紋を呼んだ。また、各国でオスの川魚の生殖器官のメス化、日本でメスの巻き貝のオス化が発見されている。

がその重大性に気づくのは、九七年以降（NHK番組「サイエンスアイ」以降）です。人間は生物全体（食物連鎖）の頂点に立っているのですから、影響がないはずはありません。

環境ホルモンによって人間の生殖器の構造や生殖機能が影響を受けた明らかな事例は、**DES（流産防止剤）による薬害**です。四〇～六〇年代に、欧米で数百万人以上に使われました*。DESは、史上最強のエストロゲン作用をもつ化学物質です。母体内で胎児期にDES汚染を受けた女の子の場合、一般では非常に珍しい膣がんの若年発生や卵管や子宮の構造異常が多く見られました。男の子の場合も、精巣がん、停留精巣**、精子数の減少などが起きています。

現在、環境ホルモンによる人間への影響として疑われていることは、男性の精子数減少***（不妊）、停留精巣、ペニスの縮小、精巣がんなど、女性の子宮内膜症、乳がん、不妊、生殖器の構造異常などです。ほかにも、性の決定、自己免疫疾患、甲状腺や神経系の機能障害なども心配されています。**とくに、生体調節システムが完成していない胎児や乳幼児への汚染が問題視されているのです。**

ダイオキシンやPCBが人間に及ぼす影響

ダイオキシン類（PCB類も含まれる）は二〇〇種類以上もある史上最強の毒物（ヒ素の一〇〇〇倍）であると同時に、環境ホルモンです（半減期は五～一〇年と言われている）。ベトナム戦争で米軍が撒いた枯れ葉剤の影響はだれもが知っているし（六〇年代）、日本（カネミ油症事件、六八年）や台湾（七九年）では、食用油に混じったPCBを数千人が摂取し

*年次や人数は、確実には把握されていない。日本では女性には未使用と言われるが、男性の前立腺ガン治療薬「ホンバン」（杏林製薬）に現在も細々と使用されている。

**睾丸（精巣）が腹腔内にあって外に下りてこない状態。

***九二年にデンマークの研究者たちが過去五〇年間で精子数が半減したと発表し、マスコミ報道で大反響を生んだ。しかし、同じデータを使っても不変か増えているという報告もある。むしろ、精子数の減少に大きな地域差があることに注目すべきだと指摘された。九六年以降、世界数カ国で統一調査方法による共同調査研究が行われている。

た事件があります。しかし、ダイオキシンが世界を震撼させたのは九〇年代後半でした。

七六年にイタリアのセベソという町で農薬工場が爆発事故を起こし、付近一帯が高濃度のダイオキシンで汚染されました。九六年になって、被曝した男女から後に産まれた子どもたちに極端に女の子が多い（三分の二）という発表が出たのです。事故より年月がたった後の受精・妊娠・出産にもかかわらず、子ども（次世代）が汚染された可能性が疑われています。*

また、油症事件被害者やアメリカ五大湖地帯（化学物質汚染がひどかった）の魚の摂取量の多い人びとから後に生まれた子どもたちの知能指数を調査したところ、やや低いという結果も出ました。これは、甲状腺ホルモン作用が攪乱され、胎児期の一時期に促進される知能発達の一部に影響を及ぼした結果ではないかと心配されています。

現在は、複数の調査や観察の結果が集積されてきた段階で、これらが起こるしくみが立証されたわけではありません。しかし、**胎児期において、重要な発達をする短い期間（臨界期）に環境ホルモン（とくにダイオキシンやＰＣＢ）に汚染されると、性の決定や知能にまで影響するかもしれないというのは、これまでになかった深刻な問題です。****成人にはさほどの被曝量でなくても、たとえば三cmにも満たない胎児（受精後六〜八週）には限度を超えた莫大な量なのです。

複雑な動きをするダイオキシン

ダイオキシンは、甲状腺ホルモン作用でもエストロゲン作用でも、促進することもあれば抑制

＊胎児の性は受精の瞬間に遺伝子のXとYの結合で決まるが、身体的には生殖器構造も脳さえも、胎児期の初期（六週や八週など）に性の分化が起こってはじめて形成されていく。

＊＊妊娠中の女性が被曝したのではなく、妊娠以前に被曝していた男女の精子と卵子の受精によってできた胎児が女性の体内で残留化学物質に被曝する。

することもあるというように、複雑な攪乱作用をします。これは、たとえば、堤治氏（東京大学分院産婦人科教授）らがマウス初期胚（受精卵）の発育実験で確認しました（九八年）。

マウス初期胚に一～五ppmという低濃度のダイオキシンを加えると、二細胞から八細胞に細胞分裂する時期では明らかに発育が抑制されましたが、八細胞期以上では発育が促進されたのです。ところが、ダイオキシンを一〇～一〇〇ppmに増やすと、そうした結果は出ません。また、八細胞期以上に一～一〇〇ppmを添加すると、形態的な異常は見つからず、濃度が濃くなるほど発育が促進されました。つまり八細胞期以上では、ダイオキシンは毒性作用ではなく、細胞の増殖や分化を促進した可能性を示しているそうです。

また、環境ホルモンとしてのダイオキシンは、いままで役割が不明だった**Ahレセプター**という受容体にくっつかないと、何の作用も起こしません。つまり、このレセプターをもつ生き物、それが存在する臓器や組織が、直接に影響を受けます。最近、Ahレセプターは人間の脂肪組織や臓器のみならず、精子、卵子（卵巣）、受精卵にも存在が確認されました。したがって、人間の生殖の基本的な部分も影響を受ける可能性があると推測されはじめています。

ダイオキシンと子宮内膜症の関係、ダイオキシンと母乳の関係

このような重大問題である環境ホルモンと子宮内膜症の発生に関係がありそうな実例は、現在のところ、DESによる薬害とアカゲザルのダイオキシン実験です。

まず、DESを使った母親から生まれた女性に子宮内膜症の発生が多いという調査結果

があります（使用群64%、不使用群40%）。これは、生殖器の構造異常が起こり、月経血逆流が起こりやすくなったためと考えられています。

　また、アカゲザルにダイオキシンの混じったエサを四年間与えた後、一〇年間飼育し、最終的に一七匹に腹腔鏡検査をしました。その結果、ダイオキシン濃度の濃いエサのグループほど子宮内膜症の発生率が高く、かつ重症であったと、九三年に発表されたのです。一日、体重一kgあたり一二六ピコグラムのダイオキシンを与えた七匹は五匹に発生し（軽症二匹、重症三匹）、六三〇ピコグラムを与えた七匹では六匹に発生しました（軽症一匹、重症五匹）。なお、まったくダイオキシンが含まれないエサのグループにも、軽症の子宮内膜症が33%に発生しました。＊ さらに九五年には、**ダイオキシンが内分泌システムを攪乱したために、サイトカインなどに異常が起こって子宮内膜症が発生・発達したと考えられる**と発表されました。＊＊

　ただし、この実験結果を人間の子宮内膜症とすぐに結びつけるのは早すぎます。**人間の子宮内膜症にダイオキシンが関係しているかどうかは、現在、セベソで疫学調査が進んでおり、まもなく何らかの結果が公表されると聞いています。**それでも、アカゲザル実験結果の意義は、サルとはいえ、ダイオキシンによって発生したと考えられる疾患の最低濃度だという点だそうです。私たちにとっては、「この世に病気などいくらでもあるのに、なんでよりによって子宮内膜症なの?!」と叫びたくなる事実です。

　人間の場合、一日あたり、ここまでなら生涯にわたって摂取しても大丈夫という量（耐容一日摂取量）を、九八年にWHOが、体重一kgあたり一～四ピコグラムと提案しました。日本も九九年にようやくダイオキシン対策特別措置法が成立し、それまでの一〇ピコグラ

＊この結果を検証するため、別に飼われていた三〇〇匹のアカゲザルの子宮内膜症発生を調べたところ、約30%に軽症の子宮内膜症発生があると判明。これがアカゲザルの子宮内膜症の自然発生率で、人間よりも高率だと言われている。

＊＊アメリカの子宮内膜症協会（EA）は、この長期実験の後半に多額の資金援助をし、最近ではある大学内にこの実験を行う科学者らと共同研究室を設けて研究支援を続けている。アメリカでは非営利組織への寄付制度が確立しているため、EAには一〇〇万ドルの寄付もあるそうだ。

ムから四ピコグラムに設定し直しました。しかし、日本人の平均摂取量はすでに二〜三ピコグラムまできているそうで、魚をよく食べる一〜二割の人では四ピコグラムを超えていると言われています（ただし、地域差はないらしい）。

さらに、母乳を飲む乳児の場合は、体重一kgあたり五〇〜一〇〇ピコグラム（七〇〜二三〇ピコグラムという報告もある）もの高濃度となっています。ダイオキシンは脂肪に溶けこむ性質があるので、母乳中に溶け出しているのです。* それでも、WHOは、母乳に含まれる強い免疫力を新生児に与えることと、母子関係性づくりなどのために、母乳哺育を止める必要はなく、推奨すると発言しています。

母乳の価値を裏づける研究としては、堤治氏らの九七年の疫学調査** があります。その結果、予想に反して子宮内膜症は、母乳で育てられた人より人工乳で育てられた人のほうに明らかに多かったのです。つまり、現在の成人の子宮内膜症に限っては、本人が乳児期に母乳で育ったからではないことは、明らかとなりました。***

*実際、ダイオキシンなどの有害物質は出産と授乳で女性の体内から半減する。

**JEMA会員や東大患者と複数の企業女子社員が協力し、確定子宮内膜症五六七人、対照群二二八一人で調査。

***母乳には、将来の子宮内膜症の発生を下げる効果があるかもしれないとも考えられる。

六〇年から八〇年のダイオキシン汚染が深刻

図15は、日本のダイオキシン類の放出量の年変化グラフです。ダイオキシンというとゴミの焼却ばかりがクローズアップされますが、実は、**農薬（除草剤など）による土と水の汚染**が大問題です。それでも、日本人の母乳中のダイオキシン濃度は、過去二五年間でほぼ半減していると発表されています。**図15**を見ると、六〇年から一気に放出量が激増し、七〇年をピークに減少しはじめ、八四年が下限になり、それ以降はゆるい増加傾向になって

図15　ダイオキシン類の放出量の年変化

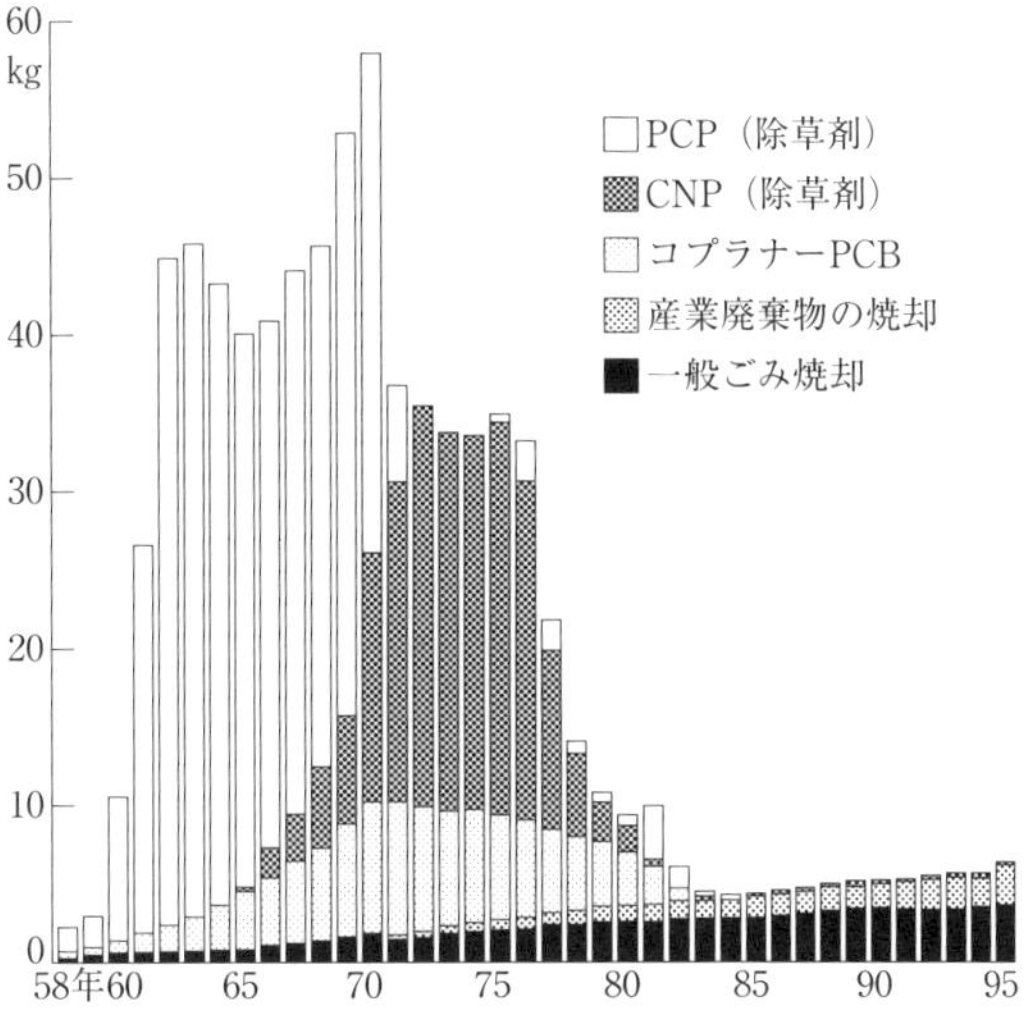

（注）毒性換算値。益永茂樹横浜国立大学教授の試算による。

います。つまり、**六〇年から八〇年過ぎまでの約二〇年間が、日本ではとくに異常放出時代だったと言えるわけです（残留については不明）。**

　さて、六〇年から八〇年過ぎというと、現在の二〇～三〇代が生まれた年代です。この世代が胎児のときの母体は、ダイオキシン放出量が高いなかで生活していたわけです。そして、この世代は、現在の子宮内膜症の女性たちと一致し、男性の精子数が二〇～三〇代には少なくて四〇代以上にはむしろ多いという調査結果とも合致します。今後、年月がたって、八〇年以降に生まれた人びとの子宮内膜症や精子数減少がそれほどでもないような事態が出てくれば、現在の二〇～三〇代（六〇年から八〇年までに生まれた人）は、ダイオキシン被害の団塊世代として歴史に残ることになるかもしれません。

　また、もし、セベソの女性たちの子宮内膜症発生率が高く、重症だという結果が出れば、JEMAは活動の幅を広げなければならなくなるでしょう。そのとき、もっとも知りたいことは、**胎児期の母体内ダイオキシン汚染**で子宮内膜症になったのか（さらに、ダイオキシンで生殖器の構造異常が起こり、初経後の逆流頻度が増えて発生したのか、ダイオキシンで生体調節システムが混乱して、子宮内膜症予備状態が抑えられずに発生したのか）、**生まれた後の毎日の生活のなかで取り込むダイオキシン汚染**で子宮内膜症になったのか（生体調節システムが混乱して子宮内膜症予備状態が抑えられないのか）、いったいどちらの影響が強かったのかということです。

有害化学物質を体内から出す方法と、私たちにできること

ダイオキシンにしろ他の環境ホルモンにしろ、すでに日本人の身体にしっかり入りこんでおり、対策が進んでもゼロになるとは思えません。今後も入りつづけるでしょう。いま、内外の研究機関に望みたいことは、有害化学物質を体内から出す方法の研究です。[*]

脂肪組織に蓄積しているダイオキシンは、血中に溶け出しては全身をめぐり、腸から再吸収され、また脂肪組織（とくに肝臓）に蓄積していくそうです。だから、**腸内をうろついているところを食物繊維やもっと吸着率のよい物質でからめとり、便として出す**という方法が考えられています。ところで、胎児汚染を防ぐには、とても極端な話になりますが、精子と卵子の汚染や女性が母体である期間（二八〇日という妊娠期間は動かしようがない）の汚染を、一時的にでも減少させる方策は考えられないものでしょうか。

環境ホルモン（内分泌攪乱化学物質）問題を知ってしまうと、これ以上の地球規模の緊急問題はないとしか考えられません。知らないほうがよかったと思うことさえあります。それでも、これは、二〇世紀に人類が行った事実の結果です。地球は一つしかなく、地球とすべての生物はつながっていたのです。コンクリートの上だけを歩いていると、そうい

*すでに東京大学などでは、科学技術庁の予算を得て、排出方法の研究を進めつつある。

う当たり前のことは忘れてしまうのですね。みなさん、ちょっと目を広げてください。一人ひとりが、家庭が、地域が、産業界が、国が、明日からでもできることはあります。

(8) 子宮内膜症が女性の人生に及ぼす影響

「人並みの人生がおくれない」と苦しむ女性たち

子宮内膜症は、完治療法がない、予防もできない、よく再発する、症状で生活が侵害される人が多い、生殖機能にかかわる人もいるなどの問題だけでなく、日本では診断がむずかしい、治療によって得られる利益が病院や医師によってかなり違うなどの医療上の問題も加わって、**社会や家庭で自分らしくはたらきたい（賃金労働だけではない）、人並みに活動したいという、一〇代後半から五〇歳過ぎの一〇〇万人以上の女性のＱＯＬ（生命、生活、人生の質）に、長く大きな影響を及ぼしています。**

一〇代後半から五〇歳過ぎまでというと、学業や仕事、交友や恋愛、結婚や子育てという第二の家庭づくりなど*、人生で経験するライフイベントのかなりの部分が含まれます。もちろん、それらを存分に体験している子宮内膜症の女性は何万人といるでしょう。しかし、人並みには体験できていないと長く苦しんでいる女性たちも、やはり何万人といるの

＊第一の家庭は、自分が生まれ育った家庭。

図16　子宮内膜症のために人生に影響があったと感じること（単位％）

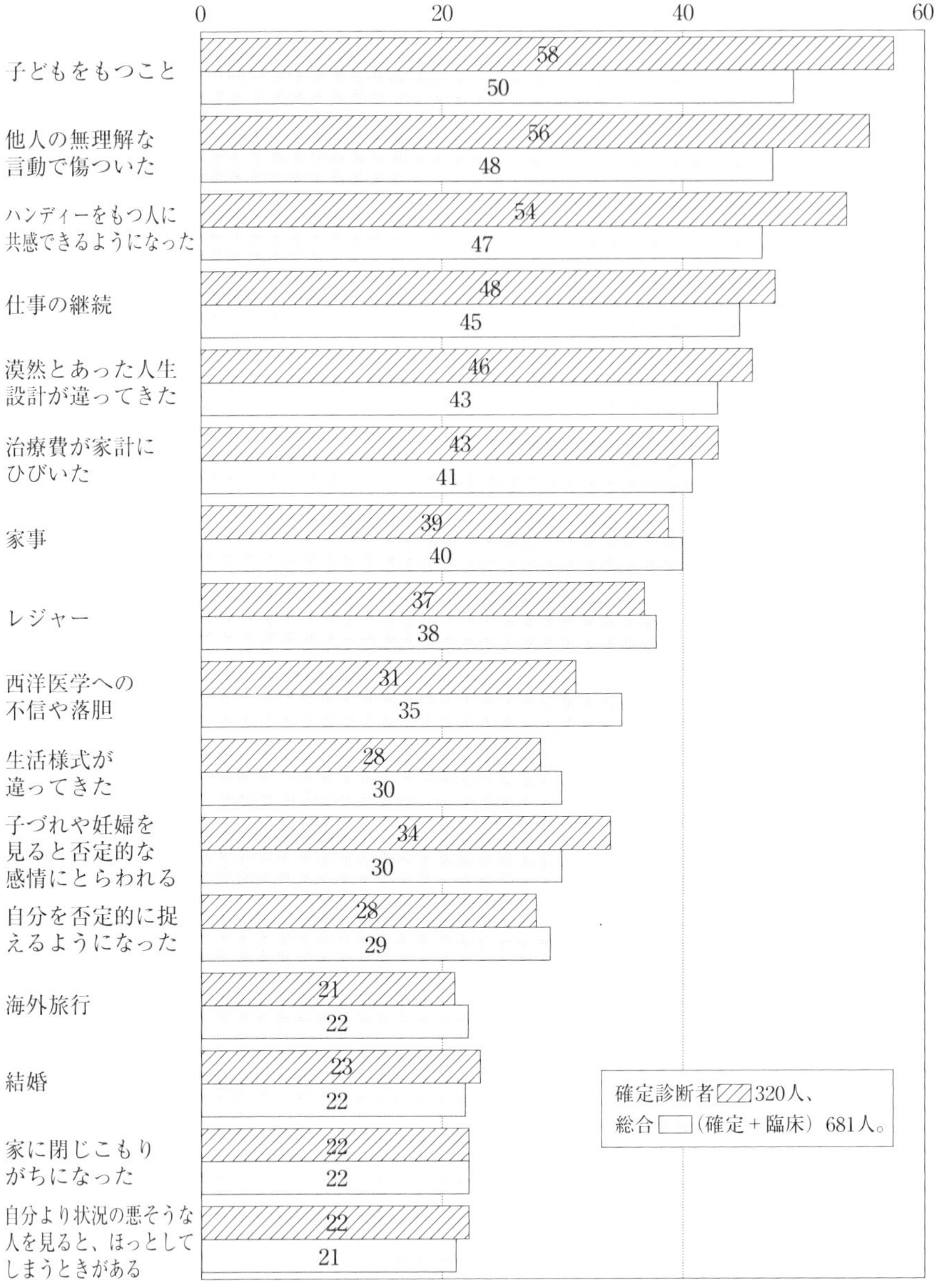

（注1）42項目からの複数選択である。
（出典）JEMA96年データ。

です。

図16を見てください。肯定的な回答はもともと選択肢中にも少ないのですが、三位の「ハンディーをもつ人に共感できるようになった（54％、以下カッコ内は確定診断者）」以外は、否定的な回答が続きます。

一位は「子どもをもつこと（58％）」で、「仕事の継続（48％）」は四位です。出産や仕事が思いどおりにいかなければ、五位の「漠然とあった人生設計が違ってきた（46％）」につながるし、世間のだれもが当たり前にしていることに思えるので、自分の人生が中途半端だと感じることさえあります。こういう思いに追い打ちをかけるのが、二位の「他人の無理解な言動で傷ついた（56％）」（他人・他者には家族も含まれる）です。

その結果、自分や他者に対してマイナス感情を抱いたり、行動を控えるようになったりという、後の回答につながっていくのでしょう。早い人なら、このような経験やマイナス感情を抱くようになるのが二〇歳前後ですから、その後、子宮内膜症によって二次的につくられていく性格や行動様式もあると考えられます。

また、六位の「治療費が家計にひびいた（43％）」も重要な問題です。これは、手術入院の費用というより、繰り返す薬物治療費が大きいためでしょう。*

*四六ページで述べたように、慢性疾患にしては子宮内膜症の一日あたりの薬価は一〇三七円～二一二六円と異常に高い（患者実費はこの二～三割）。

行政の子宮内膜症対策は少子化対策？

日本の不妊に悩むカップルは一〇〇万組と言われますが、マスコミが少子化問題を報道するたびに、自分のせいだと感じて苦しむ人がとてもたくさんいます。**しかし、少子化と**

不妊や子宮内膜症には、何の関係もありません。少子化問題は、社会経済的・制度的な諸要因で進んでしまった現象であると、政府もようやく認めました。

少子化については、九〇年代中ごろから国をあげての対策が考えられはじめました。そのなかで厚生省は、母子保健対策として「生涯を通じた女性の健康支援事業」を打ち出し、その大半を不妊相談事業にあてたのです。* そして、「不妊相談ガイドライン作成委員会（委員長・坂元正一氏）」の提言を元に、九七年に全国五カ所の不妊相談所が設置されました。現在は一二カ所に増え、さらに全県一カ所設置をめざしています。**

ＪＥＭＡでは、この流れのなかで、九七年七月に厚生省子宮内膜症研究班（東京大学を班長とする一三大学）が発足したと考えています。目的は、不妊と大きく関係する子宮内膜症について、患者と医療の実態を把握することでしょう。それでも、**厚生省研究班ができたことは、子宮内膜症の医学・医療研究に公費（税金など）が使われること**ですから、市民が関与する可能性が生まれるなどの意義は相当に大きいと考えています。

そうするうちにも少子化はどんどん進み、合計特殊出生率が一・三九人（九七年）まで落ち込んだため、厚生省の審議会や内閣の有識者会議が、本格的に少子化の原因を究明しはじめました（九九年は一・三四人）。その結果、少子化は、日本の若い世代が結婚や育児に負担感を抱くようになったために、かなりの晩婚化になっていることが最大要因だと結論づけられています。*** その心理背景は、家庭や子どもをもつと、仕事と家事や育児の両立をする女性の負担が激しくなるだけだという、現実と不安です。****

このような社会経済的・心理的要因による制約を社会全体で取り除いていくために、男女の固定的な役割分業の見直し、職場における男女格差や職場優先風土の改善、多様な働

*当時、市民団体にも意見提出の機会があった。ＪＥＭＡは、児童家庭局母子保健課に対し、次のような意見書を提出した。①生涯にわたる女性の健康支援事業が母子保健の枠組みなのはおかしい。②その大半が不妊対策なのもおかしい。③医療施設などに相談所を設置するというが、医療者が相談にあたると不妊医療のQ&Aに傾き、不妊カップルに起こる問題の一部しか扱わないことになる。したがって、医療者ではない人材がふさわしい。同様に医療市民団体や女性団体がさまざまな意見を出したが、ほとんど影響を与えられなかった。

**旭川医科大学、岩手医科大学、山形大学、群馬県健康づくり財団、埼玉医科大学総合医療センター、日本家族計画協会（東京。ここだけが不妊体験者が担当し、厚生省生殖医療研究班のなかで不妊相談の内容分析と提言などを行っている）、新潟大学、富山県立中央病院、山口県立中央病院、鳥取県立中央病院、香川県立中央病院、愛媛県立中央病院。

き方を可能とする仕事と育児の両立支援、家庭における男女共同参画の推進、保育所の子育てサービスなどが、提言されます。* そして、「安心して子どもが産める環境づくり」の項目では、「不妊相談整備と不妊治療研究の推進」が打ち出されました（不妊医療に医療保険を適応しようという、自民・自由・公明党の意見も出ている）。

しかし、その目的にこの手段とは、いかにもねじれていると感じます。そもそも不妊の当事者とは、医療側が開発する最新医療の利用を積極的に希望する人びともいれば、一切の人工的介入を拒否する人びともおり、その間で何年も悩み続ける膨大な人びとがいる、非常に幅がある集合なのです。九九年度の『厚生白書　社会保障と国民生活』（厚生省）には、「少子化対策は結婚すべきとか産めよ殖やせよと叫ぶのではなく、結婚に夢がもて、安心して育児のできる環境整備をすることだ」と明確に書いてあり、不妊医療の保険適応拡大には反対しています。

子宮内膜症の個人を超えた社会的な問題

二一世紀の日本は、世界一の少子高齢社会です。高齢者と現役世代の人口バランスがあまりにも悪く、社会保障（介護、医療、年金）は現在の制度のままではまもなく破綻すると言われています。これは、高齢者は二〇三〇年過ぎまで増えつづけるのに、社会を支えるお金（税金、保険料）を生み出す現役労働力はまもなく減りはじめるからです。** 今後、国や企業の少子化対策がうまく回り出したとしても、社会効果が出るのはその二〇年以上あとになります。だから、先を読める企業では、少子高齢社会対策として、とくに女性と

＊＊＊九五年の二五～二九歳の女性の未婚率は48％、男性は67％、三〇～三四歳の女性の未婚率は20％、男性は37％。実際に結婚しているカップルの子どもは二・二人で二〇年来横ばいなので、結婚しないことが少子化の最大要因である。

＊＊＊＊離職して専業母となる女性の孤立育児問題、復職の困難さも、不安の材料である。

＊九九年末に出された「少子化社会対策基本法案」では、育児休業にかかわる環境整備、さまざまな保育サービスの充実、良質な住宅の供給、児童手当、さらには雇用主の少子化対策環境整備なども盛り込まれたが、二〇〇〇年一〇月現在、法案はたなあげ中。

＊＊二〇一五年には、四人に一人が六五歳以上と推計されている。とくに団塊世代（一九四五年から五〇年生まれの第一次ベビーブーム世代）が高齢者である二〇三〇年過ぎまでが、苦しい時期だろう。

図17　各種疾患（女性）の受療率の年齢分布比較

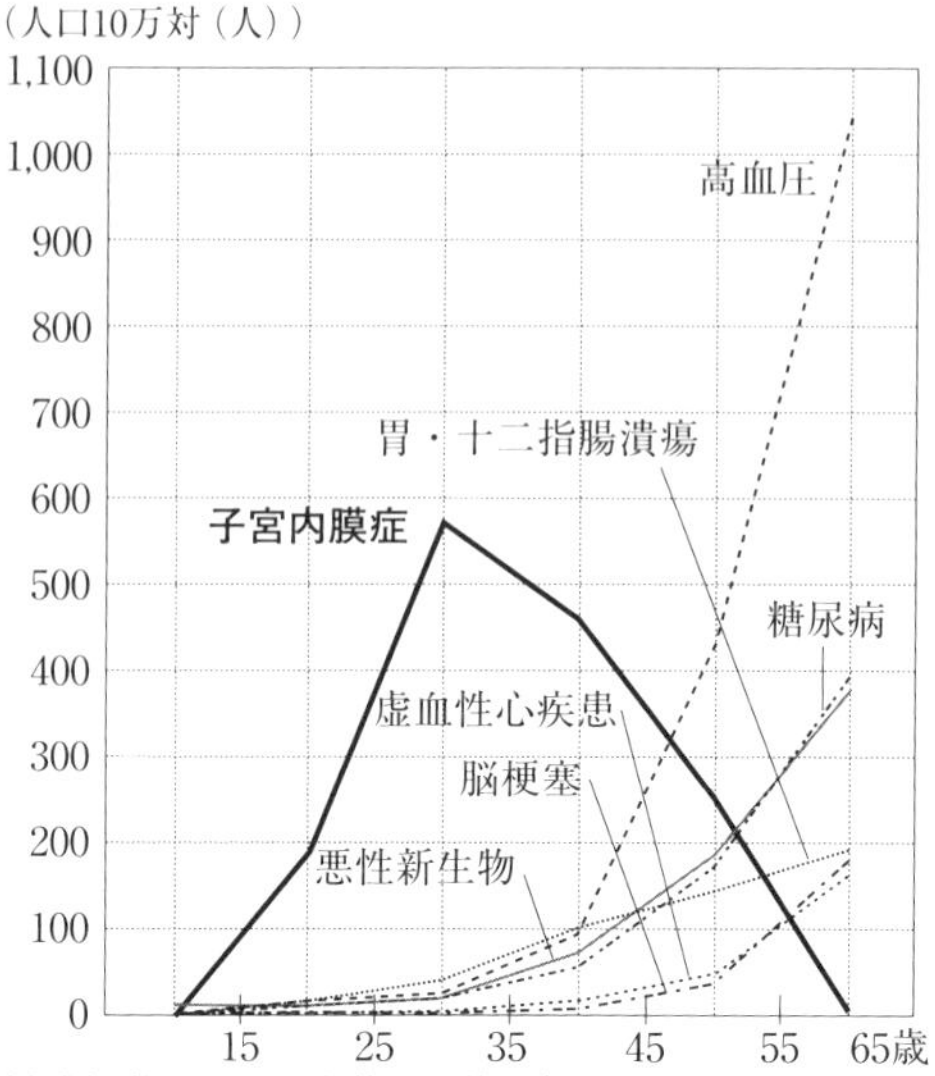

（出典）第51回日本産科婦人科学会（99年）で発表された厚生省子宮内膜症研究班のスライド。

高齢者を現役労働力としてうまく雇用することを優先課題にしはじめました。

さあ、このあたりから、子宮内膜症の社会的問題に入ってきます。

実は、厚生省研究班A班九七年データをさらに分析した貴重なデータが、九九年四月の第五一回日本産科婦人科学会で発表されました。九八年度版の『国民衛生の動向』（厚生省）からおもな疾患データを引用し、一〇万人あたりの受療者数（病院の診療を受けた人数）の年齢分布を比較したものです（**図17**）。その結果、子宮内膜症だけが他の疾患とはまったく違った年齢分布を示し、そのピークである二五～三四歳では、一〇万人あたり五七四人という高受療率であることがわかったのです（三〇～三四歳だけで見ると六四四人）。この統計分析を担当した百枝幹雄氏（東京大学助手）は、**社会でも家庭でも中心的な役割を担う年齢層の女性たちが、子宮内膜症でこれほど医療を受けているということは、一医療だけの問題ではなく、社会全体で捉えなければならない問題である**と提言しました。

つまり、子宮内膜症という病気は、社会・家庭・地域における中心の働き手として貴重な二〇～四〇代の女性が、原因未解明の病気と不安定な医療対応のために、長期にわたって人材が活かされないという社会問題を引き起こしているのです（働くという表現は、収入を得る仕事だけを表しているのではない）。**子どもを産む・産めない・産まない以前に、学校で学ぶ、社会で働く、家庭を営む、地域で活動するなど、生きるという基本的な部分で、私たちはうまく活かされていません。私たちは、自分をもっと活かして生きていきたいと思っています**（社会権や生存権という基本的人権の保障を希望する）。

一〇〇万人以上の子宮内膜症より、七〇〇万人以上の糖尿病（とくに男性が多い）のほうが優先されると、国では考えているかもしれません。子宮内膜症は、産ませたいという部分で目配りされているだけなのかもしれません。

しかし、生活習慣病の糖尿病は、自らの生活習慣が大きな要因で起こる慢性疾患です。[*]一方、子宮内膜症は、発生や発達の諸要因が未解明なために、どの女性がなるかまったくわかりません。**子宮内膜症は、不条理な原因と不安定な医療によって、一〇〇万人規模の女性のもてる力が活かされていないうえに、今後もその該当者は増えていくだろうと予想できる、社会的な大問題です。**

＊ただし、遺伝性タイプもあり、全員が自らの生活のせいとは言えない。

厚生省子宮内膜症研究班の仕事

最後に、厚生省子宮内膜症研究班（九七年から活動）の九九年度報告書の要点を紹介しておきましょう（A～D班の区別は便宜上JEMAがつけた）。研究全体については、統括班長である武谷雄二氏（東京大学教授）が書いています。

「子宮内膜症は疼痛を主体とする、長期にわたる頑強な症状、妊孕性《にんようせい》の低下、悪性病変への二次的変化の可能性など現在の女性の健康を脅かす最も重要な疾患と言っても過言ではない。しかも子宮内膜症は年々増加傾向にあり（中略）、アンケート調査により子宮内膜症の診断・治療の現状と問題点を把握して適切な診断・治療指針を確立すること、特に子宮内膜症合併不妊症および子宮内膜症性疼痛に対する最適な治療・管理指針を創案すること、さらに子宮内膜症発症予防の観点から子宮内膜症の発生と女性のライフスタイルの関連を解明することを企図した」

Ａ班（班長：東京大学、協力者：慶応大学、横浜市立大学、名古屋大学）は、九七年に「子宮内膜症の実態に関する研究」で、次のように報告しました。**受療数は一二万八〇二九人（平均年齢三五歳）で、月経困難症は88％にあり、診断は腹腔鏡が12％、開腹が13％（これから確定診断は四分の一、臨床診断が四分の三とわかる）**。

九八年からは「女性のライフスタイルと子宮内膜症発生に関する研究」を始め、一二大学の患者（二二九人）と非患者（三三六人）で、月経状態、妊娠・分娩・授乳、現在と過去の栄養状態（肉魚・野菜・乳製品などの摂取指向、ダイエットなど）、居住地、運動、職業、嗜好品、体質（冷え性、アレルギー）、性格、家族構成などをアンケート調査しました。

患者と非患者の比較で有意差*が出たのは、「初経年齢がやや早い、周期日数が短い、冷え性だ、親族に子宮内膜症患者がいる」だけです。それ以外の項目には差がありませんでした。結論として、**生活様式や食生活の指導では子宮内膜症の発症予防はできないとわかったため、今後は、「患者となった女性のＱＯＬを高めるために、疼痛や病気によって労働などが制限されるなどの心理的因子が後天的にライフスタイルに与える影響などの検討が必要」**と考察し

＊統計用語で統計的意味のある明確な差のこと。有意差のない差は誤差の可能性があり、「傾向」と処理される。

ています。

B班（班長：鳥取大学、協力者：大阪大学、長崎大学）は、九七年から「子宮内膜症の診断・治療に関する研究」を続けています。九七年一〇月からの五カ月間に、一三大学で確定診断された二八七例のうち、二年間の追跡調査ができた一八七例（平均年齢三四歳、一六～五三歳）の経過を検討してきました（経過中、子宮全摘が三〇例、薬物治療が三四例、再手術が八例に行われた、一二五ページ図9で紹介）。

確定診断となった手術の二年後の時点で、疼痛が軽快しているのは58％、変化なしが35％、悪化が7％となり（一年後の結果とほぼ同程度）、手術効果のあるものは二年間持続していました。

また、医師が内診で診る子宮可動性制限、圧痛、ダグラス窩硬結、卵巣腫大も、一年後も二年後も同様の軽減率で効果は続いています。

C班（班長：近畿大学、協力者：徳島大学、群馬大学）は、九八年から「子宮内膜症性疼痛の長期予後と管理法に関する研究」を始めました。腹腔鏡が保険適応になる前の九二～九四年に一二大学で確定診断された五〇六例のうちから、三三〇例の有痛症例のデータを解析し、以下のように報告しています。

①　有痛症例は45～96％と格差が激しく、子宮内膜症を不妊疾患と捉えるか疼痛疾患と捉えるかの違いを反映している。

②　疼痛初発年齢は二五歳以下でみると46％にのぼり（一三五ページ表4で紹介）、早期発見が必要である。

③　既婚疼痛症例の61％は不妊だった（未出産は71％も）。

④　その後に90％以上が手術治療を受けているが、45％が再発している（一年以内が多

いが、三年以上後の再発もある）から、手術も薬物も絶対的ではない。

そして、**疼痛の長期予後と管理法という研究目的はきわめて否定的な結論を得たと述べ、「今後は視点を変えて、早期診断・早期治療の研究が必要であり、初経年齢との関係、症状と有職婦人のＱＯＬとの関連、未婚婦人に対する有効な診断法、再発予防のための治療の組み合わせ法の検討」**を提案しています。

Ｄ班（班長：新潟大学、協力者：旭川医科大学、高知医科大学）は、九七年が「子宮内膜症を有する不妊症の治療に関する研究」、九八年からは「子宮内膜症合併不妊患者に対する治療法の開発」です。* 九四〜九八年に腹腔鏡で確定診断された一三大学の不妊症八六〇例のうち、記録が明確な八一八例の内容を解析しました。考察は次のとおりです。

① 妊娠に対して、腹腔鏡では、洗浄のみでなく、卵管や卵巣の癒着剥離、腹膜病変の焼灼《しょうしゃく》（焼く）が有効である。

② 一〜三期の症例では、ＡＲＴ以外の不妊治療とＡＲＴでは妊娠率に差がなかった。まずはＡＲＴ以外の不妊治療から始めるのがよい。

③ 四期の場合、ＡＲＴ以外の不妊治療では三七歳以上の妊娠例がゼロだった。三五歳からはＡＲＴを優先するほうがよい（卵管因子がなければＡＲＴ以外でよい）。

④ ＡＲＴに切り替える時期は一年〜一年半がよい。

＊完全な継続研究なのに、九七年と九八年で研究名の表現が変わったことから、この間に子宮内膜症と不妊に関する大学医療者の意識が転換したとわかる。

第3章

子宮内膜症の医療（病院ができること）を知ろう

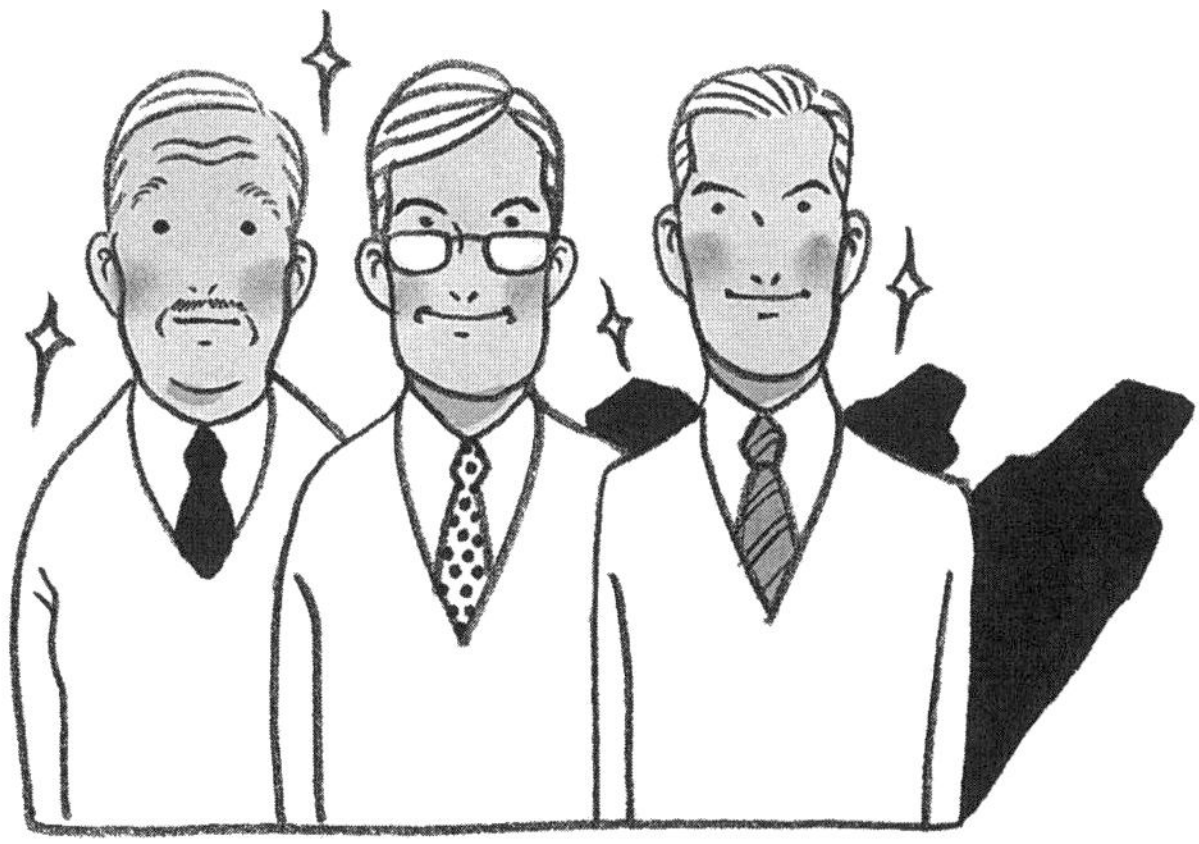

(1)「治療」すれば「治る」という幻想

EAからのプレゼント

この章は、すでに第1章に書いた「現在の医学と医療の力では、子宮内膜症が発症すれば、閉経まで完治することはない」という情報をほんとうに理解し、本書の目的だと明言している「ムダな医療、よくない医療、危険な医療から自分の心身を守ることのできる、自立した子宮内膜症の女性になる」ために、欠くべからざる重要なステップとなります。そのためには、第2章の一応の理解が必要です。本書を手に取り、真っ先にここから読みはじめた読者も多いかと思いますが、ぜひ、最初から読んでください。

ところで、医学や医療では、日本文より英文のほうがすっきり理解できるという不思議に出会うことがあります。EA会長のメリー・ルー・ボールウェグさんが二〇〇〇年一〇月に来日し、情報交換する機会があったので、その前にEAの諸文献をざっと読んだところ*、以下の資料を発見しました。言葉の使い分けや表現がたいへん明快ですから、みなさんがこの章を理解するにあたり、最初に書いておきましょう（重要な文章だけピックアップした）。

"Endometriosis is a hormonal and immune system disease which can be a severely

*JEMA事務局が英文情報を読破するのは、日本語の専門書を多量に読破するより難題で、活動は常に多忙だし、ほとんど読んでいなかった。メリーさんとは三回会い、通訳を介してある程度の会話はしたが、情報交換はそれまでほとんどできていなかった。JEMAがもっとも活用したのは、EAが九八年にケベックで発表した四〇〇〇人データである。

debilitating condition. Currentry, there is no cure for endometriosis. The idea that pregnancy cures endometriosis is an old myth. Various drug and surgical treatments are available and with early diagnosis may prevent the disease causing debilitating damage to a woman's abdomen. Treatment objectives are remission of disease, improved fertility, and relief of symptoms. Alternative treatments are being used by some women with endometriosis with varying success rates. Recurrences after treatment are common. When all else fails, hysterectomy with removal of the ovaries is commonly suggested."

「子宮内膜症は内分泌と免疫システムにかかわる疾患で、心身の状態を激しく衰弱させることもある。現時点では、子宮内膜症は治らない（少し前の文章で、月経のある女性の疾患と説明。閉経まで治癒しないということ）。妊娠すれば治るというのは、古い神話である。治療としてはさまざまな薬や手術が選べるし、さらに、早期に診断されたうえでの治療なら、女性の下腹部内の損傷が心身の衰弱を引き起こすのを防ぐだろう。治療の目的は、疾患*の回復鎮静、妊娠の改善**、症状の緩和である。代替療法を活用する子宮内膜症の女性たちもいるものの、効果は一様ではない。治療後の再発はよくある。最終的な手段としては、卵巣と子宮の全摘が提案される」

＊disease は医学的な疾患状態を表し、病気である人間の状態は illness を使う。

＊＊EAでは、出産は live birth と表現する。

病気をもった人間に医療ができること

EA資料の最大の新情報は、**医療には「cure」と「treatment」という二つの言葉があると**

教えてくれたことです。この二つを使い分けられる英語圏の人びとは、医療者も医療消費者（患者とその予備軍）も、医療に対する考え方が日本人と大きく違って当然だったのですね。ここから、「子宮内膜症という治らない病気と医療との関係」を考えてみると、次のようになるでしょう。

確実に子宮内膜症（子宮腺筋症を含める）**の診断のある女性は、何をしても**（治療や妊娠・出産）、**閉経まで治癒（cure）はない。けれども、心身を衰弱させることの多い症状が、私たちの生活や人生を侵害し、能力や将来性を減らしているので、ふつうの生活や仕事ができるレベルにまで病巣をしずめ、症状を緩和するために、あるいは妊娠を改善するために***（妊娠するための腹腔内環境改善という意味）、**選択する道具の一つが治療（treatment）である。**

そもそも、医療が実際に行っていることは、人間に起こっている病気や異常状態を**可能な範囲で診断すること**（診断できないものも多く、間違いもある）と、病巣（患部）や異常状態を**可能なかぎり解消・緩和するために治療すること**で、治すというイメージとは距離のある作業です（世界中で同じ）。その距離は、それぞれの病気や異常状態によって遠かったり近かったりとさまざまですが、子宮内膜症の場合は思っていた以上に距離があり、日本では欧米よりその距離が遠いのです。

そして、子宮内膜症の治療は、ガソリンを入れると（操作・原因）、その量に見合った距離を車が走る（反応・結果）という種類の話ではありません。素材も調味料もレシピどおりに揃えたのに、調理人（人の判断や技術）によって、教科書どおりの味や出来ばえとは違ってくるという種類の話なのです。

＊出産目的なら子宮内膜症医療を離れて不妊医療になるが、厳密には不妊医療も妊娠成功と安定が目的。

子宮内膜症で「治療」ができること、あなたができること

子宮内膜症で治療を利用する目的は、できるだけ病巣をしずめ、症状を緩和して、生活や人生を立て直すことでしたね（妊娠も含めて）。では、そのために、どう治療するか。たとえば、二五歳で発症してから閉経までの二五年間、ずっと連続して保険適応の通常薬物治療（ダナゾール、スプレキュア、ナサニール、リュープリン、ゾラデックス）をしたら、途中で廃人になるでしょう（死亡するかもしれない）。また、二年ごとに保存手術をしたら、毎回ゴールデンフィンガー（超ハイレベル医師の腹腔鏡）の手術でも、腹腔内に障害を背負うでしょう。人間の身体機能は、このような長期連続の医療行為には耐えられません。

ですから、**一人ひとりの女性の一〇～三〇年の子宮内膜症の人生のなかで、いつ、どの強い治療を使うのか**（全摘手術、保存手術、保険適応薬の通常薬物治療を一クール、保険適応薬の低用量治療を一年以上）、**どの期間は積極的な治療はしないのかは**（低用量ピルを一年以上、漢方薬だけ、何もしない）、**本人が判断するのがもっとも望ましいのです**。学業（入試や資格試験など）や仕事の計画（勝負時やタメ時、転職など）、結婚するのか子どもをもうけるのかなどのあなたの人生計画は、あなたにしか決められません。

できれば、医学知識と医療技術の安定した医師を主治医としたいです。しかし、彼らは忙しい（診断と手術では選びたい）。また、私たちの五〇年や八〇年の人生を見通した意見を言ってくれる医師もさほど多くはないので（経済性追求医師や仕事の単調消化医師も多い）、本書を活用してください。

ＥＡは、**早期診断（一〇代か二五歳あたりまでの腹腔鏡手術による診断兼治療）**に望みをかけており、子宮内膜症の世界会議などでそれを訴えてきました。ＪＥＭＡでも、腹腔鏡手術技術の安定した医師の早期診断兼治療なら、いまの子宮内膜症中心世代である三〇代が苦しんでいる現状とは違ってくるだろうと考えています。

でも、そこまでいかなくても、**日本では、状況がかなり好転する女性たちがたくさんいるはずです。**いまの子宮内膜症医療の「ムダな部分、よくない部分、危険な部分を避ける」だけで、いまの医療のマイナス部分をなくせば、全体の状況も相当に改善されます。その風を吹かすのが、みなさんの選択的行動なのです（五三、七八〜七九ページ参照）。何といっても、いまの二〇代が閉経するまで、世界レベルの子宮内膜症の医学と医療がこんな情けない状況のままだとはとても思えません。医学や医療は日進月歩のはずです。

日本の医療には「治療」すれば「治る」という幻想がある

「治らない病気と医療との関係」は、だいたいイメージできたでしょうか。もっとわかるために、この後は日本の医療現場のよくない部分を見つめてみましょう。

日本では、「治療」という言葉が、その実質以上にかなりの幅を利かせています。「あなたの病気には治療は何もない」と言われればひどく絶望しますが、「診断の結果〇〇という病気だから、この薬で治療しよう」と言われると、自分を苦しめる心身の異常が消えてなくなると思いこんでしまう、思いこまされる錯覚がよく起こるのです。

まず、最近まで、医療者でさえ、治療すれば病気は治るものだと思っていた人びとがいます。

図18　各種治療の効果（再発に要する年月）

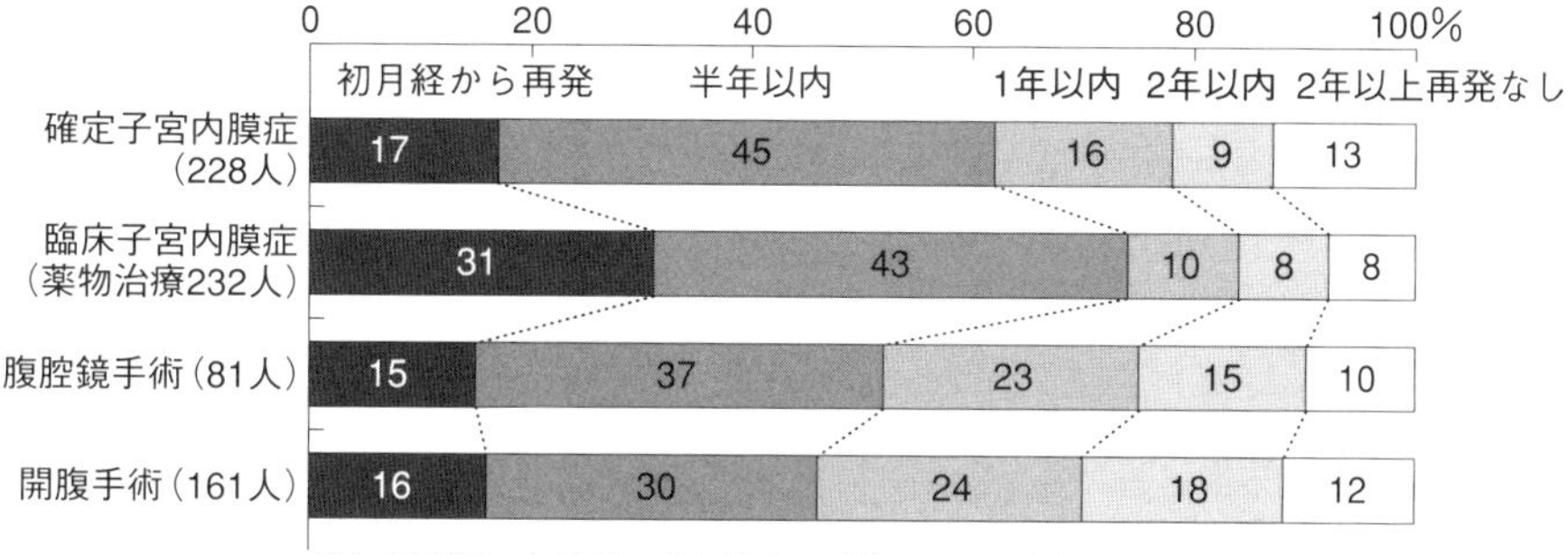

（注）両手術で初月経や半年以内に再発している女性たちは、
　　病巣を取り残されただけと考えられる。
（出典）JEMA96年データ。

図19　治療後の妊娠状況（確定診断者で妊娠に取り組んだ人）

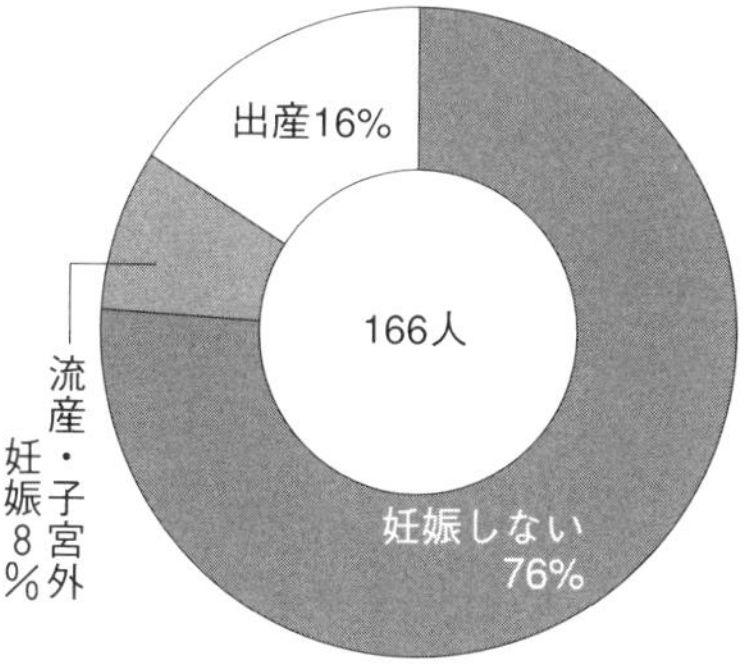

（注）この結果はそのまま近年の日本の不妊医療（とくにART）の成績とほぼ同じ。
（出典）JEMA96年データ。

ＪＥＭＡ九六年データで、「この薬で治る（25％）」「手術で悪いところを取れば治る（20％）」「妊娠すれば治る（65％）」と医療者に言われた現実を、第1章に書きましたね。ただしこのなかには、治らないと知っていても、治ると説明する医療者だっているでしょう（経済性追求医師）。

また、いまだに医療者には、治療終了後しばらくの期間はよくなっているのだから、治ったと言っていいという考え方もあります。では、終了後何カ月もてばよしとするのでしょう。再開した月経の最初からダメだったら、効果ゼロには異論はないでしょうね（厚生省研究班でも、そう規定している）。では、一年でしょうか。JEMA九六年データの各種治療の効果を見てください（**図18**と二五ページ**図1**参照）。

確定子宮内膜症では、一年どころか、初月経から再発した17％を含めて、半年以内に再発した女性が62％もいたのです。* 臨床子宮内膜症（薬物治療群と言える）では74％にものぼり、四分の三でした。また、腹腔鏡手術後の再発は初月経から15％、半年以内で見れば52％で、開腹手術では初月経から16％、半年以内で見ると46％で、手術治療でも半数が半年以内に再発しています。**こんな効果状況で、「治した」とは言ってほしくありません。****

また、**確定子宮内膜症の女性で、何らかの子宮内膜症の治療後**（続いて不妊医療を受けた人もいる）、**妊娠に取り組んだ人びとの結果（図19）は、出産が16％でした**（不妊一般における高度生殖補助医療・ARTの平均的な出産率と同じ）。**そして、四分の三の女性は妊娠すらしていません。**痛みより不妊に傾いてきた日本の子宮内膜症医療も、このくらいのことなのです。

治療の「適応」をあいまいにし、みんな新患だというマイナーネットワーク

日本では、一般的には治療行為が終われば診療はおしまいです。患者が症状があまりとれない（子宮内膜症では治療してもまだ痛い）と言っても、そんなはずはないと一喝されたり、あなたの身体のほうが悪すぎるとか、別の問題があるのだろう（まだ痛いなら整形外科や精神科の領域だ）と言われることもあります。これは、**やりっぱなしの治療**、**評価のあいまいな治療**です。しかし、実は子宮内膜症では、患者の身体のほうが悪すぎるという部分は当たっている場合が多くあります。その典型が、病状が進んだ女性では***薬物治療の効

*手術治療と薬物治療の総合経験の結果。

**こうした再燃・再発の実態を医療者が把握できない原因は、一三・一四ページ参照。

***臨床診断のままで薬物治療を繰り返して時を失っている女性、並レベルの手術を複数回経験した女性など。

果がほとんどないという現実です。

治療における重要なキーワードの一つが「適応」で、最小のリスクで最大の効果をあげるために、それぞれの治療はどんな患者に行うのかという基準のようなものです。すべての疾患に完全基準マニュアルがつくれるわけではありません。しかし、日本では、おもな疾患の治療のガイドラインすらほとんどなく、* 医師個人が自分なりの治療方針で、適応の甘い拡大治療を行っている傾向が強いのです。EBM（根拠にもとづく医療）など気にしない医療です。もちろん、子宮内膜症にも治療のガイドラインはありません。

たとえば、内科の各疾患では薬物治療の適応が甘い医師が多く、必要のない人にまで拡大投与する傾向があります。** 産婦人科では、不妊医療で体外受精や顕微授精が必要のない人にまで行われたり、周産期医療で陣痛促進剤の必要のない人にまで使って出産日時を調整するなどがわかりやすい例で、子宮内膜症の薬物治療もしかりです。

子宮内膜症で、臨床診断のままで保険適応の通常薬物治療をするのは、「適応すべき対象だとまだ判断されていない人への過剰医療」です。また、病状が進んだ女性へのそうした治療は、「すでに適応を越えた人への不適切な医療」と言えます。これらは、「あなたには必要なかったね」とか、「あなたには効果はあまりなかったね」で終わる話ではありません。明らかな心身のリスクを背負わせ、医療資源***も医療費も浪費しています。しかし、子宮内膜症ではないという診断は臨床診断では無理なので、必要なかったとわかるケースは少なく、野放し状態なのです（ただし、女性たちが手術は絶対にイヤだと主張し、薬ばかり選択するケースはよくある。それは、有効な情報に出会えないからだろう）。

こうしたあいまいな適応で平然と医療が行われている要因の一つは、**日本の医療が病院**

*長年死亡率第一位だった胃がんの手術ガイドラインが、ようやく最近できた。

**高めの血圧やコレステロール、不整脈、胃腸の不快感など。

***医薬品・医療用具ほか、医療者の労働時間なども含まれるだろう。

単位を基本として成り立っていることです。[*] つまり、自分の病院としては新患患者だからと、診断のための検査、診断にもとづく治療を、当たり前に行います。前の病院は診療記録[**]を出さず、次の病院も求めようとしないことが多いです。これは、それぞれの病院が独立して私たちから診療利益を得るための、暗黙の了解ではないかと疑いたくなるほどです（マイナーネットワークとでも言おう）。

病気は私たち個人に起こっていることですから、それぞれの病院は、本来、私たち個人の診断・治療歴のなかに順番に組み込まれていくべきものです。前回までの診断や治療の効果判定のうえに、今回の病状診断と治療が組み立てられて当たり前なのです。

患者と医療者のコミュニケーションがない（説明責任の軽視、患者からの情報を軽視）

本来は、最小のリスクで最大の効果をあげるのが医療の基本です。ところが、マイナーネットワーク以上に、**患者・医療者コミュニケーションの貧しさ**も、それを大きく阻む壁となっています。日本の診察室での一般的な患者・医療者コミュニケーションというと、どの科であろうと、わずかな単純な定番単語が散発的に出るばかりです。医師は患者の顔色や身体すら見ずに（診る以前のこと）、検査データやカルテに目を落としていることが多く、患者は頭に渦巻く思いの一〇分の一も口にせず、それでも最後にお礼を言っておしまいで、五分ほどですんでしまいます。

おまけに、請求された医療費を信用払いのような形で支払って帰ります。明細書も、も

＊医学部教育から始まる日本の医療問題については第1章参照。

＊＊血液検査や画像検査などの結果や写真、診断や治療過程がわかるカルテ。

らいません。全国民にかかわる大産業で、支払い窓口で料金明細書が出ないのは、いまや医療だけです。*

自分が受けている診断と治療の意味がよくわからず、使っている薬の作用（効果）も副作用も、手術で何をどう処置されたのかも、病気の説明すらも聞かされていないという人が、日本中にあふれています。これほどにも説明しない、人並みのコミュニケーションすらとらないのは、適応の甘い自分なりの治療をしているから、下手に口は開けないという裏事情かもしれません。あるいは、説明義務があることを忘れてしまった医師が多いのかもしれません。「自分の心身を使って診断と治療を受け、毎回お金を払ってるけど、何のためにやってるのかワカンナイ！」という日本の医療の実態は、とんでもなく深刻です。

日本の患者と医療者が欧米に学ぶべきは、医学や医療の詳細だけではありません。**医療とは、患者と医療者が十分なコミュニケーションをとりながら（お互いが情報を出し合う）、人間の病気や異常状態を改善していこうという「共同作業」であると、考え直すことでしょう。**

しかし、現時点では、**提供すべき有効な情報**を整備していない病院が多く（病気や全治療法の説明）、患者を診断・治療した結果やデータすら説明せず、それらを提供する時間もほとんど用意できないという状況です。また、正しい診断やよりよい治療選択、正しい治療評価や病状把握をするには、数値や画像という検査データ以上に、**患者がもっている情報****（自覚症状や治療歴など、治療による心身の変化の自覚）こそ貴重な判断材料です。ところが、聴く姿勢のない医療者が目立ちます。こんな状況は一朝一夕には改善されませんから、日本では、これからも、医療消費者側（患者とその予備群）がはたらきかけることによってよいものを生み出す、**医療消費者努力型医療**が続くと思われます。

＊スーパーのレシートは品物ごとの数量と単価が並び、最後に消費税と合計金額が明記され、客もお店も詳細把握ができる。医療は、ていねいな病院でも、保険払いと自費払いの区分や、検査や投薬としてまとめた小合計であり、一つひとつの薬や検査ごとの単価も、手術の内容や入院費用の詳細なども、わからない。

＊＊最初の問診だけでなく、何らかの治療の最中・直後・一カ月後・半年後などに患者が自覚している心身の変化や生活上の具体的な変化は貴重な情報。さらに、患者が気づいていないことも、専門知識と問診技術によって引き出すのが、医療者の力量だろう。

みなさん、これからは、自分の心身に起こった病気や異常状態は、自分の権利と責任を使って情報収集し（まずは医療者にどんどん聞こう）、考え、行動して、改善していくものだと捉えましょう。そのなかで、現代医療を効果的に利用し（ものによっては治療せずに診断だけでいい）、オルタナティブ療法（代替療法）やセルフケアやセルフヘルプも利用するという考え方に、変えてみませんか。

（2）医師の「松竹梅」で決まる診断の光と影

望ましい子宮内膜症の診断

日本の子宮内膜症の診断には、**表6**の検査方法が使われています。また、日本と北米の診断経験の比較が**表7**です。

診断についてEA資料は、「内診と直腸診による判断を腹腔鏡で確実なものにすることが子宮内膜症の診断で、同時に発見できた病巣や癒着も取り除く」と書いています。しかし、私たちの多くはこのように診断されていません。**表7**を見ると、アメリカとカナダ（EAの調査対象）では96％も確定診断されているのに、JEMAデータは46％です。実は、EAもJEMAも一人ひとりの女性の診断経験ですが、厚生省研究班のように病院の

表6　子宮内膜症の診断方法・日本の場合

臨床診断	問診（プラス視診） 触診　外診 　　　内診 　　　直腸診 画像検査　超音波（エコー） 　　　CT 　　　MRI 血液検査（CA-125）
確定診断	手術による視診 （腹腔鏡手術が望ましい） 組織診断

定点調査*（一カ月間の新患者データ）をすると、日本の確定診断は四分の一にすぎません。

さて、**望ましい子宮内膜症の診断とは、十分な問診から始まり、内診（必要なら直腸診が加わる）と超音波（エコー）検査へと続きます。**

まず、問診では一〇分以上の話合いがほしいです。**まったくの初診ならもう少し短くてもいいですが、二軒目以降の病院なら、以前の診断や治療歴を患者と医師が確認しあうのに一〇分でも物足りません。次が、内診台での内診（プラス直腸診）と超音波（エコー）検査（一九七ページ写真）です。患者と医師が内診（プラス直腸診）しながら、あるいは超音

表7　日本と北米の診断経験の比較（単位%）

		EA 98年（4000人）	JEMA 96年（703人）	厚生省研究班A班97年（2330人）
確定診断		96	46	約25
内訳	腹腔鏡	82	18	12
	開腹	23	31	13
臨床診断		—	54	約75
MRI		1	15	—

（注）JEMAやEAは個人の経験、厚生省研究班は病院患者の定点調査なので、単純比較はできない。
（出典）JEMA 96年データ・EA 北米98年データ・厚生省研究班A班97年データ。

*厚生省研究班A班九七年データとJEMAやEAのデータを単純比較することはできない。

**EA資料には、「黙って医師に診てもらう」という表現はない。discussion（話し合う）が多用されている。

波（エコー）の動画面をいっしょに見ながら話し合うのに、五分以上はほしいです。*

診察後は、現時点での医師の判断（推測）の説明を受けます。そして、子宮内膜症やその他の疾患の疑いがあれば、腹腔鏡手術（確定診断と同時に治療となる）を受けるかどうかを話し合い、**受けない場合は鎮痛剤や低用量ピルの処方となるのです（診断が確定していないので、保険適応薬は処方しない）。これは欧米のケースで、トータルで一人三〇分は使います。しかし、日本の場合は、超音波（エコー）検査の後、医師が子宮内膜症だと診断を下し、いきなり保険適応薬が処方されることが多く、トータルでも一〇分ほどでしょう。***

病状診断が重要

子宮内膜症の診断というと、「子宮内膜症か否かを確定診断すること」だけみたいですが、**もっと大切なのが、「病状診断（確定診断者に対するその後の臨床診断）」です**。これは、長い子宮内膜症の人生のなかで、ときどきいまの症状ではどの程度の腹腔内状況なのかをさぐり、何らかの治療をするか、いまの治療をやめるかなどを、適切に判断する指標となります（最初の確定診断より、繊細な技術が必要）。**さほどの症状がない期間でも、一年に一度は信頼できる医師の病状診断を受けましょう。**

また、長い病気ですから、**医師が行ったり語ったことはその日のうちにメモしましょう。診療記録（血液検査・画像検査・摘出物の写真・腹腔鏡手術記録ビデオ・カルテ・看護記録など）のコピーを手に入れると、自分の心身の理解にたいへん有効です。******

では、臨床診断だけの人はどうしましょう。まず、保険適応の薬物治療を一クールし、

*膣内のエコー端子を動かしながら、痛みと画像の変化から病巣や癒着を推測する。

**子宮内膜症や腹腔鏡の説明、手術を受けない場合の今後の予測、受けて確定診断兼治療した場合の以後の予測など。

***欧米は基本的に、一つの個室診察室に一人。カーテンなどなく、患者と医師は内診やエコーをしながら対面して話し合える。日本は大部屋を簡易壁で仕切り、カーテンが引かれて、へそから上のない患者の下半身だけを何休か並べて次々と内診することが多い。だから、私たちを人として診られなくなったのだろう。患者側もカーテンが開けられると恥ずかしいと思ってしまう文化は、日本特有だ。考えてみれば、内科や歯科で目隠しして診察されているのと同じ状態なのに。

****二〇〇〇年一月から日本医師会指針で診療記録は自主的開示になった。しぶる医師が日本医師会に加盟していれば、

その後二年以上も状況がいい人は、おそらく子宮内膜症ではないので、子宮内膜症のことは忘れてください。

しかし、一クールの薬物治療後、一年以内に症状が再発してきた人は、主治医と相談するか、腹腔鏡手術技術の安定した医師を探すか、前回より規模の大きな医療施設に行くなどして、改めて診断するほうがいいでしょう。大学病院や大規模病院の講師・部長・科長以上で退職し、独立してさほどの年数のたっていない開業医も、ねらい目です。また、薬物治療中に超音波（エコー）検査で診たら卵巣が大きくなっているとか、CA-125（血液検査）が高くなっているなどがあれば、違う卵巣腫瘍（良性から悪性まで）の可能性があるので、CTをとるなど早めに診断し直しましょう。

さて、ここから後はみなさんが少しでも理解しやすいように、医師を便宜的に「松・竹・梅」に分けてお話しします。

Dr.松＝子宮内膜症の腹腔鏡手術を毎月一例以上執刀し（一～四期にわたり不妊も痛みも平等に手術する）、触診も画像検査も自分で判断し（画像判読医の判定があっても）、医学知識や医療技術の習得向上を怠らない医師（英語文献が読めたほうがベター）。

Dr.竹＝Dr.松の条件は揃っていなくても、（産）婦人科全般に実力のある医師。

Dr.梅＝手術から長く遠ざかっていたり、知識や技術の習得向上意欲のない医師。

あくまでも理解のためのイメージですが、約一万二〇〇〇人という日本の産婦人科医で*は、**Dr.松は1％、Dr.竹は三分の一、Dr.梅は三分の二というところでしょうか。**

都道府県医師会支部に連絡する方法がある。また、国立病院（国）や東京都立病院（自治体）などは全面開示。自治体病院の開示は増えているが、二〇〇〇年九月末に厚生省の担当部局に問い合わせたところ、全国自治体の開示状況は把握していないと言う。

＊産婦人科のある病院は約二五〇〇軒、診療所は約八〇〇〇軒（九六・九七年厚生省調査）。

確定診断には腹腔鏡手術を

子宮内膜症の確定診断とは、手術で目で見て病巣を確認し(腹膜病変・深部病変・癒着は手術以外に発見できない)、さらに取った病変の組織検査をしてはじめてできる判断です。* それ以外の診断は、推測でしかない**臨床診断**として、厳格に区別されています(ふつうの産婦人科医療界ではあいまいにしている)。

確定診断と治療を兼ねる最初の手術は、開腹手術より腹腔鏡手術(Dr.松・竹)のほうが望ましいです。腹腔鏡手術は、欧米では外来での局所麻酔手術も増えているそうですが(先進的な病院)、日本では一〜五泊ほど入院し、全身麻酔です。** なお、病巣があると確認しただけで腹腔鏡手術を終えてしまうなど基本的になく、治療(病巣処置、癒着剝離)も行います。しかし、医師が不妊医療に傾いている場合に、確認だけで治療処置しない検査的手術(のぞくだけ)がチラホラあります。最初から患者にそう説明していたならしかたありませんが、そうでなければ詐欺にあったようなものでしょう。***

ところで、驚くでしょうが、**手術を受けて確定診断された女性たちのなかに、Dr.竹・梅では、子宮内膜症ではないケースがあります**(反対に、Dr.竹・梅に臨床診断で子宮内膜症ではないと言われた女性のなかには、子宮内膜症の人がたくさんいる)。とくに、卵巣チョコレート嚢胞だったと言われた人では、血液がたまっていても出血性黄体嚢胞****の場合があるのです。その後、子宮内膜症の薬など追加され、何年も子宮内膜症だと思いこまされていたら、心身が受けている被害は甚大です。

*組織検査のない病院も多いが、一応は確定診断に入れている。

**入院日数の差は、患者の病状や病院のレベルや方針の差である。短いほうがいいとは単純に言えない。

***ただし、術者の力量が及ばず手がつけられなかったという説明があれば、問題は違ってくる。

****排卵後の黄体の中に血液がたまっただけの嚢胞。

また、Dr.竹・梅に子宮筋腫だと画像診断された女性たちのなかには、相当に子宮腺筋症があり（筋腫と腺筋症が合併しているか、筋腫ではなく腺筋症だけか）、子宮内膜症の合併も多いと言われています。* 子宮筋腫だと言われていて痛みが強い人、粘膜下筋腫ではないのに出血がひどい人などは、その可能性が高いでしょう。さらに、手術をして確定的に子宮筋腫だった人でも、確かに筋腫はあっても、子宮腺筋症や子宮内膜症を見逃されていることがけっこうあります。**

臨床診断は、Dr.松・竹とDr.梅では意味がまったく違う

画像検査までの臨床診断は、Dr.松・竹がその後の手術（確定診断兼治療）の適応を判断するのにたいへん重要な過程ですし、その後の病状診断としても欠かせません。しかし、Dr.竹・梅が臨床診断後（確定診断なし）にすぐ薬物治療を勧める場合は、よくない診断方法です。*** **このように、臨床診断は、行う医師とその後の進め方によって、天と地ほども意味が違ってくる診断です。医師は、子宮内膜症の女性を、問診・触診・画像検査・手術と、数多く自分自身でトータルに診断・治療してこそ、臨床診断の能力も治療の能力もみがけるのです。**

①問診（兼視診）

心身に起こっているすべての症状や、月経の様子、妊娠の経験、ほかの病気や治療の経験、特別な体質、結婚や子どもの有無などを話します。**** 鎮痛剤を使っている状況（商品名、量、効果）、鎮痛剤を使わない場合に生活や仕事に出る影響（日数や程度）、すでに子宮

*JEMA九六年データで、確定子宮内膜症の女性で筋腫もあると言われている人は19％。ただし、あっても言われていない人もいるので、実際にはこれ以上だろう。

**子宮筋腫の手術で癒着があった人は、クラミジアなどの性感染症や他の感染症の既往か、下腹部手術の既往がなければ、子宮内膜症が存在する可能性は高い。

***JEMA会員で、臨床診断のままで保険適応薬を処方されていたが、セカンドオピニオンによって子宮体がんや卵巣がんと判明し、子宮内膜症はなかったり共存していたりというケースがたまにある。

****問診表に書く病院が多い。だが、あらゆる疾患と異常に対応するもので、帯に短し、たすきに長し、はいなめない。

内膜症医療の経験があれば、具体的な医療施設名（医師名）、診断方法、治療内容、治療後の効果状況、代替療法やセルフケア・セルフヘルプの経験や効果などもすべて話します。以上は、メモやレポートにして渡すとお互いに有効です*（読みやすい字で簡潔に書く）。問診を自分で行わない医師、問診表を読んだ様子のない医師は、よくないでしょう**（Dr.松はDr.梅よりじっくり問診する）。よい医師は、問診からずっと視診しています（身体の動き、顔色、表情、声や話し方などで心身状態を診る。話の内容で情報レベルを診る）。

②触診（外診・内診・直腸診）

外診は、全身の様子を診る視診と触診です。他の疾患との区別に有効ですが、あまり行われなくなりました（幅広い知識と診断力をもった医師が減ったからだろう）。

内診や直腸診は、Dr.松・竹の場合は画像検査以上に有効で、必須診断方法です。しかし、Dr.梅の場合は信頼性が下がります。内診では、片手の人差し指と中指を揃えて腟内に挿入し、反対の手で腹部から子宮を押さえます***。直腸診は指を肛門に挿入しますが、腟直腸診といって、人差し指を腟に、中指を肛門に入れ、はさむ触診もあります（どちらも、病巣がよくできるダグラス窩付近の診断に有効）。**内診や直腸診では、子宮や卵巣の大きさ、柔らかさ、可動性（よく動くのがふつうで、動きが悪いと癒着を想像）、傾き、位置関係などがわかります。押したり動かしたりして、圧痛****を確認しながら異常を探ります。**

内診や直腸診はだれでも苦手ですが、子宮内膜症には重要な診断です（八七～八八ページを役立ててください）。ただ、ある程度のセックス経験がないとつらい検査なので、問診表に書くなどして自分のことを伝えましょう。小指で内診するとか、直腸診だけにすると

*過去の整理は、医療を受ける意味の確認になる。ただし、医師を評価したいときなど過去の詳細は言わないという診断の受け方もある。

**前述の子宮体がんのセカンドオピニオンに協力した医師は、問診で気づいた。

***内診の手順は、クスコという器具で腟を広げて腟内を視診し、綿棒でオリモノや子宮頸がん検査などをした後、指が挿入される。昔は内診の前後に温水で外性器を洗ったが、EBMがないのでやらなくなった。

****患者が痛いと感じ、医師は指先に抵抗を感じる。

か、医師は配慮して当然です。

また、子宮内膜症の世界的権威の一人であるコニックス・P・R（アメリカ）らは、もっとも診断しにくい膣と直腸の間、つまりダグラス窩の奥に潜った深部子宮内膜症（かなり痛い）は、腹腔鏡でも発見しにくいが*、月経期の内診・直腸診で見つかる、と説明しています。

＊腹腔鏡でも開腹でも、お腹の中の表面を見ているだけ。

③画像検査

Dr.松・竹でも、超音波（エコー）検査（経腹超音波より経腟超音波がはるかに有効、写真）で判断できるのは、卵巣チョコレート嚢胞と、はっきりした子宮腺筋症だけです（子宮筋腫はほぼわかる）。Dr.竹・梅では、他の卵巣嚢腫や子宮筋腫と間違うこともあります。MRI（核磁気共鳴画像）で判断できるのもこの二種類だけで、それぞれの判断ミスが超音波検査より減りますが、やはり癒着は見えません。CT（放射線コンピュータ断層撮影）は、卵巣チョコレート嚢胞と卵巣がんを区別するには有効ですが、絶対ではありません。子宮内膜症・子宮腺筋症・子宮筋腫などは、MRIがCTにまさっています。

超音波（エコー）診断装置

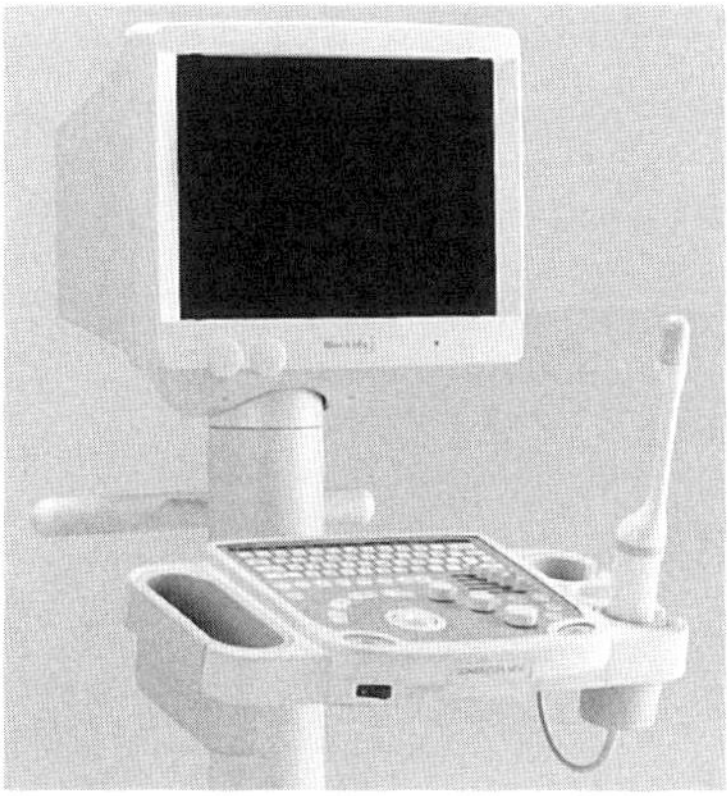

（提供：持田製薬）
医師とともに画面を見よう。腟に挿入するプローブ（右手前に立っている棒）の太さはメーカーによって多少違う。

どの画像検査も、いわゆる写真ではありません。超音波・磁気・放射線を使って身体のなかみを組織や細胞レベルまで信号化し、できるだけ忠実な画像として解析・表現しています。[*]私たちの目には超音波検査よりMRIの画像のほうがわかりやすいので、MRIをしたら、コピーを請求して自分で持っておきましょう。Dr.松の場合、超音波検査までで腹腔鏡を行うほうがよいと判断できると、MRIを必要としないことも多いです（一九一ページ**表7**のEAの1％に象徴されている。検査費用も高い）。Dr.梅の場合は、どの画像検査の信頼性も下がります。

*超音波は安全と言われていて、胎児診断にも使う。だが、磁気は影響不明で、放射線は被曝の悪影響がある。

④血液検査

CA-125という血液検査がよく行われます。これは腫瘍マーカーといって、おもに卵巣がんの補助診断方法の一つで、特別なタンパクを計る検査です。しかし、卵巣がんがあっても出たり出なかったりするし、子宮内膜症では半々だと思ってください。

一応、三五U／mℓというラインがありますが、たとえば子宮内膜症がなくても月経期は一〇〇U／mℓを超える人が多いし、三五U／mℓ以下でも確定子宮内膜症の人はいます。何百の単位であれば、子宮内膜症や子宮腺筋症はあるだろうと考えてください。また、子宮腺筋症では数百U／mℓから一〇〇〇U／mℓを超える人もいますが、ものすごく重症という意味ではありません。**この検査は、何らかの治療をする前に計り、治療中、治療後にも計って、治療の効果や再発を判定する指標として使うのがふつうです。**Dr.梅の場合、この数値を重要視する傾向があります。

(3) 医師の「松竹梅」で決まっていた日本の治療状況を、私たちの選択で変えていく

治療メニューはいろいろある

子宮内膜症の治療には手術治療と薬物治療があり、症状(とくに痛み)に対する治療も行われます(表8)。

表8のように、**子宮内膜症の治療メニューに低用量ピルを明確に入れる**のは、JEMAがはじめてでしょう。[*] 低用量ピルは、九九年九月に、なんと世界に三〇年近くも遅れて、ようやく日本の女性が使えるようになった避妊薬です。子宮内膜症や月経困難症の治療薬としても、同じく三〇年近くも前から、世界ではごく当たり前に使われてきました。日本の子宮内膜症の女性が、これほど長く低用量ピルを使えなかったことは、あまりにも不幸なできごとだったとしか言いようがありません。この間の日本では、旧タイプの副作用の強い中・高用量ピルしかないという異常状態が続いてきました。[**]

また、**対症治療**というのは、症状を和らげるための治療のことで(とくに痛みに対して行われる)、基本的に子宮内膜症の治療と同時に使えます。なかでも、漢方薬は、痛みをはじめとする諸症状の緩和や心身全体の低迷状態の改善に有効です。

さて、**表8**の治療メニューを使って医師ができるのは、次のような治療を勧めることで

＊ＪＥＭＡホームページの医療解説には九九年八月から掲載。

＊＊中・高用量ピルは月経困難症などの保険適応薬で避妊薬ではないが、二〇万人とも言われる女性が医師の処方で避妊薬として流用していた。

表8　子宮内膜症の治療メニュー（一般的な治療、工夫した治療、特殊な治療）

薬物治療	強い薬剤の短期治療	ダナゾール	4カ月まで／飲み薬(100mgと200mgがある)
		GnRHアゴニスト	6カ月まで（4カ月で十分とも言われる）
		スプレキュア	点鼻スプレー（1瓶は2週間分）
		ナサニール	点鼻スプレー（　〃　）
		スプレキュアMP1.8	注射（液体／1本は4週間分）
		リュープリン1.88	注射（液体／　〃　）
		ゾラデックス1.8	注射（半固形／　〃　）
		リュープリン3.75	注射（液体／　〃　）
	強い薬剤の低用量長期治療	ダナゾール GnRHアゴニスト	使用量を減らすか、アドバック*をする
		ダナゾール局所治療*	製品化されていないので、病院の薬剤部で作る
	弱い薬剤の長期治療	低用量ピル**	飲み薬（単一タイプ・2段階タイプ・3段階タイプなど9剤5種類）
		黄体ホルモン***	飲み薬（数種類）、注射
手術治療	保存手術	腹腔鏡手術か開腹手術	腹膜病変を焼く、癒着をはがす、卵巣チョコレート嚢胞を処置する、仙骨子宮靱帯や仙骨子宮前神経叢を切断する、臓器の位置を補正する、腹腔内を洗浄するなど
		アルコール固定	卵巣チョコレート嚢胞の処置（日本でしか行われていない）
	準根治手術	子宮全摘	開腹手術だけでなく腹腔鏡補助腟式手術もある
	根治手術	卵巣・子宮全摘	〃
対症治療		鎮痛剤	解熱鎮痛剤 非ステロイド系抗炎症剤(飲み薬・坐薬・注射の順に強い)
		漢方薬	生薬**とエキス剤（体調改善、鎮痛、冷え改善、心身安定など）
		その他の薬剤	抗痙攣剤、抗うつ剤、安定剤など
		鍼灸**	体調改善、鎮痛、冷え改善、心身安定など
		神経ブロック	麻酔科やペインクリニック（非常に疼痛が激しい場合に）

*　保険が使えるように工夫している病院と、そうでない病院がある。

**　保険適応はなく自費診療（漢方薬の生薬でも工夫して保険診療する医師も少しいる）。

***　デュファストンには子宮内膜症の保険適応がある。他の薬は月経困難症や月経機能異常などの保険適応で使える。

す。

＊いわゆる結婚年齢までは、病状の進み具合を遅くし、症状を緩和する保存治療。

＊本人が子どもがほしいのに不妊の場合は、妊娠改善治療（あるいは不妊医療、三五～四〇歳が限界）。

＊不妊が問題でないときは、症状を緩和する保存治療か、子宮内膜症と決別する根治手術としての卵巣子宮全摘手術（一般的には四〇歳前後以上）。

ただし、それぞれの効果が医師によって相当に違うことは忘れないでください（Dr.竹・梅は自分を越えた患者をかかえ込まず、自分以上の医師を紹介すべき）。なお、不妊医療は子宮内膜症医療ではありませんが、子宮内膜症合併不妊の人が腹腔鏡手術を受けることは、子宮内膜症の治療であり不妊医療でもあるという一挙両得になります（レベルの低い手術は不妊と痛みのリスクを増すだけ）。

また、**子宮内膜症の治療効果とは、良い状態の程度と、それが続く年月で考えるものです。それは、治療の種類でランクがあり、医師の力量や適応が正しいかどうかに大きく左右され、さらに患者の身体条件によっても幅が出ます。**[*] 通常の薬物治療の効果は、だれが処方しても同じです。しかし、医師によって副作用の把握力が違うため（把握しようという姿勢を含む）、リスク判断が遅れるなど、心身に損傷を受ける度合いが違ってきます。

＊本人に備わっている薬の解毒酵素の状態、内分泌や免疫系の状態など。

現代医療以外にも、私たちに役立つ道具はたくさんある

人間の病気や異常状態を解消・緩和するのに使える道具は、現代医療だけではありません。子

宮内膜症では、現代医療の麻酔科・ペインクリニック、神経科、心療内科や精神科なども利用範囲に入れましょう。

現代医療以外の**オルタナティブ（代替）療法**としては、和漢診療や中医学（どちらも漢方と言われる）、アーユルヴェーダ（インドの伝統医学）などの伝統医学が世界中にあります。また、鍼灸、あんまや整体、カイロプラクティック、さらに心理カウンセリングなど、治療師や専門家が行うものもあります。また、食餌療法（dietary changes）、エクササイズ（有酸素運動）、気功、ツボ療法、アロマテラピーなどは、少し学べば自分で行えるものです。下半身浴をはじめとして、衣食住を心身に心地よいものに改善するなども、自分で取り組めます。また、女性学やジェンダーを学ぶと*、長年で鉛のようにたまった重荷がスッと軽くなることがあります。これらのなかで、他者に一方的にやってもらうものでなく、自分が主体的に行うものを**セルフケア**（第4章）とよびます。

EA北米九八年データでは、六割の女性が何らかのオルタナティブ療法の経験があると答え、おもなものの効果は50％前後と答えていました。

日本と北米の治療状況は正反対で、薬物治療の様子も違う

表9を見ると、日本と北米の治療経験の違いは明らかです。アメリカとカナダの手術治療（腹腔鏡、開腹、子宮摘出、卵巣摘出）を全部足すと133％になり、96％もいる確定診断者たちは（**表7**参照）、違うタイプの手術を複数経験しているとわかります。ところが、JEMAデータ（総合七〇一人）の場合は手術治療を合計しても49％で、確定診断者の割

＊自治体の女性センターなどの講座が利用しやすい。

合とほとんど同率です。違うタイプの手術を経験している人はわずか一八人（3%）で、手術は一回だけの経験という人が大半なのです*（全摘手術が確定診断になった人たちさえいる）。

一方、強い薬物治療であるダナゾール・スプレキュア・ナサニール・リュープリンの使用経験を見ると、EAはのべ81%ですが**、JEMAはのべ139%も経験しています。つまり、**日本は、手術経験者は北米の三分の一強だけなのに、薬の経験者は一・七倍という正反対の状況なのです*****（気象用語的にいうと薬高手術低）。

表9　日本と北米の治療経験の比較（単位%）

<table>
<tr><th colspan="2"></th><th>EA 98年
(4000人)</th><th>JEMA96年
(701人)</th><th>確定
(325人)</th><th>臨床
(376人)</th><th>厚生省研究班
A班97年
(2330人)</th></tr>
<tr><td rowspan="4">手術治療</td><td>腹腔鏡</td><td>69</td><td>18</td><td>38</td><td>0</td><td>12</td></tr>
<tr><td>開腹</td><td>28</td><td>27</td><td>59</td><td>0</td><td>13</td></tr>
<tr><td>子宮摘出</td><td>17</td><td rowspan="2">4</td><td rowspan="2">9</td><td>0</td><td>—</td></tr>
<tr><td>卵巣摘出</td><td>19</td><td>0</td><td>—</td></tr>
<tr><td rowspan="8">薬物治療</td><td>ダナゾール</td><td>24</td><td>42</td><td>50</td><td>36</td><td>5</td></tr>
<tr><td>スプレキュア</td><td>0</td><td>66</td><td>73</td><td>60</td><td rowspan="3">39</td></tr>
<tr><td>ナサニール</td><td>12</td><td>12</td><td>10</td><td>13</td></tr>
<tr><td>リュープリン</td><td>45</td><td>19</td><td>21</td><td>17</td></tr>
<tr><td>ピル</td><td>74</td><td>14</td><td>14</td><td>14</td><td>4</td></tr>
<tr><td>黄体ホルモン</td><td>21</td><td>—</td><td>—</td><td>—</td><td>—</td></tr>
<tr><td>漢方薬</td><td>16</td><td>48</td><td>46</td><td>50</td><td>7</td></tr>
<tr><td>鎮痛剤</td><td>78</td><td>58</td><td>54</td><td>61</td><td>16</td></tr>
</table>

（注1）　JEMAやEAは個人の経験、厚生省研究班は病院患者の定点調査。
（注2）　EAの手術は診断の手術とは別。
（出典）　JEMA96年データ・EA北米98年データ・厚生省研究班A班97年データ。

JEMAの臨床を見ると、確定とほぼ同じように薬物治療を経験しています。欧米では、確定診断のない女性に保険適応薬は基本的に使いません。あなたは、確定診断がなくても、つまり手術を一度もしなくても薬を使ってくれる日本の医師のほうが、親切だと思いますか？

また、**EAの薬物治療で特徴的なのは**（鎮痛剤を除く****）、

*九六年八月調査以降は、JEMA情報を活用した複数の腹腔鏡手術治療経験などが増えている。だが、長くJEMA情報を知らずに過ごした女性たちでは、いまだに全摘手術が確定診断となる四〇代も多く、長年の痛みには薬物治療を繰り返していた。

**スプレキュアは、北米では発売されていない（ドイツ企業の製品だからか）。

***表9では、一人がスプレキュアを三クール使用しても、スプレキュア経験者の一人としてしかカウントされない。実際は、日本の一人の薬体験は複数クールが多いので、のべ薬体験はもっと多い。

****日本と北米では、鎮痛剤使用率がかなり違う。自覚症状比較でも痛みが日本より強かったように、痛みに対する耐性、訴える度合いの違いだろうか。それにしても日本人は我慢しすぎる。

低用量ピルが第一位で、74％もの女性が使っていることです（日本は九六年調査当時は中・高用量ピルなので、単純比較はできない）。結局、長い病気ですから、複数回の手術を利用し、通常薬物治療も二回くらいは利用しながら、それらの間を低用量ピルの利用でまかなっているわけです。

ＪＥＭＡがこのデータを見たのは九八年夏のケベック世界会議ですが、その後、一気に、日本に低用量ピルがないことへの怒りが沸騰しました（不覚にも、低用量ピルで治療できると知らなかった）。それで、超党派議員や各種団体と共同して低用量ピル導入の要望書を出すなどした結果、九九年六月に、世界でほぼ最後の国として低用量ピルが承認され、九月から使用が始まったのです。

日本で承認されたのは生活改善薬である避妊薬としてで、何の保険適応もない自費診療です（病院が自由に価格設定できるが、一パック三〜四週間分で二〇〇〇〜三〇〇〇円が常識）。子宮内膜症や月経困難症の女性は、低用量ピルを治療薬として使うわけで、保険が効かないのは変なのですが[*]、避妊薬としての臨床試験しかしていないのでしかたありません。ただ、世界でも低用量ピルは避妊薬であり、治療薬に転用しているだけです（価格や販売方法は各国で違う）。たとえ自費でも、子宮内膜症の保険適応薬よりずっと安いので、いまのところは問題ないと思っています[**]。

*副作用の強い旧タイプの中・高用量ピルには月経困難症の保険適応があるという、ねじれ現象が起こっている。

**もっとも高いリュープリン3・75は六カ月分（二四週）で約三六万円、もっとも安いナサニールで約一七万円、うち二〜三割が自己負担。ピルは同期間の実薬連続使用で一・六〜二・四万円。

痛みでも不妊でも保存治療の中心は手術で、薬ではない

これまでの一般情報は、以下のような論調のオンパレードでした。

「子宮内膜症の診断は、腹腔鏡で確定しなければならない。だが、全身麻酔の手術なのですべての人にできるわけではなく、内診や画像検査で診断する。子宮内膜症には薬物療法と手術療法とその併用がある。軽症や中等症や閉経前の逃げ込み療法には薬物療法が効くが、病状が進めば手術療法が必要となる。卵巣チョコレート嚢胞にはアルコール固定がある。不妊には腹腔鏡がいいらしい」*

ハッキリ言いますが、これは完全な間違いで、子宮内膜症の保存治療の基本は手術治療です（もちろん良質の手術）。これまでの一般情報がなぜ間違っていたかというと、専門医でない執筆者の場合は子宮内膜症という病気の医学をきちんと知らないからにすぎず（第2章）、専門医の場合は、書きたくても書けない医療界の事情があるからでしょう。**

子宮内膜症が発達したり、痛みや不妊を起こすのは、おもに病変の活動のせいでしたね（第2章の炎症反応、ミクロの戦士や作業員たちの迷走や暴走、痛みや不妊の諸要因などは、この病気の最重要ポイント）。**ということは、子宮内膜症の保存治療（痛みでも不妊でも）は、病変や癒着そのものを何とかすればいいという話になります。そして、その手段としてもっとも効果的な治療は良質の手術であり、正しい適応で、癒着が複雑化しないうちに行いたいものです。*****

活動性病変の量が減れば減るだけ、病変があることで発生していたさまざまな痛みや不妊は改善します。また、癒着をできるだけはがせば、各臓器や腹膜の間の無理な緊張が減り、血流が回復し、各臓器の健全な動きも回復するので、癒着のせいで発生していた痛みや不妊が改善します。さらに、最後に腹腔内を洗浄するので、ミクロの戦士や作業員たちを一応は追い払え、そのせいで発生していた痛みや不妊が改善します。

ただ、卵巣が通常レベルで活動しているかぎり、そのまま五年も一〇年もだいじょうぶ

*ここで気づいた人が多いと思うが、本書では「療法」という用語は使っていない。これは、いままでの治療に対して批判的であるため、まるで確立した治療法であるかのような「療法」は使いたくないから。

**専門医を責める気はない。内部にいる者は、内部にも社会にも本当のことはなかなか言えない。日本の医療界で、内部の人が医療界と社会に対して本当のことを発言して本も書いたのは、近藤誠氏（慶応大学放射線科）が最初だろう。手術をしない産婦人科医が何割いるか知らないが、専門医の一番の遠慮は彼らへの遠慮だと思う。

***Dr.松・竹の腹腔鏡手術が望ましいが、Dr.竹の上級者の開腹手術もいい。手術による新たな癒着発生もなかにはあるが、一～二週間後にセカンド・ルック・ラパロスコピー（初回手術の効果を見る腹腔鏡）をしてはがし、腹腔内観察もすると、Dr.松・竹なら効果的。

とは言えません。病変の再発による痛みや不妊の再発はいずれあります。このように、**子宮内膜症は明らかな外科的疾患です。**

ただし、以上のことは効果的な手術（腹腔鏡、開腹）のできる医師を選ばなければ、成り立たない話です。ですから、日本の現状はしんどいです。しかし、だからといって、強い薬物治療を繰り返してはいけません。低用量ピルを活用しましょう。

治療でもっとも高い効果が長く続くのは、Dr.松の腹腔鏡手術

手術についてEA資料は、「手術治療は腹腔鏡で行うが、シビアなケース*は開腹もある」と書いています。どうして、診断（同時に治療）も治療も開腹より腹腔鏡のほうがいいのかわかりますか?

それは、子宮内膜症は、効果的な手術治療を受けても、何年かすれば再発してくることが多く、複数回の手術を必要とする可能性のある疾患だから。つまり、手術ダメージは、少ないほうがいいのです。**開腹手術はお腹を一〇～一三cmも切り開きますから（皮膚・脂肪層・筋肉層・腹膜を全部切り開く）、一回も受けると手術ダメージが強くなり、子宮内膜症とは関係のない癒着や神経損傷などで痛くなる可能性が増えます（開腹することと、お腹の中での処置作業による）。もちろん腹腔鏡でも、お腹の中での処置作業は開腹と似ているため、医師のレベルによっては、回数が重なると手術癒着による痛みのリスクは増えます。

ただし、日本の場合、いま書いたことは、腹腔鏡が開腹と同レベルかそれ以上にできる一人の医師について言えることです。現実には、A医師の開腹とB医師の腹腔鏡のどちら

*子宮や卵巣と腸・直腸・膀胱などが面で癒着している人。

**EAデータを見ると、三回・四回と手術している人がけっこういるし、多い人では一〇回以上もあるらしい。

にしようかと悩むことが多いわけですから、むずかしい選択です。

とりあえず言えることは、開腹にしろ腹腔鏡にしろ、毎週一例以上の何らかの手術（帝王切開以外）をしている医師がいいでしょう。また、毎週一例以上の何らかの腹腔鏡をしている医師と、何らかの開腹をしている医師なら、前者がいいでしょう。また、子宮がんや卵巣がんの開腹手術を中心的に行っている医師は上級の開腹技術者なので（腹腔鏡ができなくても）、Dr.松以外の腹腔鏡の医師よりいいでしょう。

それでも、卵巣子宮全摘以外の保存手術なら、だれのどんな手術でも、再燃・再発の可能性があることは忘れないでください*（Dr.梅は術後すぐの取り残しによる再燃が多く、手術癒着の痛みがプラスされることも多い）。また、Dr.松の適応の正しい腹腔鏡なら、発症から閉経までに三～四回ほど手術してもさほどの問題はないでしょう。

ただし、以上のことは、子宮内膜症の病巣や癒着に対する治療として言えることです。実際は、前回の手術で発生した広い癒着や強い癒着などのある人も多く、子宮内膜症の手術は高度になってしまうのです。自分の痛みが純粋に子宮内膜症によるものなのか、手術癒着の痛みも加わっているのかは、次の手術をDr.松・竹がするまでわからないのです。

＊Dr.松でも、早ければ二年で再発するかもしれない。ただし、再燃の痛みは術前と変わらなく強いが、再発は痛みはじめたことを言うので、術前の強い痛みになるにはさらに年月がかかる。

腹腔鏡手術とは

いまや世界中で、多くの手術が開腹から内視鏡に変わりつつあり（腹腔鏡、子宮鏡、胸腔鏡、膀胱鏡などを総称して内視鏡という）、それは初期がんにまで進んでいます。なぜかというと、内視鏡は、開腹のように身体を大きく切り開かないので、手術操作による侵襲性**

＊＊身体が傷ついたり機能が障害される度合い。

がかなり低いというメリットがあるからです。それで、退院が早くなるので（外来手術や一泊手術もある）、医療費が減り、患者の休業による社会的損失も減り、病院の回転も早くなります。また、痛みが軽いので、日常生活や仕事復帰が早くでき、見た目の傷もずいぶん違うなど、いいことが多いわけです（がん手術や救急手術などは開腹のほうがメリットが大きい）。もちろん、未熟な内視鏡がダメなのは当たり前です。

ところが、日本の産婦人科では、腹腔鏡を効果的に行える医師はまだまだ少なく、どちらかというと子宮内膜症以外での使用が多いのです。子宮内膜症に行う場合でも、多くの病院では、子宮内膜症合併不妊の診断・治療と、五～六cmを超えた卵巣チョコレート嚢胞の治療などに限られているようです。

そうしたなかで、九四年に産婦人科の内視鏡手術が保険適応になって以来、年々適応は拡大されています。**日本産科婦人科内視鏡学会**（腹腔鏡・子宮鏡・卵管鏡の手術学会）を中心に、上達しよう、普及させようという機運は高まっています。産婦人科で内視鏡を推進する医師のみなさんは、ＪＥＭＡとしては基本的に応援しますが、ぜひ、合併症発生状況などの情報開示をしながら進めてください（また、マスコミは内視鏡手術ばかりチヤホヤしたり危険視したりせず、開腹手術についても同様に報道すべきである）。

腹腔鏡手術が開腹手術と違う点をもっと細かく見ましょう。

① お腹の中を手で触らないので、侵襲性が低い（ただし、開腹で役立つ触感はない）。

② 一〇倍以上に拡大視できるので、初期病変や癒着奥の病変も処置できる（ただし、医師による）。

③ 手術室の医療者全員にテレビモニター画面が見えるので、手術の詳細を同時体験で

おもな腹腔鏡手術器具

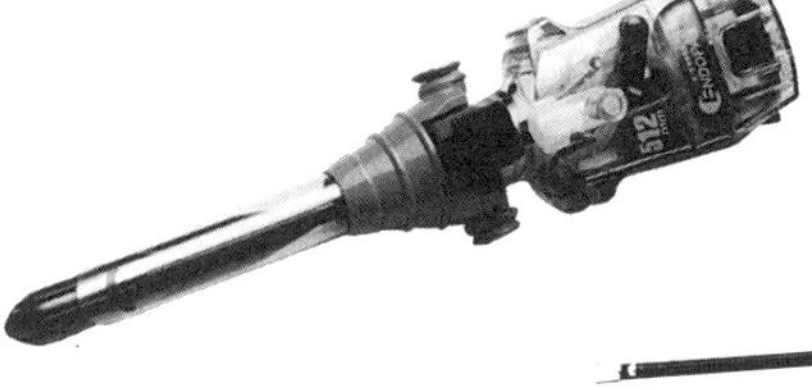

トラカール
いろいろな手術器具や小型カメラをさしこむ中継管。直径5～10mm。

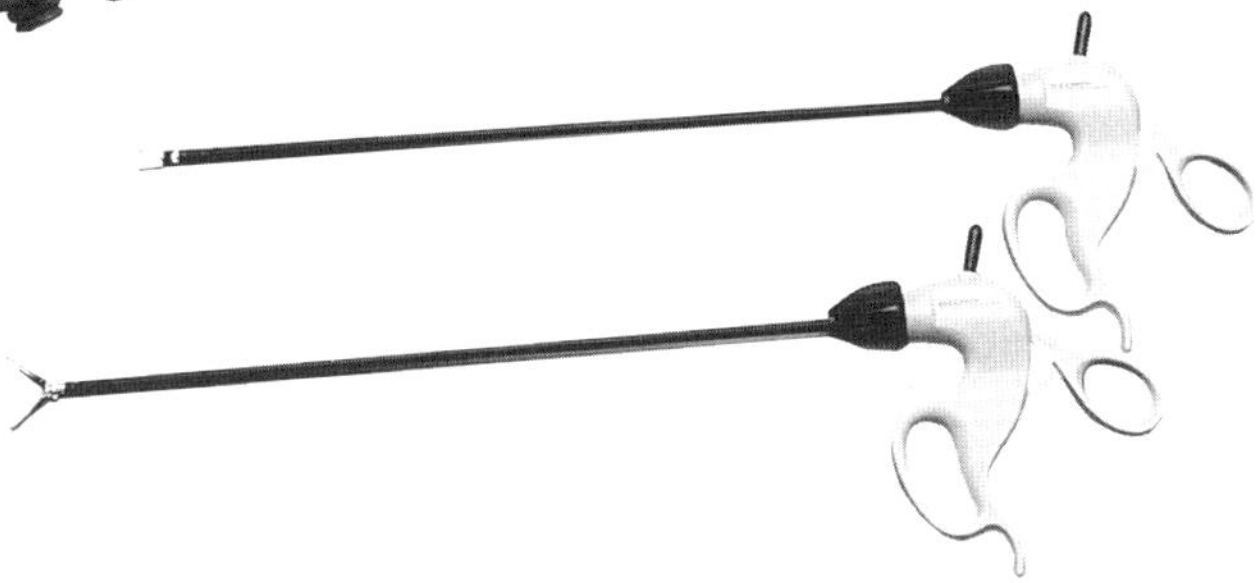

直径5mmの電気メス

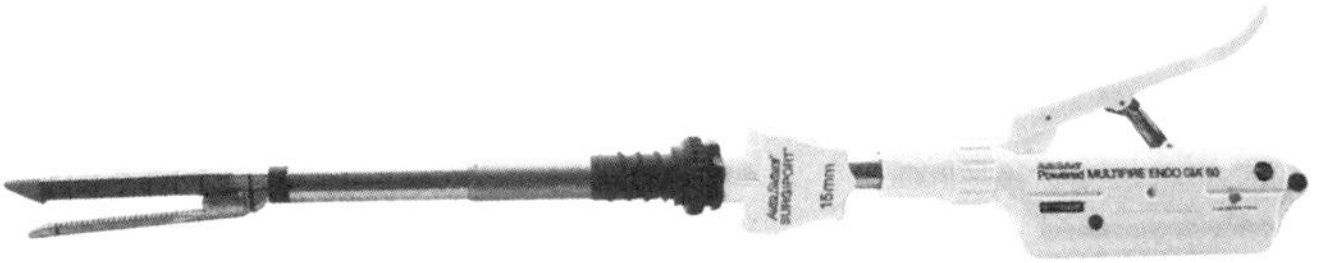

自動縫合器

（提供：ジョンソン・エンド・ジョンソン、オートスーチャージャパン）

メスには電気メス、レーザーメス、超音波メスがあるが、電気メスでだいたいのことはできる。どのメスを使っても保険診療である。

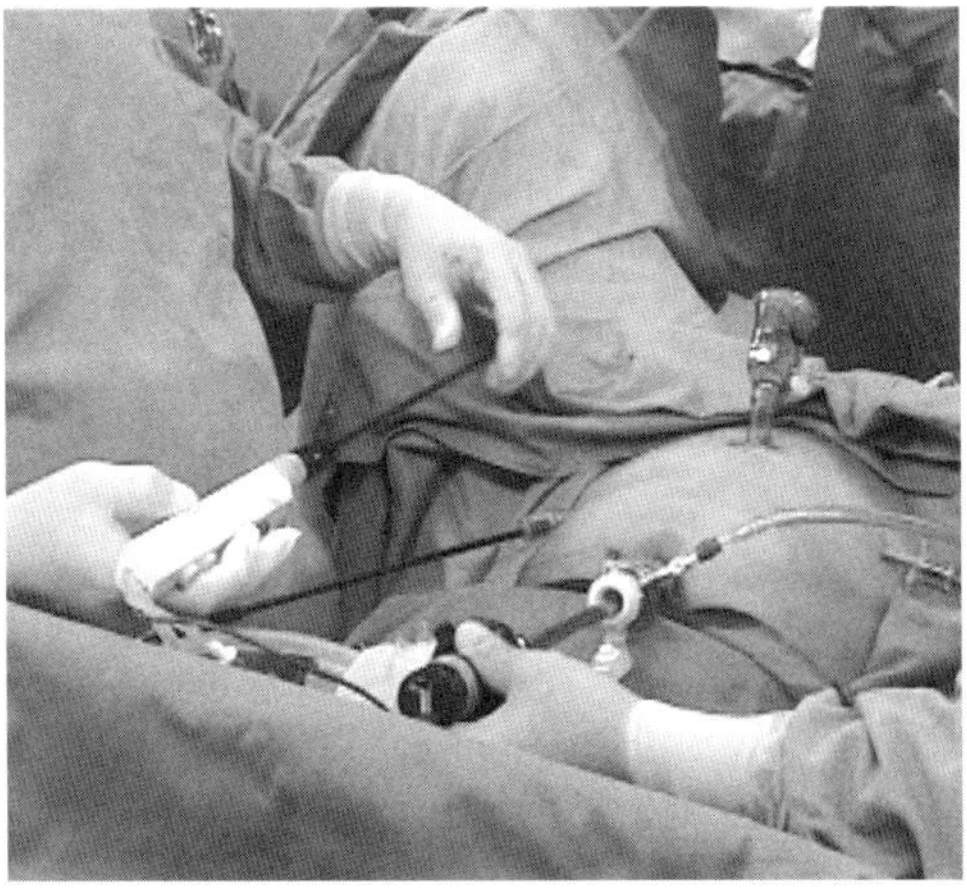

腹腔鏡手術風景

き、医療者同士でオープンな医療となる（開腹は、室内の全員は見られない）。

④ ビデオ録画するので、患者に見せながらの説明やビデオコピー提供ができ、医療者同士の研修にも使える。医療ミスなどの証拠能力も高く、社会的にオープンな医療となる。

⑤ お腹の中を実際に目の当たりにしないので、初心者には立体感や距離感がむずかしく*、開腹とはまったく違う研修態勢が必要だが、教育は開腹ほど確立されていない。

⑥ 腹腔鏡は開腹が基礎となる。だが、腹腔鏡が増えている病院では、若い医師に開腹を教える場が減少している。

さらに、全身麻酔をする（通常は五mm～一cm幅の器具を使うが、二～三mmの細径器具を使った局所麻酔手術も開発されつつある）、炭酸ガスでお腹を膨らませて操作しやすい空間をつくる**（世界で一般的な気腹法）、手術翌日から動けるので癒着防止にいいなども、違う点でしょう。なお、Dr.松の腹腔鏡手術でも、手術の途中で開腹手術に変更される確率は1～2%あります。

合併症はどんな手術にも起こりえることで、最悪は死亡します。腹腔鏡に特徴的なのは、ガスが血管内に入って血管がつまるとか、横隔膜から胸に抜け出た少量のガスのせいで肩が痛むなどです。臓器や尿管や尿神経を傷つける、多量出血する、感染症を起こす、術後に腸捻転《ねんてん》を起こす、麻酔事故などは、開腹でも腹腔鏡でも起こりえます***。医師の「松・竹・梅」によって成果が驚くほど違うのは、どちらも同じです。

腹腔鏡手術（保存手術）でももっとも上級レベルのものは、ダグラス窩閉鎖癒着をきれいにはがし、その奥にある病巣を摘出する手術（開腹でも同様にむずかしい）で、痛みはかなり改善します。なお、腹腔鏡下手術という表現もあります。これは、昔の検査だけの腹腔

*切開や焼灼《しょうしゃく》（焼く）や凝固（乾燥させて固めてしまう）は比較的簡単だが、縫合や結紮《けっさつ》（血管を切って留める）がむずかしい。

**吊り上げ法もある。ガスを使わず、お腹を金属などでテント状に引っぱり上げて空間をつくる。

***合併症発生時のすみやかな処置は、腹腔鏡では熟練が必要である。

鏡と区別し、治療することを強調した表現です。

卵巣チョコレート嚢胞の保存手術

子宮内膜症の保存手術を何度か繰り返している人には、卵巣チョコレート嚢胞のある人が多いようです。一つの卵巣に嚢胞は一つの場合（単房性）もありますが、複数の嚢胞ができるケース（多房性）も多くあります。ですから、目立った嚢胞だけを処置しても、五㎜以下の嚢胞などを見落とすと間もなく成長してしまうのです。卵巣チョコレート嚢胞の処置方法には、三つあります。*

① **嚢胞核出**（卵巣から嚢胞部分だけ取り去る。もっとも治療効果が高いが、ややむずかしい。下手にやると卵巣のよい部分もたくさん取ってしまい、卵巣が機能低下することもある）。（巻頭カラー写真）

② **嚢胞内焼灼**（内容液を吸引して嚢胞を切り開き、嚢胞内壁の何カ所かを焼く。比較的簡単で、直後の妊娠トライや一㎝以下の嚢胞によいと言われる。焼きすぎると卵巣がダメになるし、焼きたらないと再燃が早い）。

③ **アルコール固定**（経腟で行う場合と、腹腔鏡手術中に行う場合がある。①②より簡単で、日本だけの治療、後述）。

ただし、チョコレート嚢胞があっても、何年も成長が止まっている若い確定診断の人たちもいます。手術効果が高かったのか、卵巣チョコレート嚢胞にタイプがあるのかは（活動的か、おとなしいか）、わかりません。

＊妊娠機能を保存するには徹底的な嚢胞処置はかえってあだとなり、排卵や卵子の質に影響が出る可能性がある。だが、再発や痛みの改善には必要。嚢胞の処置方法は、患者の適応と希望で決まると思うが、現実には医師の技術レベルで決められているだろう。

Dr.竹・梅の場合、手術による癒着が卵巣や卵管のまわりに発生し、痛みが増し（月経後から排卵に向かう時期の下腹部痛など）、不妊状態もきつくなったという女性たちがいます。なかには、若い女性の繰り返す囊胞成長に、短期間に二回も三回も開腹手術をしている医師がたまにいて、複雑な癒着による下腹部痛がひどい場合などは犯罪に等しいとしか思えません。また、囊胞を手術したら、子宮内膜症ではなく、他の良性卵巣囊胞（皮様囊胞など、第2章参照）だったというケースもあります（Dr.竹・梅）。さらに、何の囊胞だったのか聞かされず、子宮内膜症かどうかあやふやな女性もたくさんいます。

さて、**「経腟アルコール固定」は、手術治療に入ると思いますが、手術設備がなくてもできる可能性もあり、安易に行われるのがこわい治療です。*** 一定の手術経験のないDr.梅が行う場合と、Dr.竹が患者の適応を考えて行う場合とでは、ずいぶん意味が違ってきます。方法は、次のようになります。

①超音波エコーで見ながら腟から長い針を差し込み、②卵巣にたまっている血液を吸い出し（濃いと簡単には出てこない）、③生理食塩水で囊胞内を洗浄し、④純粋アルコール（エタノール）を注入して五〜一〇分ほど置き（囊胞内壁細胞がアルコールの脱水作用で壊死する）、⑤注入したアルコールを抜き取る。

問題は、針を刺した部分からアルコールが腹腔内に漏れ、アルコールが触れた腹膜や漿膜が脱水壊死し、強い癒着が発生するケースがけっこうあることと（物理的不妊や痛みを招く）、卵巣がんだった場合にお腹の中にばらまく可能性が大きいことです（最悪は死亡）。また、囊胞病変の組織検査ができないので確定診断はできませんし、アルコールが囊胞壁全体に触れたかどうかも確認できません。さらに、お腹の中の腹膜病変や深部病変、子宮

*日本でしか行われていないという意味をよく考えてほしい。

腺筋症や癒着には、いっさい手をつけられません。

ただ、卵巣チョコレート嚢胞の手術をした女性の卵巣が再び腫れ、画像ではチョコレート嚢胞らしいけど、今回は手術は避けたい場合は（時期的、心情的に）、役立つ治療です。

保存手術を有効にできる医師にめぐりあえないときは

日本の子宮内膜症の女性は、大きく次の三つに分かれるようです。

Aグループ＝保存手術も薬物治療も使ったことがあり、あまりひどくはなっていない。

Bグループ＝保存手術と薬物治療のどちらも使っているけれど、四週間の半分以上がつらい（三〇代で全摘手術が必要になる人もいる）。

Cグループ＝薬物治療だけで、半年から一年おきなどに薬を使い、症状のつらい時期と副作用のつらい時期を繰り返しながら、四〇歳前後で全摘になっていく。

AとBの違いは、単に病状の差というケースもあるでしょうが、出会った医師のレベルの差が大きく左右しているでしょう（Bは、手術癒着や縫合のひきつれなどが原因で痛みが複雑に広がっている）。Cは、手術がこわいというよりは、出会った医師が何ができるのかと、本人がもっている情報の差や行動の差によるのではないでしょうか。

よい医師になかなかめぐりあえないなら（需要と供給のバランスはあまりに悪い）、とりあえずはBよりCでいるほうがいいでしょう。Cの人は、今後は低用量ピルを大幅に取り入れればいいのですから。

医師の「松・竹・梅」を知るには、医師に年間手術件数やそのうちわけを聞くしかありませんが、フランクに答える医師は多くはありません。こういう情報こそ、信頼できる第三者医療評価機関をつくって、収集整備してほしいものです。

強い短期薬物治療（GnＲＨアゴニスト・ダナゾール）のメカニズムと限界

子宮内膜症の強い短期薬物治療は、Dr.梅のなかの手術をしない医師や有効な手術ができない医師、そして（情報不足だったり心理的にこわいなどで）手術が選択できない女性にとって、当座の時間かせぎにはなります。しかし、同時に、強い副作用のため、子宮内膜症以外の心身はマイナスに動き出す治療です。

GnＲＨアゴニスト（スプレキュア・ナサニール・リュープリン・ゾラデックス）は、偽閉経療法とよばれます。[*] 脳の下垂体のレセプターを使い切ることで、下垂体から卵巣へ行く命令ホルモン（ＦＳＨ、ＬＨ）を激減させ、卵巣の女性ホルモン分泌を止める薬です（下垂体のレセプターがないからホルモンは十分に出ていると、脳が勘違いしている状態）。なお、最初の二〜四週間はフレアーアップ現象といって、女性ホルモンが大量に分泌されて、病気が悪化する可能性のある時期です。

また、**ダナゾール**[**] **（ボンゾールほか）**はステロイド剤の仲間です。男性ホルモン作用が少しありますが、脳への作用は排卵をうながすＬＨをおもに抑えるだけです。むしろ、病巣への直接作用が少しあると言われています。以前は偽閉経療法に含まれていましたが、最近は**ダナゾール療法として区別されています。**

いずれも、排卵を止めて月経を止める薬です。月経痛、月経時の腰痛・下痢・頭痛などの

＊以前はGnＲＨアナログといっていたが、厳密にはアナログ（類似薬）のなかにアゴニスト（作動薬）とアンタゴニスト（拮抗薬）がある。現在アンタゴニストが子宮筋腫の臨床試験中で、論文などに出るケースが増えたため、区別して表現するようになった。

＊＊後発品とよばれる安い薬が一〇種類はどあるが、ボンゾールがシェアの大半を占める。

子宮内膜症の保険適応のある薬

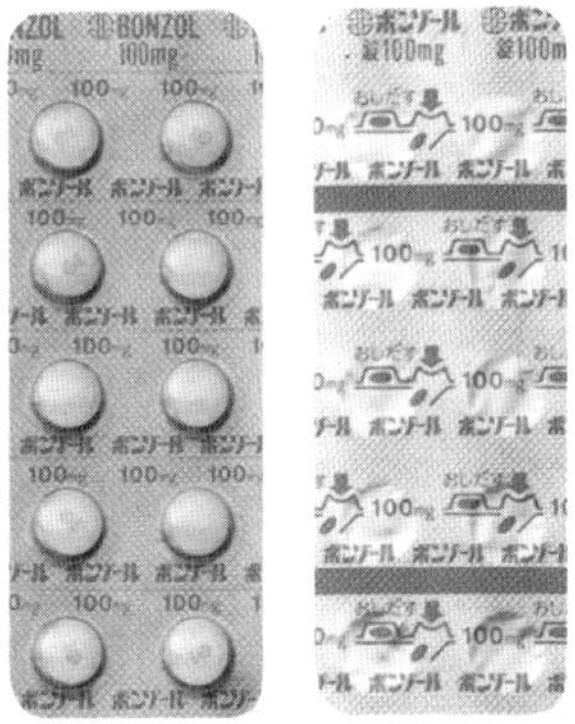

ボンゾール（提供：三菱東京製薬）

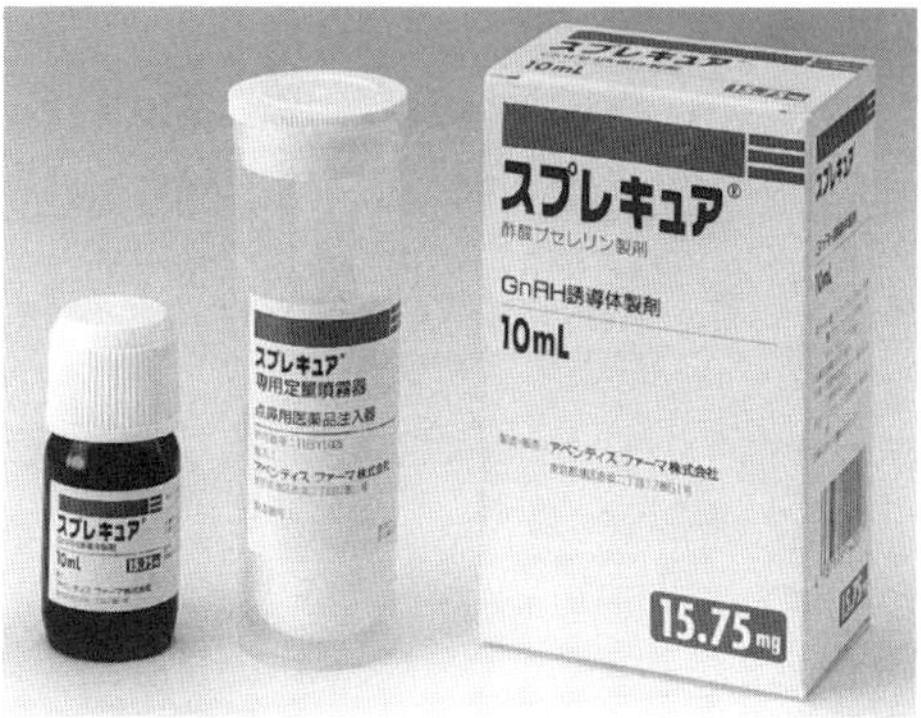

スプレキュア（提供：アベンティス ファーマ）

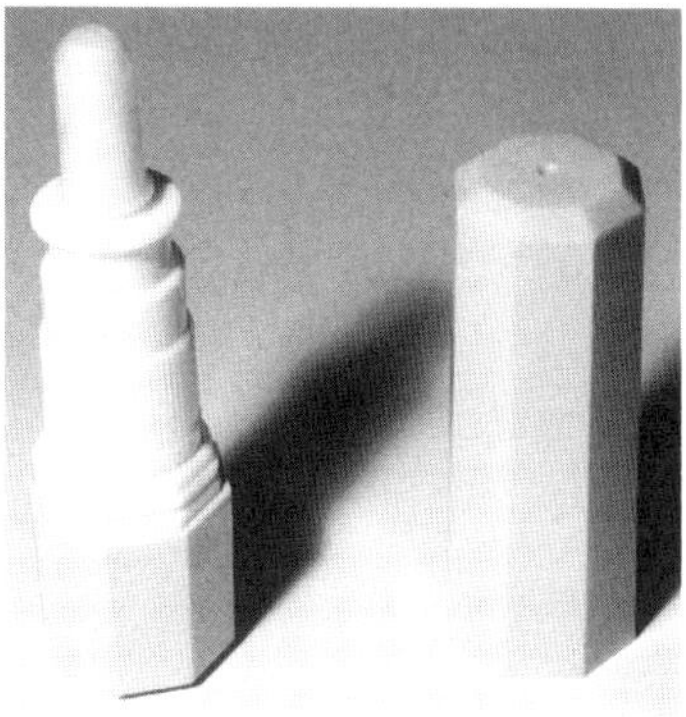
ナサニール（提供：山之内製薬）

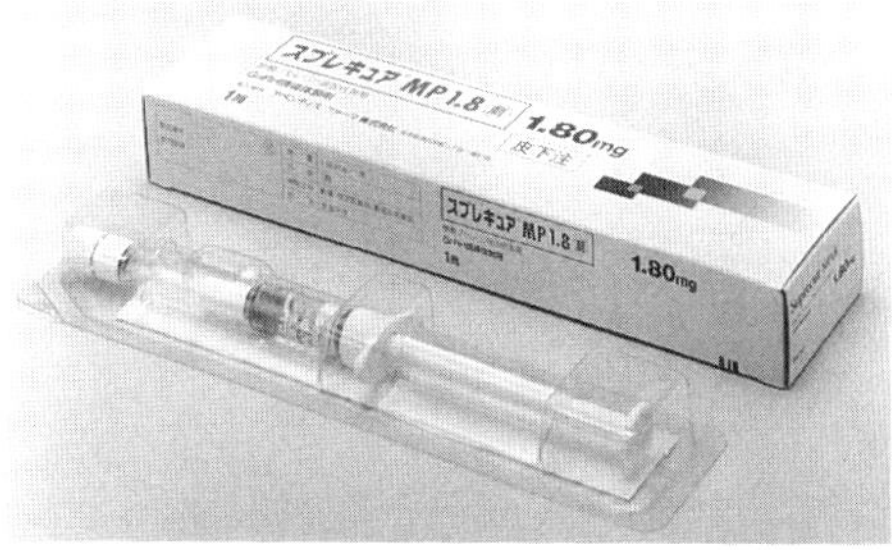

スプレキュアMP1.8（提供：アベンティス ファーマ）

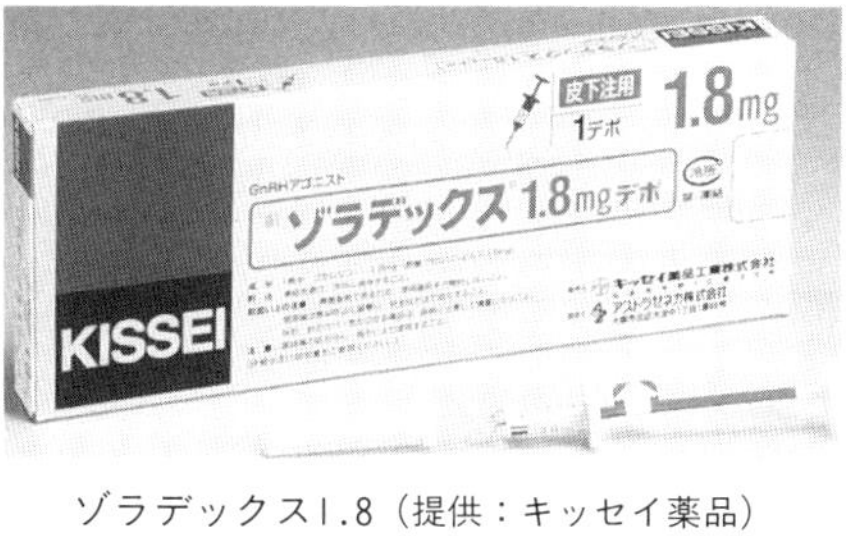

ゾラデックス1.8（提供：キッセイ薬品）

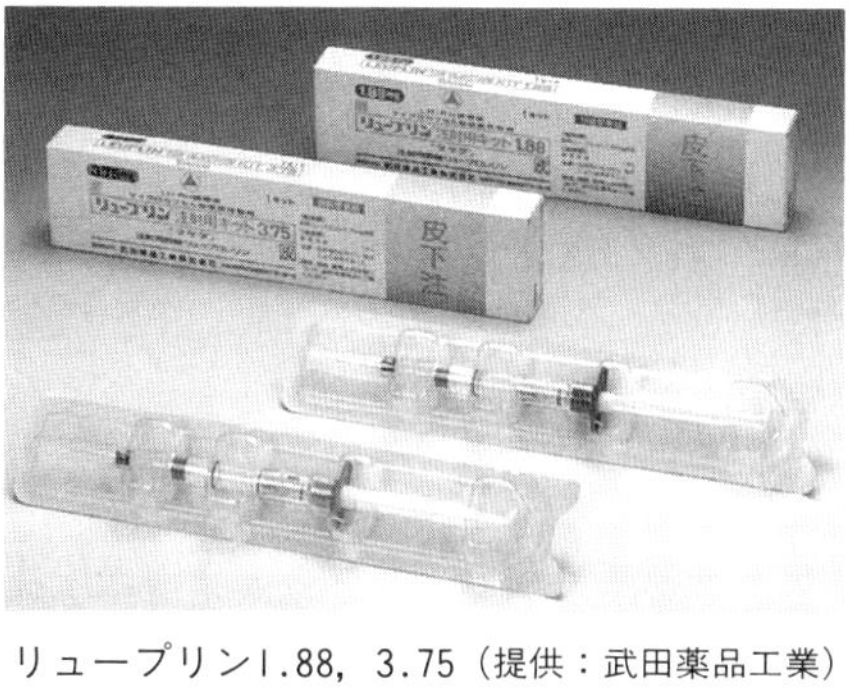

リュープリン1.88，3.75（提供：武田薬品工業）

月経随伴症状、月経時以外の下腹部痛のうちの卵胞成長や排卵にかかわるものなどが解消します（癒着や瘢痕化病変による直接の痛みなどには効かない。もちろん手術の癒着による痛みにも無効）。つまり、**使っている一クールの期間は、使っていない場合と比べると病気の進行を間接的に抑えたことになり**（ある程度の時間を止める）、**使用中と月経が再開するまでの期間は症状の大半を改善しているわけです。**

しかし、使用中は大半の人にかなりの副作用が出ます（添付文書の項目を全部拾うと九〇項目以上、**図20**参照）。それで劇薬指定が多く、**六カ月を超える投与の安全性は確立していない***とおもな添付文書には書かれているのです。** また、使用終了後に月経が再開すれば、まもなく元の木阿弥で、病巣は再燃します（病気のスイッチが再び入ると考えよう）。

それぞれの薬の特徴を**表10**にまとめました。一〇～三〇年もつきあう可能性のある子宮内膜症で、「半年以上の連続使用の安全性はない」という薬が使用中と月経再開までの症状を緩和する程度の効果で、なぜ治療薬の保険適応がもらえるのか、薬事行政に対して大きな疑問です。

ところで、ダナゾールは一クール四カ月、GnRHアゴニストは六カ月という標準使用法（用法）がありますが、玉舎《たまや》輝彦氏（岐阜大学教授）によると、いずれも四カ月を超えると病巣縮小率は変わらなくなり、しかも40％の女性は縮小すらせず無効なので、**どの薬も四カ月の使用で十分だということです*****（Dr.梅のなかには、六カ月使わないと効果がないと脅迫・強制する医師がいる）。

これらの薬には**別の利用法**もあります。手術の直前まで二～三カ月ほど使って手術を行いやすくするとか（病巣縮小により術中の出血が減り、手術時間が短くなると言われる）、手

＊この種の記載は九八～九九年にやっと加わった注意事項。

＊＊巻末資料に代表的な添付文書をつけた。GnRHアゴニストはどれも同様と考えてよいが、実際は製品によって使用上の注意や副作用の表示の細かさが違う。JEMAでは、会員向けに全添付文書集を発行している。

＊＊＊『新女性医学体系19 生殖・内分泌 子宮内膜症 子宮腺筋症』（中山書店）の薬物療法編（ダナゾール療法）による。八七年発表のスプレキュア臨床試験データから改変して導いている。

表10　GnRHアゴニスト、ダナゾール、低用量ピルの比較

	GnRHアゴニスト	ダナゾール	低用量ピル
ホルモンの種類	ペプチドホルモン	ステロイドホルモン	ステロイドホルモン
脳への作用	FSHとLHを直接抑制	LHサージを直接抑制	FSHとLHを間接的に抑制
E_2レベル	30pg/mℓ以下	40～50 pg/mℓあたり	100～150pg/mℓあたり
男性ホルモン作用による病変攻撃力	なし	あり（体重増加・ニキビなどの副作用にもなる）	プロゲストーゲンの種類によって強弱がある
子宮内膜症への効果	排卵と月経を止める	排卵と月経を止める 免疫改善作用、病巣攻撃作用がある	排卵と月経を止める 子宮内膜が脱落膜変化して萎縮
副効用	—	造血作用、骨量もやや増加 性欲や行動の積極性が高まる	子宮体がん、卵巣がん、卵巣腫瘍、貧血、骨盤内感染症などが減少
中止後の月経困難症の再燃	平均４カ月	平均５カ月（ともに世界のEBM・98年）	EBM検討なし
連続使用限度	６カ月 （次回は半年以上休薬後）	４カ月 （次回は半年以上休薬後）	とくにない（避妊薬として10年連続使用で問題ない記録あり）
保険適応	子宮内膜症（全） 子宮筋腫（ゾラデックス1.8以外） 思春期早発症（スプレキュア、ナサニール、スプレキュアMP1.8、リュープリン1.88、リュープリン3.75） 閉経前乳がん（リュープリン3.75） 前立腺がん（リュープリン3.75）	子宮内膜症 乳腺症（100mgのみ）	なし

全：スプレキュア、ナサニール、スプレキュアMP1.8、ゾラデックス1.8、リュープリン1.88、リュープリン3.75。

術直後に四〜六カ月ほど使い、取り残した病巣が動き出す時間を遅らせるのです。医師の手術レベルによっては有効な利用法ですが、Dr.松はあまり必要としません。*世界的な研究では、術前投与に意味はなく、術後投与も不妊には意味がなく、疼痛は再発時期を延ばすだろうという EBM が出ています。

強い短期薬物治療の副作用

ここで、**薬の常識を書いておきますが、副作用のない薬など存在しません。**実は、薬の作用(効果・効用)と副作用とは、その化学物質が体内で起こす反応のすべてなのです。製薬会社は、都合のよい反応を作用とよぼう、どうしてもなくせなかった心身に悪い反応を副作用とよぼうと、薬ごとに決めています。**実際に薬を使用し、心身によくない影響が出た場合、添付文書に書いていないものでも、医師や製薬会社は厚生省へ届ける義務がある(有害事象といって広く捉えた概念)ので、医師は患者の訴えを素直に聞く義務もあるのです。

図20のように、GnRHアゴニストやダナゾールの副作用は多種多様で、発生頻度も高いです。副作用とは、だれでも自分で感じられるものが気になります(不正出血、体重増加、のぼせや頭痛などの更年期様症状など)。でも、血液検査や骨量検査(放射線科)をしてはじめてわかる副作用も多く、そちらのほうがずっと深刻です。JEMAでは、これらの重要な副作用をこう考えています。

GnRHアゴニスト=多くの人に骨量の減少*(半年で約2〜6%)が起こる。コレステロールがたまりやすい血管になったり、うつ状態もかなり起こる。まれに動悸がある。**

*Dr.松は微小な病変も処置できるので、術前投与で病変が縮小して見えにくくなり、かえって取り残して短期に再燃することを嫌う。

**化学物質なので不明の反応も当然あり、何万人が使用してわかってくる作用や副作用もある。だから、製薬会社には使用後調査義務がある(薬事法)。

***リュープリン3・75は閉経後の毎年の骨量減少率の最大値とほぼ同等で、使用終了後半年たっても回復しづらい。

図20　子宮内膜症の強い薬物治療の副作用（複数回答、単位%）

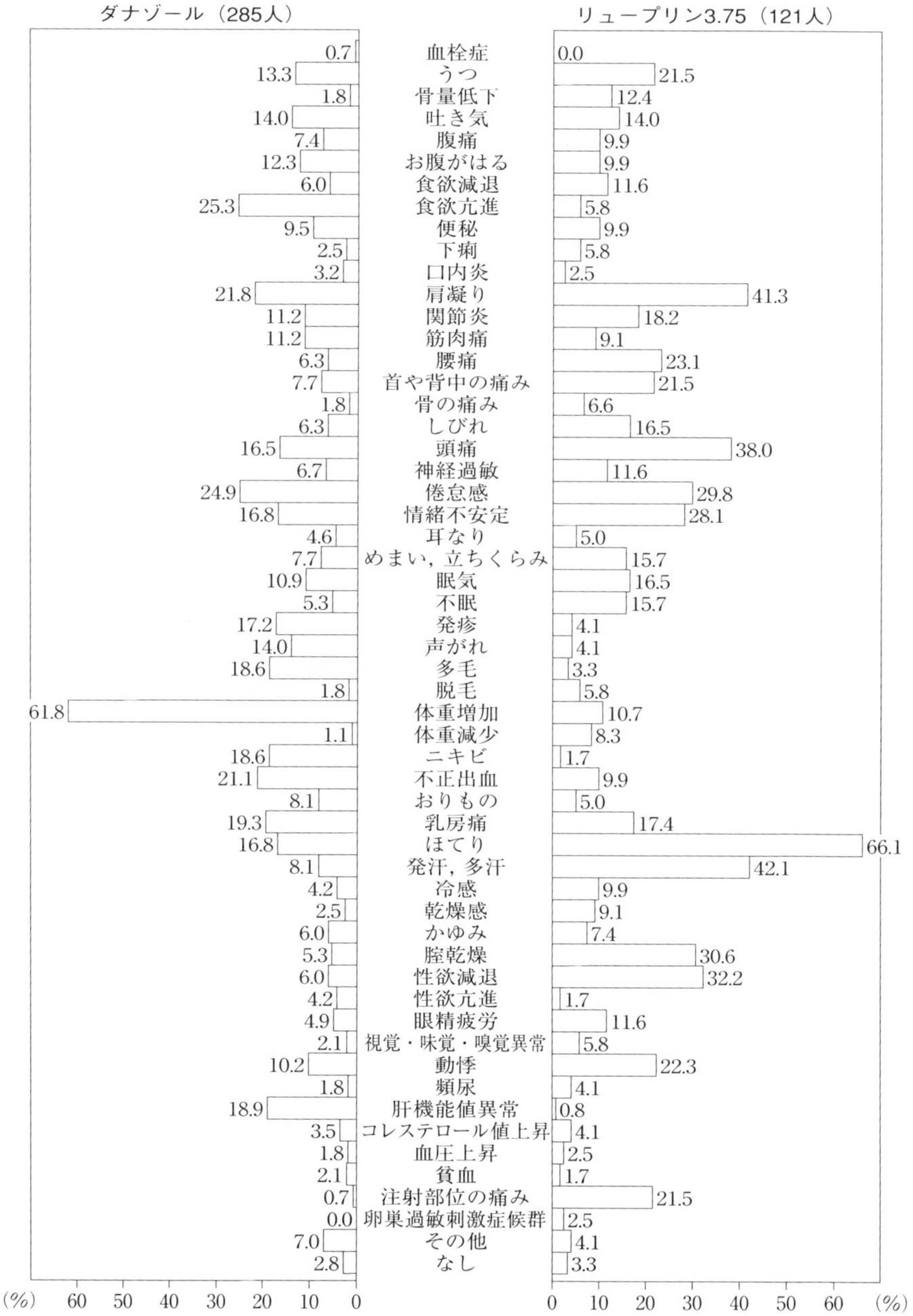

（注）全添付文書から副作用をあらいだして選択項目とした。
（出典）JEMA96年データ。

ダナゾール＝非常にまれに血液が血栓傾向になる（固まりやすい。血栓症による脳梗塞で死亡報告が一人ある）*。まれに多毛や声かれ（低音）などの男性化兆候が起こる。

なかには、不可逆的（薬を止めても元に戻らない）に起こる人もいるので、気づいた時点ですぐ中止しましょう。とくに、うつ状態は気づいたときには深みにはまっていることが多く、死にたいと思うこともあるので、周囲の人も注意してください。

副作用チェックとして、一クールの使用中、できれば四週間に一度は血液検査をしましょう。また、GnＲＨアゴニストの二クール目の前には、必ず骨量検査をすべきです。

一〇代の成長期にGnＲＨアゴニストで骨量減少すると、一生にひびく可能性があります。また、逃げ込み療法といって四〇代に行うことも、すでに自然に減少しつつある身体に拍車をかけるようなもので、よくありません。

これらを何クールか使いたい人は、半年から一年は休まないと、心身のマイナス状態が回復する間もなく積み重なっていきます。ＪＥＭＡ会員には、薬物治療を休みながら一〇年ほども繰り返した結果（半年使って、半年から一年休むなど）、トータルでは確実に病状が悪化し、その後ＪＥＭＡに出会っていろいろ知り、四〇歳前後で子宮摘出を選択するという女性も多いです。

強い薬物の副作用を軽くし、長期に使う工夫

GnＲＨアゴニストやダナゾールのもっともよい使い方は、使用量を減らして半年以上使う低用量長期治療でしょう。つまり、副作用をできるだけ減らし、病気の時間をある程度止める期間を

＊中・高用量ピルより低い発生率。また、健康なふつうの女性の発生率より低いとも言われる。ただし、四四万人も使用して一人と言われても、全員のフォローができているわけではないだろう（すべての薬で言えること）。

できるだけ延ばすのです。ただ、いずれもまだ確立した治療法ではなく、全国の熱心な医師たちによる臨床研究（実際に患者に使いながらデータを積み重ねている）の段階です。

このようなホルモン剤は、作用や副作用という身体反応の度合いに個人差が大きいため、低用量による反応の変化をつかむには、血液検査（E_2測定）や超音波検査（子宮内膜の厚さを計る）などが必要となります。つまり、通常治療以上に一人ひとりに個別対応する治療となり、医師には面倒でも患者にはうれしい治療です。**ただし、もっとも大切な指標は症状の変化なので、コミュニケーションができないと、成り立たない治療です。**

①GnRHアゴニストの低用量治療

注射タイプは、注射の間隔を通常の四週間ではなく五〜一〇週間くらいまで遅らせていく方法が発表されました。* 点鼻スプレーでは、噴霧する回数を少し減らして、二週間分を三週間ほど使う方法があり、多くの病院で行われています（二週間を過ぎると腐るわけではないが、鼻は雑菌が多いので、噴霧器の清潔に気をつけよう）。

②ダナゾールの低用量治療

ダナゾールは錠剤なので、低用量治療は簡単です。一〇〇mgを一日四錠飲む通常量から、減らしていきます。たとえば、最初の四週間は四〇〇mg使い、三〇〇mg、二〇〇mg、一〇〇mgと、四週間単位で減らしてみて、もっとも都合のよい量を探すのです。**

①も②も、かなりの割合で不正出血が起こるし、排卵の可能性もあります。不正出血しただけで嫌がっていては、続けられません。*** 血液検査で血中エストロゲン（E_2）を計り、あまりに高すぎると低用量をゆるめます（使用量を増やす）。これは、ふつうの産婦人科医ならできる判断のはずです（ほったらかしの薬物治療が好きな医師には到底できない）。

＊大阪市立大学の臨床研究（九九年）。

＊＊東京女子医科大学助教授の安達知子氏や防衛医科大学助教授の古谷健一氏らの報告が多い。

＊＊＊この不正出血は子宮内膜の反応によるもので、病気や異常ではない。

③GnRHアゴニストのアドバック

GnRHアゴニストの副作用を減らすもうひとつの方法に、**アドバック**があります。たとえるなら、塩を入れすぎたので砂糖を足してやるような治療です。とくに強いGnRHアゴニスト（ゾラデックス、リュープリン）の場合、エストロゲンがあまりに下がりすぎることで骨量減少や更年期様症状が強く出ます。そこで、別のエストロゲン製剤（プレマリン錠、貼り薬のエストラダームTTSなど）を使ってエストロゲン濃度を押し上げてやるのです*（もちろんE_2測定をしながら進める）。

アドバックをすれば、これら二つの薬も半年以上使えると言われていますが、通常量で一クール治療するときでも、アメリカではアドバックをするそうです。ただし、足したエストロゲン濃度が上がりすぎると、病巣発達にかかわる可能性もなくはありません。また、スプレキュアやナサニールでも、アドバックを上手にすることで、長期使用ができるかもしれません。

④ダナゾールの局所治療

ダナゾールを、腟坐薬や、子宮内IUDや腟リングにつくり変えて、腟や子宮に直接挿入する治療があります。**。ダナゾールには、GnRHアゴニストにはない病変への直接作用や免疫改善作用がありそうです。それで、腟や子宮という局所に直接入れておくことで、付近の病巣に対して毛細血管を介した直接効果が期待されています。

ダナゾールには肝機能障害がつきものです。これは、飲み薬ゆえに全身の血管をめぐって肝臓で代謝されるためです。局所治療では肝臓の負担がほとんどないと言われており、実際に副作用が激減するという報告も複数の病院からあります。子宮腺筋症や深部病変に

*さらにプロゲストーゲン（プロベラなど）を足す場合もある。

**五十嵐正雄氏（群馬大学名誉教授）が九〇年ごろに考案した。最近は製造企業でも研究中である。

効いているという報告もあります。薬剤師なら、錠剤を膣坐薬につくり変えることはできるそうです。

弱い長期薬物治療（とくに低用量ピル）のメカニズムと使い方

弱い長期薬物治療、とくに低用量ピルは、確定診断でも臨床診断でも長期に使える薬です。[*] **とくに臨床診断の場合は、最初に処方する薬は低用量ピルであるべきです。** また、確定診断で再発した場合、今後はダナゾールやGnRHアゴニストの通常治療は一生に二〜三回にとどめて、後はそれらの低用量治療や低用量ピルを使うようにしましょう。

低用量ピルが使える二一世紀の日本の女性たちは、強い薬の副作用による心身の損傷を味わう年月とムダな医療費をかなり減らせるでしょう。ただし、低用量ピルで「治る」わけではありません。やっと、八〇年ごろの欧米の子宮内膜症の女性たちの薬物治療状況に追いついただけです。

ピルは、エストロゲンとプロゲステロン（厳密にはプロゲストーゲン）の両方が入った合成ホルモン剤なので、二つの女性ホルモンが体内に十分あると脳が錯覚し、自分のホルモン分泌を休むのです（GnRHアゴニストのように、脳に直接作用して強制的に止めるわけではない）。それで、排卵が止まり、月経が止まります。ピルの合成女性ホルモンは、ふつうの月経周期のようなダイナミックな分泌変動はなく（九〇ページ**図5**参照）、プロゲステロン優位の状態で、単調に一定量で身体の中にあります。そのため、子宮内膜を脱落膜化し（妊娠中や月経直前の子宮内膜の状態）、病巣を弱める効果があると言われています。偽妊娠治療とよば

＊黄体ホルモン剤は、病巣を弱らせる力がある。だが、なかには動脈硬化や高血圧を進め、まれに心疾患を招くこともあり、不正出血も多い。

れることもあります。
ただし、一般的な避妊法としては、三週間使って一週間休むという周期的使用をするので、休薬期間に、ピルの女性ホルモンによってつくられた薄い子宮内膜がはがれ落ちる、消退出血という偽物のミニ月経があります。子宮内膜症*で治療として使う場合、消退出血すら痛いという人は、一パック三週間分を休まず続けて、三〜六パック連続使用する方法でもかまいません。一パックに二八錠入っているタイプは、最後の七錠は偽薬ですから、連続使用する場合は、ほんとうの薬である二一錠の部分だけを続けるのです。巻末資料に低用量ピルの添付文書があります。禁忌《きんき》に子宮筋腫が入っているのは、世界で日本だけです（その意味を考えてほしい）。低用量ピルは、高血圧の人とタバコをすう人は使ってはいけない薬です。

低用量ピルを使ってきた世界の医療者たちの数多くの研究調査によると、卵巣がんと子宮体がんの発生率が減り、良性卵巣腫瘍も減り（卵巣チョコレート囊胞が入る）、貧血や月経困難症が改善されるとわかっています。副作用としては、ダナゾールで書いた血栓症**と虚血《きょけつ》性心疾患（心筋梗塞など）が注目されます。しかし、それを改良してきた歴史が、高用量

低用量ピル

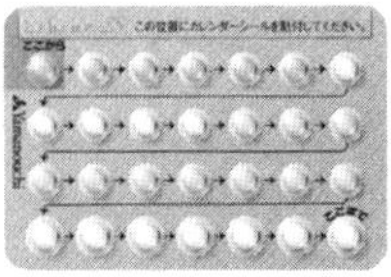
製品名　リビアン28
会社名　山之内製薬株式会社

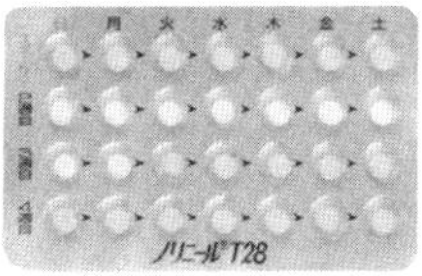

製品名　ノリニールＴ28
会社名　科研製薬株式会社

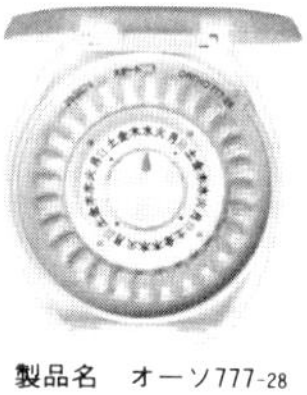
製品名　オーソ777-28

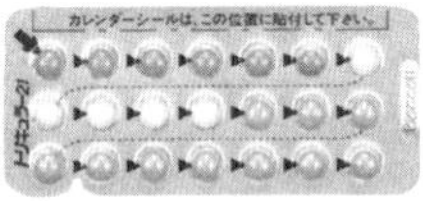
製品名　トリキュラー21
会社名　日本シェーリング株式会社

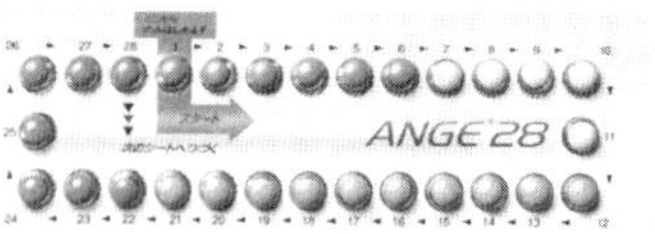

製品名　アンジュ28
会社名　帝国臓器製薬株式会社

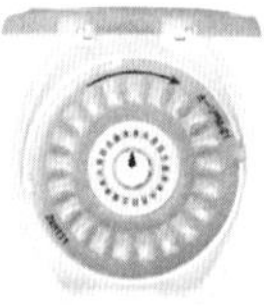
製品名　オーソM-21
会社名　ヤンセン協和株式会社
持田製薬株式会社

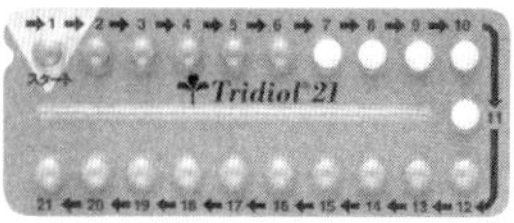

製品名　トライディオール21
会社名　日本ワイスレダリー株式会社

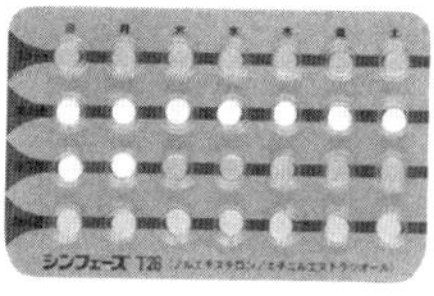

製品名　シンフェーズＴ28
会社名　株式会社 ツムラ
日本モンサント株式会社

ピル→中用量ピル→低用量ピルなのです。また、むかつきや頭痛は一～二カ月で消えていきます。ピルは、心疾患が増えてくる四〇代は使わないほうがいいと言われますが、WHOでは、喫煙せず、高血圧のない女性なら、注意しながら使っていいと言っています。

年単位で見れば、低用量ピルと、GnRHアゴニストやダナゾールは、どちらも排卵を止めて月経を止めるホルモン剤で、病気の時間を止める治療として同等です。違うのは、副作用、使用期間の制限、費用で、どれをとっても低用量ピルが有利です。世界の子宮内膜症の女性たちは、保存手術と低用量ピルを使いこなしながら、ときにはGnRHアゴニストやダナゾールを使うという人生を、すでに八〇年代から送っているのです。低用量ピルは世界で三〇年近くにわたり、何億人という女性たちが使ってきた避妊薬です。二〇〇ページの**表8**のなかでは、いや、この世のすべての薬のなかで、もっとも研究しつくされている安定した薬です。

低用量ピルについて、日本ではあまりにもひどい誤解が続きました。副作用のない薬などないのですから、副作用を問題として議論することもおかしくはないですが、一〇代、二〇代、三〇代、四〇代の何十万人という女性たちが、望まない妊娠で中絶している、世界でもめずらしい日本の実態を忘れていませんか。さらに、JEMAは子宮内膜症の治療薬としての議論をしているのです。ダナゾールやGnRHアゴニストと比べたら、低用量ピルの副作用など、実におだやかなものです。*

日本の市場にはない薬たち（臨床試験中、輸入していないなど）

最初に断っておきますが、画期的な新薬はなさそうです。

*実際に薄く成長している子宮内膜がはがれるので、現象は月経と同じだが、量は相当少ない。

**ステロイド剤に特有の副作用で、中・高用量ピルのほうが発生率が高く、妊娠中の女性のほうが二～四倍も高い。

*使用を中止すべき副作用は、突然の激しい頭痛や胸痛、ふくらはぎの激痛、目がかすんだり二重に見えるなど。

①GnＲＨアンタゴニスト（拮抗薬）

GnＲＨアゴニスト（作動薬）の最初の二〜四週間のフレアーアップ期間がないタイプで、すぐに女性ホルモンを抑制するそうです。現在、日本では、子宮筋腫の薬として臨床試験中です（海外では子宮内膜症）。なぜ子宮内膜症から臨床試験を始めないのか、不思議です。この薬は、液体で注射剤です。アゴニストのムダな期間（さらに粘膜下筋腫の人は大量出血の可能性があって危険）はなくなりますが、作用の強さは同じか、少し強くなるでしょうから、アゴニストで書いたような利用の仕方がいいと思われます。

②ＭＪＲ—35

プロゲステロン作用のある薬で（プロゲステロンは子宮内膜症の病変を弱める作用がある）、現在、日本では、子宮内膜症の薬として持田製薬が臨床試験中です（海外でも）。この薬は錠剤で、比較的安価になりそうです。臨床試験の途中経過を聞くと、不正出血が起こることが多いということです。

③アロマターゼ阻害剤

アメリカなどで、閉経後の子宮内膜症に対して臨床試験中です。GnＲＨアゴニストのように、視床下部・下垂体の命令部分に作用して女性ホルモンを止めるのではなく、それも含めて、全身の脂肪組織で微量に分泌されているエストロゲンまで、すべて止めてしまおうという薬です。エストロゲンは、アンドロゲン（男性ホルモン）に、アロマターゼという酵素が働いて生まれるホルモンなので、その酵素の作用をブロックしてしまう作用だそうです。非常に作用がきついので、閉経後に、まだ子宮内膜症の病巣による症状に悩む女性だけが対象です。日本では、閉経後乳がんの保険適応でチバガイギー社から出ています。

④ＲＵ４８６（ミフェプリストン）

フランスで開発された「中絶用ピル」と言われる薬で、ヨーロッパではその適応で使われていますが、アメリカでは中絶反対運動が強くて使われていません。*子宮内膜の脱落膜を壊死《えし》させる力があるので、子宮内膜に着床し、ある程度育っている胎児（受精後数週間）も、中絶できるのです（中絶手術よりはるかに安全）。つまり、子宮内膜症の病巣に対しても、攻撃作用があると言われています。アメリカで細々と行われた臨床試験では、望ましい効果があったようです（副作用は子宮収縮による痛み）。ＪＥＭＡでは、いずれかの医療企業が日本に輸入してくれないかと考えています。

＊二〇〇〇年一一月の大統領選挙にむけて、民主党は導入すると表明した。

症状に対する治療

子宮内膜症に特有の治療ではありませんが、いろいろな自覚症状や心身の消耗や疲労や低迷に対して使える治療があります。鎮痛剤、鎮痙剤（ブスコパンなど）、抗うつ剤（ＳＳＲＩなど）、漢方薬や鍼灸（体調改善、鎮痛、冷え改善、心身安定など）、ペインクリニックの神経ブロック治療（非常に痛みが激しい場合）などです。

①鎮痛剤

脳の痛みを感じるメカニズムをブロックするもの（セデスＧ**などの解熱鎮痛剤）と、痛み関連物質であるプロスタグランジンの発生を抑えるもの（非ステロイド系抗炎症解熱鎮痛剤と言われるもので、イブプロフェンなど多種多数）があります。後者は、痛みが発生する一日前あたりから使わないと、効果的ではありません。これらの鎮痛剤の副作用も添付文書

＊＊病院処方のセデスＧやサリドンは二〇〇一年春、使用停止処分になった。市販品は大丈夫。

を見るとたくさん書いてあります。もっとも起こりやすいのは、消化性潰瘍*（胃が荒れる）や出血傾向**でしょう。

ＪＥＭＡとＥＡのデータからわかったのは（二〇三ページ**表9**）、私たちは鎮痛剤をこわがりすぎていることです。強い痛みは抑えないとふつうの生活ができませんから、一週間ぐらいなら、病院処方の鎮痛剤だって使ってください。ただ、鎮痛剤（それも坐薬）をかなり使いながら、それでも一週間以上もふつうの生活ができないという人は、よい手術を受けるチャンスを逃しています。どうしても手術にふみこめないという人は、せめて低用量ピルで排卵とふつうの月経を止めましょう。

②漢方薬

中国で何千年にもわたって実証されてきた医学が中医学で、江戸時代に輸入して日本なりに進化させてきたのが和漢診療です。どちらも漢方薬を使います。二週間に一度は通院することが多いので、近くにある病院・開業医・漢方薬局などを利用しましょう。

漢方は、一つひとつの病気に対して薬が決まっているわけではありません。体質を詳細にチェックし、病状や全身の状態などを診て、処方を決めていきます。体質の診方には「実証・中間証・虚証」「気・血・水」「陰・陽」などがあります。

子宮内膜症のある女性の心身は似ているようで、**瘀血《おけつ》**（微小血液循環障害やうっ血のようなもの）、気滞《きたい》（ストレス過剰からくる心身のバランス異常のようなもの）、**水毒《すいどく》**（体液の偏在や過不足）などの心身の異常が多いそうです。それで、**駆《く》瘀血剤**（活血化瘀剤《かっけつかおざい》）、**利水剤**、**免疫賦活作用のある柴胡《さいこ》剤などを組み合わせた処方がよく出されます。**漢方はよく、副作用はない

＊坐薬では腸の潰瘍による下血もある。

＊＊血小板が減って、血液が固まりにくくなる。

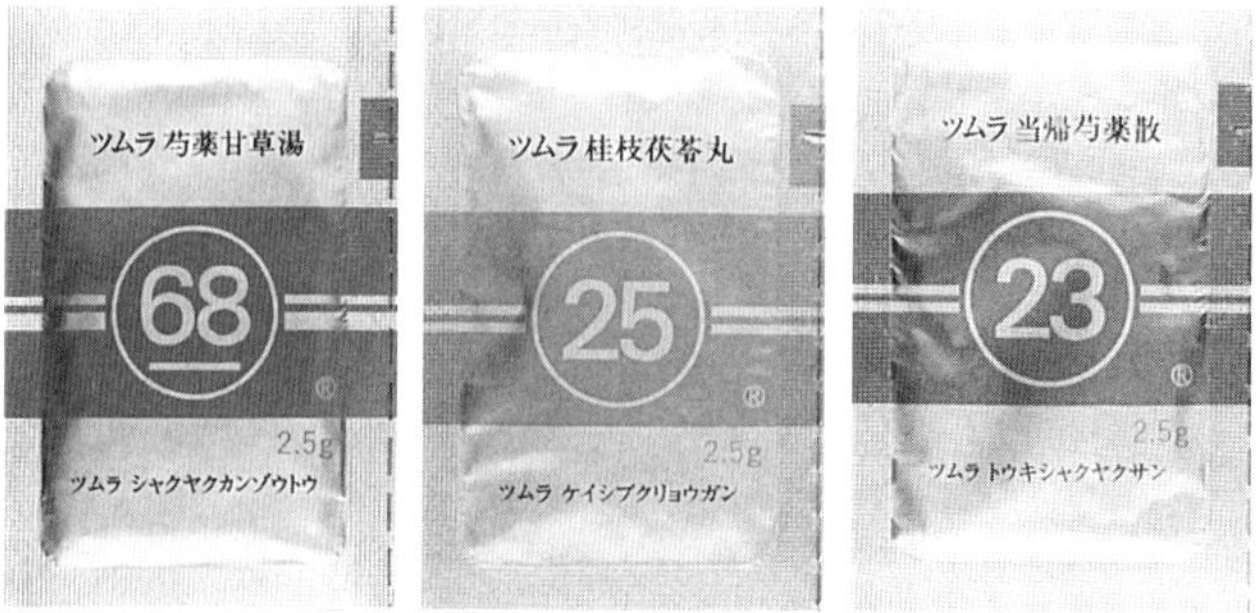

漢方薬（エキス剤）（提供：ツムラ）

が作用には時間がかかると言われますが、それは間違いです。体質に合わなければ、現代医学の薬ほどではないにしても副作用はあります（胃腸症状やのぼせなどが多い）。また、一週間で心身の変化に気づくほど早く効くこともあるのです。[*]なお、生薬の場合は西洋医学と同様、どんな医師や薬剤師に処方されるかで、効果は違います。

時間と気持ちの余裕のある人は、ぜひ、生薬を焚く方法を試みてください。自分のために自分でコトコト生薬を焚く時間や香りなどは、総合的に心身にプラスになります（家族や近所が批判的だと、マイナスに働く）。なお、生薬を処方する漢方医（東洋医学会などに加盟していることが多い）は、名前もつかないような複合処方をしたり、それを二週間ほどでどんどん変えたり、月経周期内で変える場合もあります。生薬の難点は、一日分が四〇〇～一〇〇〇円（それ以上もある）と、費用がかさむことです（ダナゾールやGnRHアゴニストよりは安価）。

エキス剤は、保険適応があるので安く、持ち運びやすく、便利です。フリーズドライになっているので、お湯で溶かして飲むといいようです（水で飲んでもかまわない）。現代医学のふつうの医師でも、ツムラやカネボウなどのおもな製品を揃えていることも多いので、聞いてみましょう。**よく出されるエキス剤処方は、駆瘀血剤の桂枝茯苓丸《けいしぶくりょうがん》（中間証）と当帰芍薬散《とうきしゃくやくさん》（虚証）です**。[**]また、月経痛が始まる一週間ほど前から月経期にかけて頓服的に使う痛みどめが、芍薬甘草湯《しゃくやくかんぞうとう》です。[***]

確定子宮内膜症の人は、効果的な手術や強い短期薬物治療のあとに、漢方薬を使って状態を安定させるのもいいでしょう。それでも、半年から一年に一度は、的確な臨床診断を受けてください。

＊花粉症の時期に私が使う小青竜湯などは、初日の二～三時間で効いてくる。

＊＊月経量の多い人は、血流改善でさらに増える可能性もあるので注意する。

＊＊＊甘草成分の多い強い漢方なので、常用するものではない。副作用は、高血圧、むくみ、筋肉痛、脱力感で歩けないなど。

子宮内膜症における不妊にどう対処するのか

日本の子宮内膜症合併不妊への対処方法は、まるでバラバラだというしかない状況です。これは、もともとの不妊全般に対する対処がバラバラなことの影響です。痛みなら、だれが手術するのかを棚に上げれば、良質な手術がもっとも効果的だということに反対する医療者はほとんどいないでしょう。

それが子宮内膜症合併不妊になると、まずは手術だと言う医師（もちろん腹腔鏡で、治療だけでなく腹腔内状況把握も兼ねる）、手術などもってのほかで先端不妊医療技術（体外受精など）を早く使おうという医師、薬物治療（不妊と子宮内膜症の治療を半年交互に行う）と人工授精を繰り返す医師など、さまざまです。

実際は、腹腔鏡で病変を処置し、とくに卵管周囲をきれいにする繊細な手術が有効です。**世界のエビデンスとしては、一期・二期の子宮内膜症（卵巣チョコレート嚢胞なら一㎝未満）では、腹腔鏡手術で、「病変焼灼《しょうしゃく》、軽度癒着の剥離《はくり》、腹腔内洗浄」が「腹腔内洗浄だけ」より有意に妊娠率が高いと、カナダ総合グループが検証しました**（九七年）。

これは、Dr.松でなくても、Dr.竹の手術で、一期・二期の不妊改善率は高まるということです。あくまでも担当医師が上手にできる範囲で行うのが大切で（術後癒着は不妊傾向を高める）、卵巣をしつこくいじった場合など、卵巣機能低下が起こり、術後の排卵や卵子の質を悪くする可能性もあるのです。* こういう手術では、半年以内の妊娠率は高まりますが、妊娠しなかった場合に、早めに再燃・再発し、やっかいな微量物質も分泌されるの

＊最悪の場合は、手術した卵巣が働かなくなる。

が、子宮内膜症の困ったところです。また、ＪＥＭＡでは、良質な手術なら、三期・四期でも不妊改善率は高まると考えています（そういう会員も多い）。

とにかく、化学的不妊という概念が科学的に否定されないかぎり、体外受精や人工授精や薬物治療をしても、子宮内膜症のない不妊の人びとと同じような効果は望めないだろうとしか言いようがありません。＊

子宮内膜症の女性が不妊医療に入る場合は、子宮内膜症のない女性より慎重にする必要があります。子どもができず、腹腔内状況は悪化したというＪＥＭＡ会員は多いですから。

＊子宮内膜症合併不妊に対し、子宮内膜症の薬物治療には効果がないと、世界的にＥＢＭが出た。

子宮内膜症と痛みと不妊の関係

図21を見てください。この円の面積や重なり具合が真実を正しく表している自信はさほどありませんが、子宮内膜症と不妊、さらに痛みの関係は、このようなものだと考えています。そして、**この全体像をくまなく公平に見渡している医療者が多くはないという現実が、日本ではずっと続いているのです。**

ＪＥＭＡでは、産婦人科医療の歴史において、子宮内膜症が注目されるようになった要因（近年患者が増加している一因でもある）は、次の三点だと考えています。

まず、七〇年代あたりから不妊診療・生殖医療が活発になるなかで、当時の原因不明不妊のお腹の中を腹腔鏡でのぞいてみたところ、その半分に子宮内膜症が発見されたために、子宮内膜症をやっつければ不妊改善率が上がると考えられたことです（**不妊医療の進展の余波**）。

図21　子宮内膜症と不妊、痛みの関係

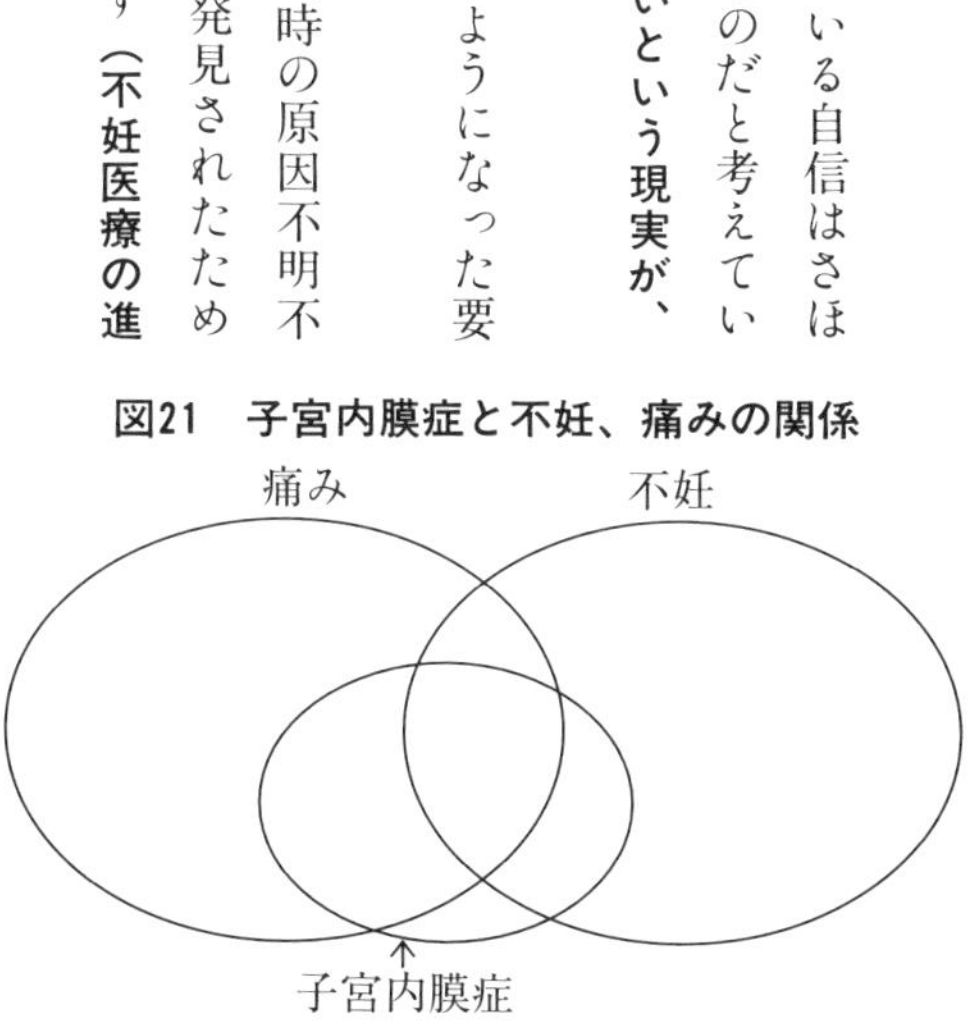

次は、八〇年代から続々と登場した子宮内膜症の薬です。* 一つの薬の開発には一〇年以上の年月と一〇〇億〜二〇〇億円という巨額の資金が投じられていますから、費用回収と次の新薬開発費用捻出のために、病院にどんどん薬を使ってもらうような宣伝と営業が延々と繰り広げられてきたことです（**子宮内膜症治療薬の連続登場**）。

三つ目は手術です。産婦人科では、腹腔鏡はずっと検査（不妊、子宮外妊娠、各種疾患など）のための手術でしかなかったのですが（ほんとにのぞくだけ）、関連企業の医療機器開発がめざましく、治療としての意味が強まりました。九四年以降、年々保険適応も追加され、治療的腹腔鏡はしだいに広がっています。そして、子宮内膜症の診断・治療の件数が増え（腹腔鏡をする機会が増えたから確定患者も増えた）、より効果のある手術様式が臨床研究されるようになったことです（**治療的腹腔鏡手術・腹腔鏡下手術の進展**）。

ＪＥＭＡでは、いまの段階としては、この三つの要因のなかで、子宮内膜症の女性に貢献する率がもっとも高かったのは治療的腹腔鏡手術で、あとの二つ（不妊医療、子宮内膜症治療薬）は、私たちを混乱させる率のほうが高かったと考えています。この状況を改善する方向へと活動していくのも、ＪＥＭＡの重要な仕事です。

治療選択を惑わせてきた情報

①妊娠、そして子どもを産むこと

妊娠と授乳期間中に、子宮内膜症の活動性病変はたしかに縮小・萎縮します（軽い癒着もはがれるだろう）。しかし、私たちは、子宮内膜症のない女性より妊娠しにくいし、妊娠・

＊治療薬があるから「患者」が増えるという真理。子宮内膜症がほんとうにある女性が増えるという医学的現象とは違う。

出産しても二〜五年ほどで再発するのも、よくある事実です。**子宮内膜症の症状をかかえた子育ての可能性と、子宮内膜症の症状をかかえた自分とおとなの家族だけとの生活と、大きく改善するための子宮や卵巣の全摘という選択は、どれも有効な情報をもとに本人が判断することです。**

一〇代から二〇代前半までの子宮内膜症の女性が、二〇代前半までに出産すると、その後の再発状況はかなりいいような気もしますが、EA資料には次のように書かれています。

「医師たちは妊娠は治療になるというが、妊娠自体がむずかしいし、たとえ妊娠しても治癒しない。さらにつけ加えると、子宮内膜症の少女や女性が子どもをもつことを選択するのは、年齢的にも心身や環境の状態としても妥当とはいえない」

女性と生まれたかぎり自分の子どもを産みたいという思いは、尊重されるべきです。* しかし、JEMAは、**子宮内膜症をもって生きているあなた自身の心身を大切にしたい。**Dr.松・竹による一回の腹腔鏡や、二〜三回の人工授精（注射タイプの排卵誘発を使うなら一回）や、一回の体外受精などで出産までいけたらいいでしょう。** でも、うまくいかない場合に、不妊医療のゴールのないマラソンに踏み込んでいくと、あなたの閉経までの子宮内膜症の状況だけでなく、あなたの生涯の心身の健康が心配です。

一方、先ほどくらいの医療なら、そんなことしていいのかと眠れないほど思い悩む必要はないですよ。ただし、産んだからには、二〇年以上の子育てが待っています（もちろん両親の義務）。***

②全摘手術（子宮摘出、卵巣子宮摘出）

卵巣と子宮の全摘は、世間が思っているような、人生最悪のかわいそうな選択ではありません

＊不妊症や子宮内膜症と診断されたとたんに、この思いに支配されることが多い。

＊＊成功する人の大半は何でも一回目。

＊＊＊実は、母親一人に子育てが任せられているのは、二〇〇〇年の歴史のなかでも戦後のみ。子育てがつらいのは女性の能力が落ちたからではなく、女性一人に背負わせる時代の責任。また、「母性」と言われるものが、どの臓器や組織で営まれる身体活動なのか、脳のどこが中枢でどんな神経伝達物質のネットワークで活性化されたり衰えたりするのか、だれか説明してほしい。幼き者を養育保護するという「親性」は、行動を習慣化することで男女ともにもちえると考えるし、そういう男性は増えている。

（二〇三ページ**表9**参照。なお、アメリカのふつうの五〇代以上の女性の三分の一には子宮がないとか）。たとえば、一般的なセックスに具体的にかかわるのは腟と外性器ですから、子宮や卵巣がなくても十分にできます。* まして、女性は子宮で考えるなんて、子宮にも脳神経細胞があったら女性の能力は倍増ですよね。

　四週間ごとに四〇年も繰り返される月経サイクルのなかで、症状のために、毎回二週間以上も生活が侵害されつづけている女性たちがいます。彼女たちが、女性ホルモンを多量に分泌しながら排卵を繰り返す卵巣や、卵巣の命令で活動する子宮（月経痛の半分以上を生み出している）をもったまま、痛みとともに家で暮らしている年月は、二〇～四〇代という何事にも可能性の高い世代として、とてももったいない気がするのです。ＪＥＭＡ会員では、ケースによって、三〇代前半でも、子宮や卵巣を摘出（もちろんDr.松・竹で）したほうが人生がずいぶん違うと思える人たちがいます。しかし、彼女たちの多くが手術にふみきれないのは、子宮があればいつかは子どもができるのではないかという思いです。**

　ただ、Dr.松のなかにさえ、四〇歳以下で女性の生殖能力を奪う手術をするのはイヤだと考える人がいます。しかし、技術的にできないのではなく、したくないという思いは、激しく患者を混乱させます。なぜ、本人以外の人間が、痛くて何もできない人生を四〇歳までは続けろと言えるのでしょう。

　さて、子宮腺筋症だけの人は、子宮を全摘すれば苦痛から解放されます。腹膜病変や卵巣チョコレート嚢胞がある人は、子宮を全摘すれば月経痛の大半はなくなります。ただし、月経期以外の痛みや性交痛・排便痛などがあった人は、それが再燃する可能性が高いので、卵巣と子宮の全摘が必要です。それでも、いずれも、残存病巣（子宮や卵巣以外の腹膜病変、深部病変など）

＊セックスはからだも心も使うコミュニケーションなので、具体的に何がないとできないというものではない。ただ、Dr.竹・梅が子宮内膜症の子宮全摘をした場合に、手術による腟奥の不具合が発生する可能性はある。

＊＊ＪＥＭＡ会員には、養子をむかえたのち、自分と子どものために健康回復を目的として全摘する女性もいる。

があれば、それが活動する可能性はゼロではなく、再手術するケースもあります。とはいえ、そういう痛みは最悪のころのようなひどい痛みではありません。

ただし、不快な痛みはまったくなくなったという人が多いものの、Dr.竹・梅の場合は、手術による癒着や神経損傷の痛みが発生する可能性があり、それは後の人生にまで残りそうです（Dr.梅の子宮内膜症全摘手術は避けよう）。また、腹膜病変や卵巣チョコレート嚢胞などの子宮内膜症の場合はほとんど癒着しているので、癒着の程度によっては高度な手術となります。* ところで、全摘を希望しても、Dr.竹・梅では、周辺臓器を傷つける可能性があるので、危なくて手術できないと言われる場合があります。

卵巣を全摘すると、周期的な多量の女性ホルモン分泌が突然なくなりますから、卵巣欠落症状、いわゆる更年期症状が出ることが多いです（二〇一～二ページ参照）。ただ、その幅は人によって非常に大きいのが特徴です。手術の翌日から入院中に強い症状が出てくる人もいれば、** 何も感じず元気に退院し、セカンドライフに羽ばたく人もいます。

それより、なかなか手ごわいのが、いままでの社会通念のなかで、「女じゃなくなった」という心理的苦痛にさいなまれてしまう人がまだまだいることです。身近な人間関係やもっている情報によって、悩みの程度はかなり違ってきます。私たちの性別は、死ぬまで女性です（天国でもかな）。

*永田一郎氏（防衛医科大学教授）は、子宮内膜症の根治手術は浸潤ガンと同レベル・同操作と述べている（『新女性医学大系19』）。

**子宮がないのでエストロゲン製剤だけを補充するERTが有効という医師と、残存病巣を考えてプロゲステロンも含まれたHRTがいいという医師がいる。重くなければ漢方も有効である。

③子宮筋腫を中心とした情報

これまで、子宮筋腫を中心に語られてきた産婦人科医療の一般情報を、マスコミや書物で見聞きしている読者が多いでしょう。どうぞ、**それらを参考にはしても、指標にしないこ**

とをお勧めします。[*]本書をここまで読み進めてきた読者なら、子宮筋腫と子宮内膜症や子宮腺筋症はかなり違う疾患だとわかったでしょう。子宮体がんと、良性のがんとたとえられる子宮内膜症と、子宮筋腫とのそれぞれの距離は、同程度にひらいていると思ってください。子宮筋腫は子宮筋層の生理的老化現象だし、癒着などないですが、子宮内膜症は全身にかかわる内分泌と免疫システムの異常と、異所性細胞がどこにでも（おもに下腹部内に）異常増殖して勝手に活動し、癒着する疾患でしたね（第2章参照）。

これを書くには勇気が必要でしたが、同じように考えてしまうことによる損失（時間を浪費して腹腔内状況がかなり悪化する女性が多い）、子宮という臓器に深い思い入れをしてしまう損失[**]（厳密には、子宮内膜症の子宮摘出は途中の治療にすぎないとも言える）をたくさん見てきました。すべての疾患は、それをかかえていることで本人が悩んでいるという思いは尊重すべきですが、できれば有効な情報を把握したうえで、自分の悩みを見つめなおしてほしいです。

＊たとえば、子宮筋腫の代表的症状に痛みをあげる情報が多かった。しかし、医療界では、子宮内膜症・子宮腺筋症の合併を見逃しているケースが多かったと反省されている。

＊＊子宮筋腫・子宮腺筋症は、子宮摘出で解放される。子宮内膜症の解決は卵巣子宮摘出である。この二つの手術の身体機能への影響は天と地ほども違う。

④臨床子宮内膜症の人が語る個人の体験情報

臨床子宮内膜症の女性たち（私もその一人）にわかってほしいことがあります。自分はGnRHアゴニストでうまくいったとか、漢方薬で改善したとか、何らかの治療や生活の工夫で成功しているというような発言は、あいまいな情報として混乱を招いている傾向があるので、控えてほしいのです。厳しいですが、子宮内膜症では、あくまでも確定診断者のデータでEBMを語り、効果も判定し、発生原因から予防策まで研究されているのです。他人の経験を聞くときも、一応は、確定か臨床かを確かめる必要があるでしょう。

第4章

からだと心を癒して、病気とともに生きる

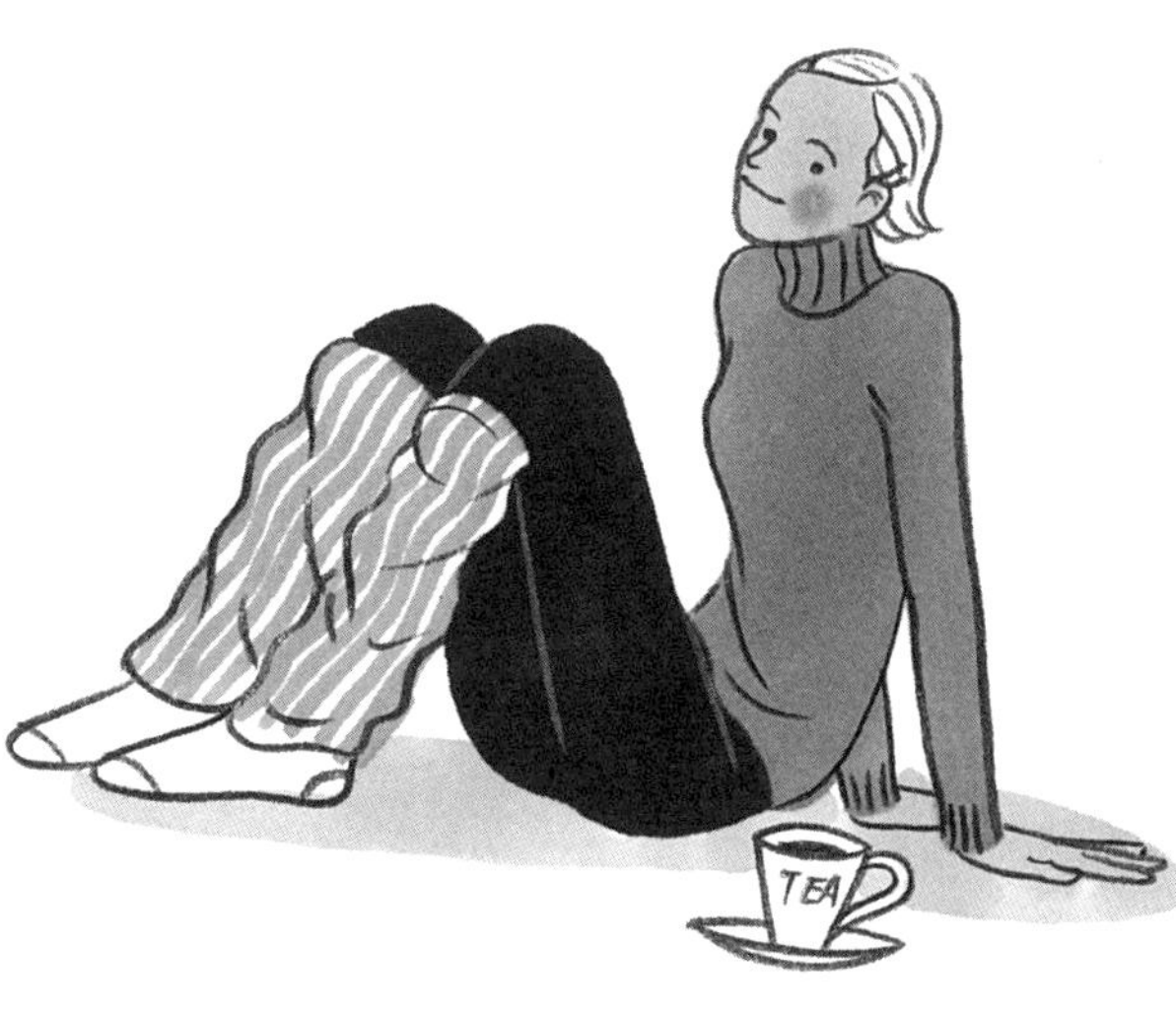

(1) 「医療」と「セルフケア」と「セルフヘルプ」のトリプル効果で、病気を改善しよう

子宮内膜症はあなたの一部にすぎない

私たちの身体の中には、ほとんどの人に、一㎜とか、せいぜい一㎝ほどの腹膜病変があります。卵巣チョコレート嚢胞がある人も、嚢胞をつくっている実際の病変は㎜規模です。子宮腺筋症がある人は、やや肥大した子宮に㎜規模の病変が多数あります。

巻頭カラー写真を見てください。自分のお腹の中では、イガ栗が何個もゴロゴロとうごめいている、意地悪な小人たちが臓器を引っぱりあって遊んでいる、とまで感じてしまうときもあるでしょう。でも、敵の姿は、これらの写真に写っているようなものです。

こんな小さな病変が「活動する」ことで、痛みをはじめとする諸症状が発生し、癒着ができ、病巣が少しずつ発達します。痛みが起こると、実際の下腹部痛だけでなく、心身全体が消耗し、エネルギー（気）までが低下し、仕事や生活ができない日があります。また、不妊状態になることもあり、人並みに子どもを産むことができない自分の状況に悩みます。

たしかに、私たちの「身体」には子宮内膜症があり、「心身」が消耗する日々がありえます。では、あなたの「からだ」や「心」や「精神」は、子宮内膜症でしょうか。あなたという存在は、すべて子宮内膜症でしょうか。あなたの二四時間、三六五日のすべては、た

だただ子宮内膜症なのでしょうか。

いいえ、あなたは、この世界に一人しかいない、素敵な名前のある、かけがえのない女性です。あなたは、子宮内膜症とともに生きる女性（a woman with endometriosis）で、その仲間は、地球上に一億人ほどもいるでしょう。ここにも、そういう女性が二人います。ちょっと、自己紹介してみましょう。

私は、JEMA設立以来の代表で、いぬい益美《ますみ》です（四四歳）。子宮腺筋症がありそうですが（プラス完全後屈）、臨床診断です。*三二歳の初診で、ダナゾールを一クール使いました。二〇代後半～三〇代にあった右下腹部の痛みは、二四歳で受けた盲腸の術後癒着のせいかもしれません。性交痛や排便痛は、四〇歳になるとなくなりました。

かわりに始まった多少の更年期症状**が、半月に二～三日以上もJEMA活動を邪魔するので、中用量ピルから低用量ピルへと使いつづけて（通算一年七カ月目）、体調を安定させています。***すると、二〇代からずっと九～一〇（ヘモグロビン値）前後だった慢性貧血が、最初の三クールで一一～一二と上昇しました。最近では一三になり（貯蔵鉄はまだ低い）、駅の階段が苦しくない人生を二〇年ぶりに味わっています。五年ほど前に画像検査で見つかった真珠のイヤリングほどの二つの子宮筋腫は、これだけピルを使いつづけていても、変わらずにいてくれます。

一人目は自然に出産したのに、二度と妊娠することがなかった三〇代は、不妊であること、主婦や母親に向いていないこと、家族関係のもつれなどで、自己も他者も否定した年月でした。その長い放浪から戻ってこれたのは、三八歳で仲間とJEMAを設立して、一年ほどたったころです。****

＊Dr.梅・竹・松をあわせて一〇人ほどの診断。チョコレート嚢胞はない。腹膜病変や癒着はわからない。

＊＊三五歳をピークに卵巣は老化しはじめるので、女性ホルモンの規則正しい分泌変化がダラダラしはじめ、月経期と排卵期の両方とも身体機能が低迷する場合がある。

＊＊＊中用量ピルでは、なくなっていた排便痛がハッキリ出る、痔が悪化する、まぶたがけいれんするなどの悪影響が出た。それで半錠にするなど工夫し、低用量ピルを待った。

＊＊＊＊当時、女性学、フェミニストカウンセリング、フェミニストヘルス、電話相談員養成講座、CR（意識覚醒）やセルフヘルプ（自助）などのグループ活動などを、二年ほど集中して実学した。鍼灸と下半身浴は当時から愛用。漢方薬はサボっている。食材・日用品・下着などは八四年から生協購入だが、JEMA活動が夜まで続くことが多く、家族もろとも外食や出前も多い。

事務局のスタッフの女性（三一歳）は、高校一年から激痛に苦しみはじめました。二〇代になると月経痛で失神するほどでしたが、それでもハードワークを続け、＊結局、二四歳でどうしようもなくなって手術となりました。開腹手術と、一週間後のセカンド・ルック・ラパロスコピー（術後癒着の剥離と残存病変を処置する腹腔鏡手術）です。両手術の内容は、一三cmもの卵巣チョコレート嚢胞の核出、そちら側の卵巣・卵管・周辺腹膜の強い癒着の剥離、ダグラス窩の完全癒着の半分ほどの剥離です（二回の手術で四期・六八点から二期・一〇点に改善）。＊＊

退院直後に、設立まもないJEMAを知って入会しました。手術をはさんだ三〜四年間でホルモン剤を三クール経験。そして、二七歳でスタッフになり、後に仕事を辞めて事務局の専従となりました。この間、新たな嚢胞がやや発達しているものの、さほど成長せず、子宮腺筋症がやや発達してきたようです（こちらはDr.松の臨床診断）。症状はほぼ安定していますが、JEMA活動の激務が続くと、ビシビシと痛むことがあります。いまは、低用量ピルで安定させています。

この二人以外の一五〇〇人のことは、勝手に紹介はできませんが、JEMA九六年データに象徴されていると考えてください。

さて、この二人、**とくに早期発症タイプで四期のスタッフが、なぜ病状も症状も安定しているのでしょうか。それは、おそらく、「医療（現代医学と東洋医学）」と「セルフケア」と「セルフヘルプ」を上手に利用しながら、「からだと心」を癒してきたからだと思います。**そして、「生きるってことは、いろいろな荷物をかかえた旅みたいなものだけど、わたしって一応はOKだよね」って思えるようになったことも、大きいようです。

＊なぜ、当時は自分の「からだと心」をあれほど無視できたのかわからないと、いまは言う。

＊＊都内の大学で手術。おそらくDr.竹。転院にあたって手術記録のコピーを手に入れている。Re―AFS分類の術中採点表、採取組織の病理診断報告。

セルフケア（養生）とは、ちょっと昔のふつうの暮らしぶりのこと

現代医学は、人間を、脳と臓器の集合、タンパク質と骨と血液と体液の集合、脳と情報伝達物質や生理活性物質のネットワークシステム、遺伝子を伝える入れ物などと見ているようです。そして、故障が起こると、その部分や、上位で支配している部分の修繕に努力し、部分的に取り去ることもあります（もちろん、現代医学の力が発揮される病気や異常はたくさんある）。一方の東洋医学*は、摩訶不思議なマユツバモノでも何でもなく、有史以来、人びとの健康をはぐくんできた伝統的な実証医学です。**そして、その基本は、日々の生活の営みのあらゆるところに、「養生（セルフケア）」として生かされてきました。**

しかし、以下に紹介するような、いわゆる「おばあちゃんの知恵袋」を実践している人びとは、ずいぶん減っています。

七草粥は、正月に年に一度のぜいたくをしたお腹を整える絶品です。暑い夏にはウリを食べて体温を下げ（排尿促進も）、弱った胃腸でも大丈夫な素麺《そうめん》や冷や麦を食べます。でも、ショウガ・ネギ・ゴマなどを薬味に使い、冷えや食あたりを防ぎ、血行を促進し、食欲もそそっています。「秋茄子は嫁に食わすな」は意地悪ではなく、おいしくて食べすぎると、ナスは体温を下げるので身体によくないからです。**寒い冬は、具だくさんのみそ汁（基本は根菜類）に豆腐や豚肉やツミレのタンパク質を加えて、体温を上げます（長い保温効果、血行促進）。

足袋《たび》、下駄、草履《ぞうり》、素足などは、指を広げて血行を促進しています。下着も上着もルー

＊西洋医学以外の医学の総称、中医学や和漢診療を指すこともある。

＊＊その真意は、跡継ぎを産むべき嫁に対する身体管理かも。

ズなものが多くて、血行を邪魔しませんし、素材は天然素材で、保温・保湿・乾燥などの多機能衣料です（とくに絹がよい。化学繊維にも工夫されたものはある）。

木造家屋や畳・ふすま・障子は高温多湿の日本に合ったもので、自然の微風が自由に流れて暑さや湿気を逃すだけでなく、自然光を採光する省エネでしょう。冬は少々非効率的かもしれませんが、暖房が微風に乗って広がります。ハタキそうじ、掃きそうじ、雑巾《ぞうきん》がけ、庭や道路の掃きそうじなどを毎日するのは、子ども・女性・高齢者たちの全身の適度な運動、筋肉や骨への適度の負荷であり、ご近所づきあいのスムース化でしょう。

おはよう、いただきます、ごちそうさま、いってきます、いってらっしゃい、こんにちは、いらっしゃい、ただいま、おかえりなさい、おやすみなさい、などの日常の挨拶は、ありがとう、どういたしまして、ごめんなさいなどとともに、声と表情と動きで人間関係をスムースに織りなし、感情が生まれて脳が刺激され、不要なストレスを減らす効果があるでしょう（ただし、上下関係がありすぎると逆効果）。

これらはほんの一部ですが、セルフケア（養生）とは、六〇年代なかばまでは、ふつうの人びとが毎日の生活のなかで、自然に行っていたことでした。そうして、**自然治癒力（現代医学の免疫系・内分泌系・脳神経系、東洋医学の気・血・水）が保たれていたのです。***

セルフケア（養生）は症状を和らげ、免疫力や生命力をつけてくれる

セルフケア（養生）には、だれでもちょっとガンバレばできることがいろいろあります。その効果は、次のようなものだと考えます。

＊のどぼとけから一五cmほど下で、心臓の上に位置するのが胸腺で、免疫のかなめの臓器。Tリンパ球（免疫の司令官）の厳しい訓練所で、たった1%しか卒業させない。生後半年から一五歳ごろまで急速に発達し、あとは次第に老化して四〇歳ごろにしぼむ。さする・トントンする・手のひらで暖める（これを手当てと言う）などで、いたわろう。

① **血流を促進**して、全身のすべての細胞まで血液を行き届かせる（栄養と酸素と水分などを届け、老廃物と二酸化炭素などを受け取り、白血球がパトロールをして、六〇兆個の細胞の生命活動を支える）。*
② 血流や発汗で体表の熱の出入りを調節して、**身体の深部温度を保つ。**
③ 身体の六〜七割を占める**水分を清浄化し、全身にバランスよく配置する。**
④ 内臓・筋肉・骨・関節などを柔軟に活動させ、**負荷をかけ、新陳代謝を促進する。**
⑤ 末梢神経から脳に至るまでを刺激して、**内分泌・免疫・脳神経・自律神経などを調節**し、ネットワークを保つ。
⑥ 他者と感情を交流させて、すべての総司令部である**脳を活性化する。**

これを東洋医学的にいうと、生命エネルギーの根源として考えられている「気・血・水」を、スルスルとめぐらせるということです。とくに、瘀血、気滞、水毒**の解消が、子宮内膜症には効果的です。

では、少し具体的に書きますが、あまり無理はしないで、ちょっとガンバル程度から始めてみてください（「〜ネバナラナイ」は最悪だよ）。

衣服は、身体を締めつけすぎないように。涼しい時期から寒い時期は、体温をムダに逃がさない素材とデザインを選ぶ。暑い時期は体温をうまく逃がすものを選ぶ。日本には四季があるのだから、衣替えは学生服みたいな二回じゃなく、こまめに。一一月から三月ごろの湿度の低い時期は保湿できるものを、六月から八月は湿気を逃がすものを選ぶ。

暖房・冷房という人工的な調節空間にいるときは、工夫して過ごす必要がある。暖房で湿度が40%を下ると、鼻や喉や目の粘膜が荒れる。インフルエンザウィルスなども喜ぶ環境な

*人間の全身の血管を一本につなげると、なんと地球二周半。そこを約四ℓの血液が移動している。血流の速さは太い動脈で秒速五〇cm、毛細血管で秒速一mm。赤血球は毛細血管の直径より大きいが、グニュッと通る。

**二二八ページ参照。

ので、加湿が必要。職場の過剰冷房は、ひざかけ（ひざ裏や太ももを保護）、靴下（三陰交まで保護、**図22**）、スカーフ（首の後ろ側のつけ根部分から肩を保護）などで、冷気を避ける。もし言えるなら、室温は二八度が健康的だと提言し、背広の諸君には室内では上着を脱げばいいと教えてあげよう。暖気は部屋の天井付近に、冷気は床付近に溜まるので、ファン（小型扇風機でいい）を回して部屋全体に循環させよう。

飲食も同じような考え方で、身体を暖めるものと冷やすものを意識しよう。ただし、どこでも冷房のある日本では、夏でも食事は身体を暖めるものがいいだろう。身体を冷やす作用の強い果物一般などは、旬のものを旬に少しいただくだけでいい（季節を味わう）。

日本にある食品は、農薬や化学肥料や人工添加物やホルモン剤やダイオキシンなどの環境ホルモンから、免れているものはないと考えていい（すべての人類と生き物もすでに汚染）。それでも、少しでも摂取量を減らすには、まず、**多種類の食材を食べること。**また、生協や自然食品系の選択購入システムに参加したり、そういうお店を選ぶなども効果的。

毎日とは言わないが、一週間をトータルしたら、小学校の家庭科で学んだ六つの基礎食品*を全部食べているようにしよう。また、そこに入っていない重要な栄養素が、食物繊維。何かスジっぽいものを想像するが、そうでもなく、干物・海草・根菜類・いも類・豆類などに豊富。

食品を色で考えるのも簡単な方法。**赤**（肉・魚・野菜）・**白**（穀類・いも類・野菜・豆腐・魚・乳製品・果物）、**黄**（野菜・大豆製品・みそ・柑橘系果物・チーズなど）・**緑**（野菜）・**黒**（海草・きのこ・ゴマ・こんにゃく・プルーンなど）**の五色を意識して食べよう。****とくに黒・緑はどの年代にも重要。また、心地よい他者と、穏やかな会話をしながらの食事が効果的な

＊炭水化物（米・パン・麺類・いも類など）、脂肪、タンパク質（肉・魚・豆腐・乳製品など）、無機質（ミネラル）、緑黄色野菜、淡色野菜。

＊＊動物性脂肪を避けようという話があるが、下手にやると脂肪とタンパク質不足になる。良質のタンパク質は細胞をつくる必需品。欧米人のような、何百年にもわたって動物性脂肪を過剰摂取してきた人びとからの情報を受け取るときには、日本人向けのさじ加減が必要。望ましい体重は、身長(m)×身長(m)×22(BMI)で計算する。たとえば私は157cmだから、1・57×1・57×22＝約54kg。BMIが25を越えると肥満なので、減量対策を考えよう。

のは、いうまでもない。

日用品・下着・寝具などは、抗菌・防虫・防ダニ加工（有害化学物質）のないものが心身によい。家屋（壁・床など）の素材も、できれば化学物質の含まれていないものがよい。

早寝早起きは三文の得とはよくいったもので、内分泌・免疫・自律神経の調節に効果的。

図22　症状緩和に効果的なツボ

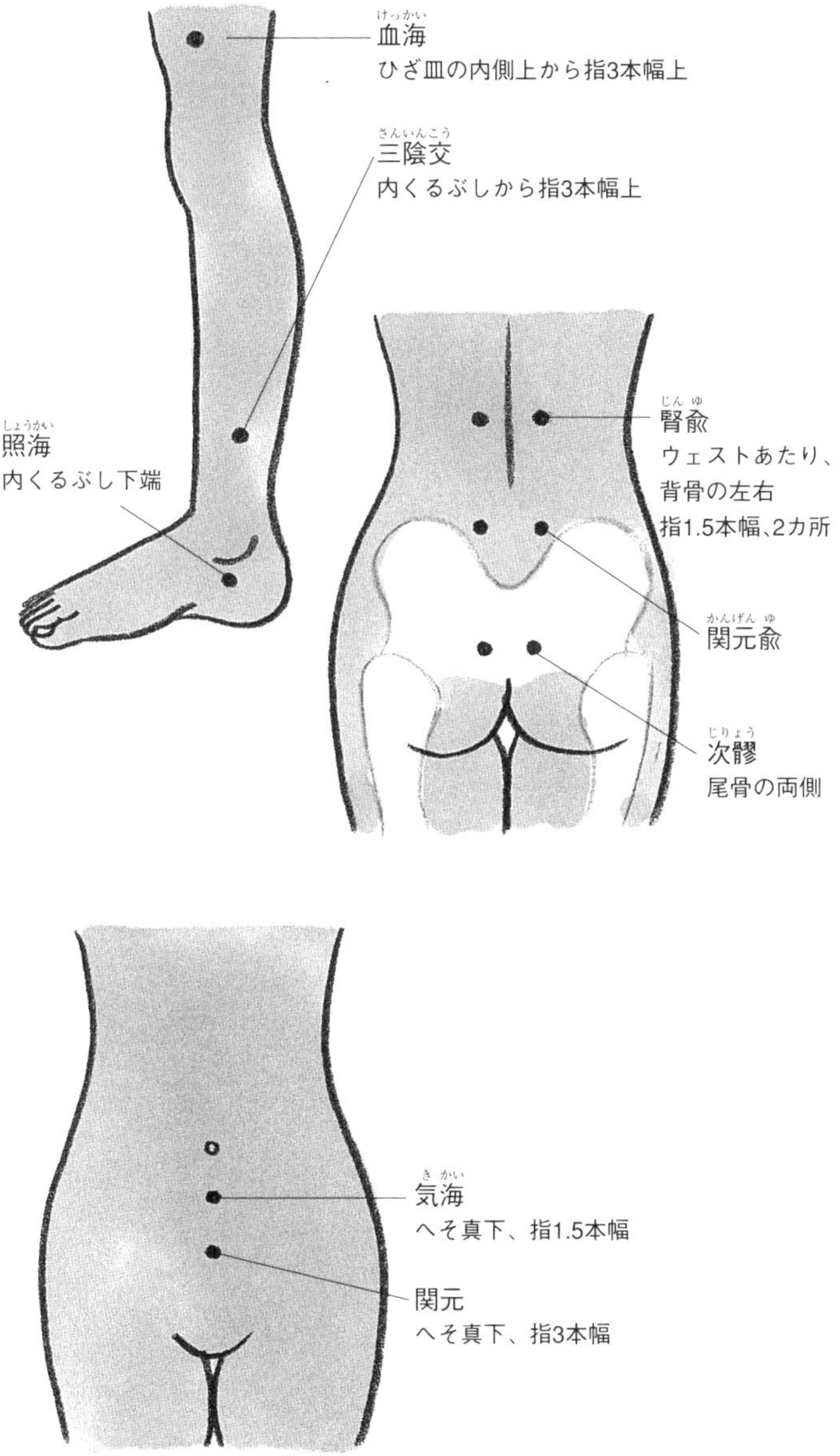

午後一〇時から午前二時がホルモンのゴールデンタイムなので、寝ているほうがいい。**運動は有酸素運動がよく、**ウォーキングがだれにもできて効果的なものの代表。年齢によって多少違うが、一二〇前後の心拍数が二〇分ほど連続する程度がいい。**呼吸法をともなった体操も効果的。**自律神経系は自分の意志では動かせないが、ただ一つ、呼吸だけは自己調節できる。口からゆっくり吐き、鼻から静かに吸う（吐くのが大切で、十分吐ければ吸える）。それに動作がつくのがストレッチ・気功・ヨガなど。

入浴は手軽なセルフケアの時間で、**下半身浴がお勧め**（痛みや消耗が和らぐ）。三八〜四〇度までのぬるめのお湯に、おへそから心臓までの間の水位で、腕はつけず、上半身の水滴を取って、心地よい汗が出るまで一〇〜二〇分ほどリラックスしてつかる（雑誌や音楽を持ち込むとか、薬草やアロマオイルなども効果的）。ただし、汗が出すぎて深部体温が二度も上がると、血液が濃くなる可能性もあるので、入る前や入浴後に必ず水分（常温がよい）を補給する（古い体液が出たので新しい水分を入れ、新陳代謝を促進）。

月経痛や腰痛や冷えなどを和らげるには、**お灸・ツボ療法・使い捨てカイロなども効果的。**痛いそのときにも効くし、毎日続けるのもよい。ツボは一カ所を一〜三秒、数回、軽く押してはなす。ギュウギュウ押すのはよくない。ツボは、衣服の保温ポイントでもある（**図22**）。

最後に、自分の基礎体温表や、診断と治療や症状の**記録ノートをつけてみよう。**そのときどきの人間関係やできごとや思いなどもつけ加えておくと、自分の身体、心身、からだと心のことが、きっと見えてくる。

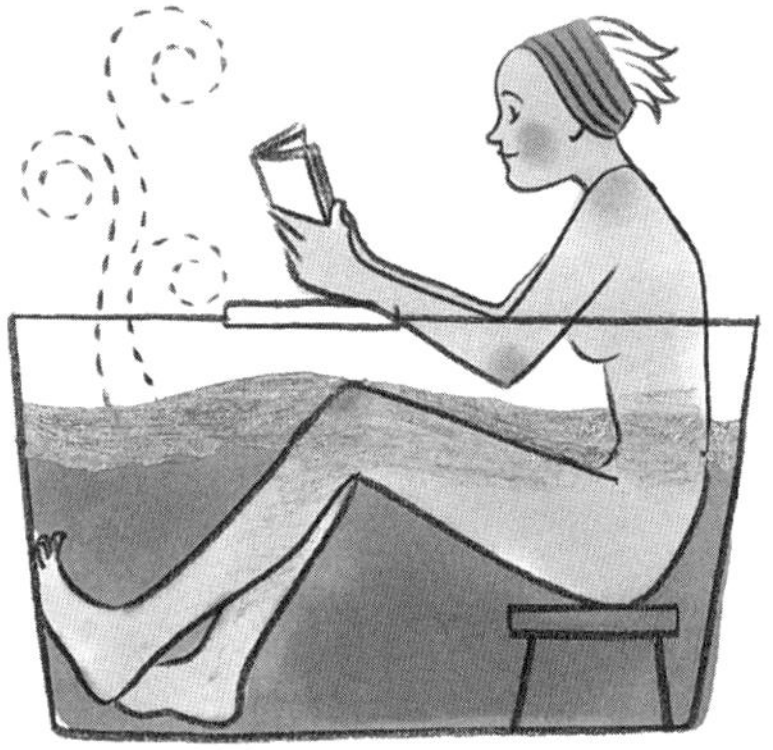

ひとりぼっちじゃないという実感（セルフヘルプの効用）

「セルフヘルプ」を日本語で言うと「自助」ですが、ちょっと意味がわかりませんよね。自分一人でガンバルみたいにも聞こえてしまいます。**セルフヘルプとは、同じ体験をもつ人びとが支え合うグループ活動のことで、「本人の会」と翻訳する人もいます。**具体的には、三〜一〇人規模の会合がもっとも効果的です。JEMAには、そういうグループが全国に三六もあります（地域グループだけでなく、ネットグループ、問題別グループもある。もちろんEAには世界に何百もあるそうだ）。そして、JEMAという組織全体が、全国の会員とともに、セルフヘルプマインドを織りなしています。とてもわかりやすい事例を、紹介しましょう。

JEMAは、二〇〇〇年一〇月はじめに、EA会長のメリー・ルー・ボールウェグさんを招いて、「日米子宮内膜症フォーラム　子宮内膜症とダイオキシン」を開催しました（諸般の都合で、平日の夜）。もう一人の講師は、堤治氏（東大分院教授）で、産婦人科の環境ホルモン問題の権威です（生殖医療、子宮内膜症、腹腔鏡下手術などの専門家）。お二人の講演と、私とのパネルディスカッションは、EAやJEMAらしく、厳しい現実情報の提供が続きました。そして、ダイオキシン汚染と子宮内膜症の、現時点での関連性の認識程度を確認しあいました。*

この夜、スタッフを含めた八四人の参加者のうち、四四人が書いてくれた終了後のアンケートに、**セルフヘルプの効用と必要性、正しい有効な情報の必要性などが、鮮明に見えたのです。**

一般の方の感想（三〇人）で、三名が厳しいことを書いておられました。

＊翌日のNHKニュースで報道された。

「（施設関係者によるスライド投影ミスなど、ＪＥＭＡの準備の問題点をあげたあと）、ダイオキシン汚染についてもっと掘り下げるべきだ」（妻が当事者だという三〇代の夫、無記名）

「治癒の可能性や、周囲の人や家族等の日常的な参考例を聞かせてもらうほうが、現実的。〝社会問題〟と〝学問〟と〝内膜症本人〟と〝周囲の人びと〟がバラバラだと思えてしかたがない。こんな話は、内膜症の本人にとっては、たぶんなんの希望もない話だ」（パートナーが当事者らしき二〇代男性、氏名・住所・電話番号明記）

「一つの関係はよくわかりました。でも、結局、絶望的ということですか。こんな事実を伝えられたところで、前向きに病気に向かえというのがムリです。現実的ではないです。今度から、もっと生活していくという現実についてのフォーラムがあれば、参加します」（二〇代、当事者の女性、氏名・住所・電話番号明記）

これ以外の一般の方（医療関係、報道関係もいる）は、たとえば次のようなものでした。

「世界の現状がよくわかった。市民活動について再認識できた。今後も市民活動としてリサーチした発表を続けてほしい。がまんするだけかと思っていたが、少しずつでも解明されていると知ってよかった。今後も情報の普及と提供をしてほしい」

そして、ＪＥＭＡ会員一四人の場合は、こうなります。

「怖い話だったが、信頼できる情報が得られてありがたい。背筋が寒くなったが、根本的な対策がなされるまで待っているわけにもいかないから、自分なりに予防策・緩和策を考えようと思う。最新情報をありがとう。今日は参加してよかった、なんか、ほんとうによかった。これからも応援します」

わたしはひとりぼっちではない。仲間がいる。それも二〜三人などではなく、たくさんいる。

会おうと思えば、会える仲間。仲間と話していると、長い間、診察室や、家族や周囲の人びとといっしょにいながらも凍っていた「からだと心」が、ふわっと溶けはじめ、深呼吸ができる。こんなにたいへんな病気だけど、わたしは、この病気とうまく暮らしていけそうな気がする。こんな気持ちやエネルギーのことを、「エンパワー」というそうだ。たとえ会えなくても、子宮内膜症の全国の仲間を感じることもできる。パートナーも、わたしを通じて、多くの女性のパートナーたちと知り合ったような気がするらしい。最近、ちょっとわかってきたよなんて言ったりする。

明日から何をどうするのか、それを判断するための、正しくて有効な情報がこんなにある。わたしが、わたしのための最良の判断をするには、たくさんの客観的情報と、わたし自身のからだと心の情報が必要だ。そうか、わたしこそが、子宮内膜症の正しくて有効な情報を生み出している一人なんだ。現実はまだまだ厳しい。でも、わたしには、たくさんの仲間と明日がある。

(2) ＪＥＭＡ（当事者市民団体）にできること

子宮内膜症は、医学も医療も病気の実態にまにあっていない、現代の慢性疾患の一つです。だから、閉経するまで治癒しないとか、ある程度の女性たちが不妊状態になるのは、どの国でも同じこと。しかし、医療によってどれだけＱＯＬが改善されるのか、どんな恩恵があるのかは、国によって驚くほど違います。日本では、欧米に遅れること三〇年、ようやく低用量ピルが使えるようになり、今後はずいぶんと楽になっていくでしょう。ところが、ケベック世界会議では、途上国の医師が、ピルさえ手に入れることがままならない現状を訴えていました。腹腔鏡手術など、超高級医療でしょう。

ＪＥＭＡは、子宮内膜症の女性をサポートしながら、日本の産婦人科医療が、欧米の医療に見合うものになるよう、医療界に働きつづけている当事者市民団体（医療消費者組織）です。そのためには、医療者が知り得ない女性たちの真の実態（すなわち医療の実態でもある）を調査し、まとめ、提示する必要があります。実態把握なくして、ものごとの改善や進歩はありえませんから。そして、その第一弾を九六年夏に実施し、子宮内膜症の女性たちにも、医療者にも、社会にも、認識を新たにしてもらう、最初の当事者エビデンスを出しました。その後の医療界の反応は、かなりいいものです。

真のＥＢＭとは、医療界が厳選したエビデンス（六ランクある）を、当事者・医療利用者・患者がともに吟味して、その病気をもつ人間にほんとうに意味があるのかどうかを、再検討したものだと考えます。これを当事者エビデンスと名づけます。さらに、ＪＥＭＡの当事者エビデンスは、ＪＥＭＡ自身が再検討していく必要があります。

そこで、第二弾の実態調査を、二〇〇一年中には実施したいと考えています。読者のみなさんも、新聞などでのＪＥＭＡの呼びかけをご覧になったら、ぜひ応じてください。また、ＪＥＭＡに入会していただき、会費で活動を支えていただければ、よりよい改善も早まるかと思います。また、本書をお読みになった感想、ご意見、新たな疑問、課題などを、どんどんＪＥＭＡにお寄せください。それが、本書の第二弾を生み出し、さらなる医療改革につながります。

みなさん、ＪＥＭＡといっしょに、日本の子宮内膜症の明日を築いていきましょう。

こんにちは、やっと出会えましたね　　もう、あなたはひとりぼっちではありません

日本子宮内膜症協会（JEMA）
JAPAN ENDOMETRIOSIS ASSOCIATION

活動使命　子宮内膜症の女性のサポートと、女性の生涯の健康に寄与する女性医療(とくに子宮内膜症医療)の探求

活動の柱
・情報の収集整備と提供　子宮内膜症に関するあらゆる情報の収集整備と提供
・セルフヘルプ　子宮内膜症の女性たちによる相互援助
・子宮内膜症の社会化　社会(医療界や家族も含む)に向けて正しい情報に基づく子宮内膜症への理解と共感を求める
・女性医療の探求　女性の生涯の健康に寄与する女性医療(とくに子宮内膜症医療)の探求

活動内容

1 患者サポート活動

目的：自分の心身と生活を守れる自立した子宮内膜症の女性になれるように

方法：①ホームページで、病気と医療の詳細情報提供、公開掲示板2本の過去ログ、非公開掲示板2本(他臓器子宮内膜症、寄付サポーター用)、有料メールマガジンなど
②電話相談(郵便やFAXやメールでの医療相談は不可)

2 医療改善活動(患者への間接的サポートでもある)

目的：世界標準医療の定着(低用量ピル治療推進、GnRHa乱用是正、腹腔鏡手術推進など)。

方法：国内外の関連学会での発表・発言、取材・聴講。医療企業との交渉や共同。行政交渉。ロビー活動。マスコミの活用、協力、情報是正活動。他の患者側組織や女性関連組織などとの連携や共同。近年の具体的な活動は、1相性低用量ピル保険適用事業の推進。

実態把握実績：第1回子宮内膜症患者実態アンケート調査(96年8月、703人)、第2回同調査(01年8月、1073人)、第3回同調査(06年8月、668人)。上記による、JEMA96年データ、同01年データ、同06年データが貴重(ホームページに主要なものを掲載)。

寄付のお願い

94年から9年間は会員制。以後は、すべての子宮内膜症の女性をサポートする非会員制に改革。寄付が主財源で、寄付者をサポーターさんと呼び、「JEMAサポーター通信」を送付。
・個人　1口2000円から(郵便振替なら2口以上で旧JEMA通信8・9年度セットを送付)
・医療者　1口5000円から(メルマガやサポーター通信で氏名・所属を紹介)
・法人企業　05年夏以降ご遠慮しており、可能なかぎり継続します。

郵便振替口座　00100-8-499560(加入者名：JEMA)
銀行口座　三菱東京UFJ銀行日本一支店 普通 4548913 日本子宮内膜症協会

事務局

大阪市中央区上本町西5-1-9-301(〒542-0062)、TEL・FAX 06-6718-4789
電話相談　06-6718-4789、06-6764-4344(水14～17時、木19～21時)
URL　http://www.jemanet.org
E-mail　info-1@jemanet.org(患者用：メール相談はしておりません)
info-2@jemanet.org(非患者用：医療関係者やマスコミなどは電話よりメールを)

子宮内膜症の専門家リスト（最新大型医学教科書二冊の執筆者一覧）

『新女性医学大系19 生殖・内分泌 子宮内膜症 子宮腺筋症』（寺川直樹担当編集、武谷雄二総編集、中山書店、99年）

〈子宮内膜症〉

定義・概念　寺川直樹（鳥取大学）

病態
- A　発生機序　松浦講平・片渕秀隆・岡村均（熊本大学）
- B　病理　鶴長建充・植木實（大阪医科大学）
- C　分子・細胞生物学　紀川純三（鳥取大学）
- D　増殖・進展機構　藤本次良（岐阜大学）
- E　腹腔内環境　神崎秀陽・安田勝彦・岡田英孝（関西医科大学）
- F　免疫系の関与　佐治文隆（大阪府立成人病センター）
- G　子宮内膜症合併不妊症の病態　原田省（鳥取大学）

症状　宮崎豊彦・吉村泰典（慶応義塾大学）

診断
- A　問診・内診・超音波断層法　植村次雄（藤沢市民病院）・近藤芳仁（横浜市立大学）
- B　CT・MRI　中村幸雄・高橋康一・東眞（杏林大学）
- C　腫瘍マーカー　小林浩（浜松医科大学）
- D　腹腔鏡検査　小畑孝四郎・星合昊（近畿大学）

治療
- A　治療方針　石丸忠之（長崎大学）
- B　手術療法
  - i　保存手術　村上節（東北大学）・深谷孝夫（高知医科大学）
  - ii　腹腔鏡下手術　堤治（東京大学）
  - iii　根治手術　永田一郎（防衛医科大学）
- C　薬物療法
  - i　GnRH作動薬療法　多賀理吉（横浜市立大学）
  - ii　ダナゾール療法　玉舎輝彦（岐阜大学）
  - iii　偽妊娠療法　本庄英雄・北脇城（京都府立医科大学）
- D　卵巣チョコレート嚢胞の取り扱い　奥田喜代司（大阪医科大学）・佐伯理男（NTT京都病院）

E　長期フォローアップ　杉並洋（国立京都病院）

F　子宮内膜症合併不妊症の治療　詠田由美（詠田由美クリニック）

子宮内膜症と環境因子　堤治・甲賀かをり（東京大学）

〈子宮腺筋症〉

定義・概念　寺川直樹（鳥取大学）

病理　皆川幸久（鳥取大学）

症状　宮崎豊彦・吉村𣳾典（慶応義塾大学）

診断　西田正人・田中優美子（筑波大学）

治療　永田行博・沖利通（鹿児島大学）

『子宮内膜症　病態とその治療』（藤井信吾・石丸忠之・星合昊編著、診断と治療社、２０００年）

子宮内膜症とは（定義）　北正人・藤井信吾（京都大学）・折井文香（信州大学）

子宮内膜症の疫学　清水元彦（信州大学）・北正人・藤井信吾（京都大学）

子宮内膜症の組織発生機序　中山邦章（信州大学）・藤井信吾（京都大学）

子宮内膜症の病理形態　石丸忠之・中村恒一・藤下晃（長崎大学）

子宮内膜症の生物学的特性　土岐利彦（信州大学）・藤井信吾（京都大学）

臨床症状　神崎秀陽・岡田英孝・安田勝彦（関西医科大学）

臨床像と診断　小畑孝四郎・星合昊（近畿大学）

分類　星合昊（近畿大学）

子宮内膜症の治療総論　杉並洋（国立京都病院）

薬物療法　石丸忠之・藤下晃（長崎大学）

開腹保存手術　松浦講平・岡村均（熊本大学）

内視鏡手術　武内裕之・桑原慶紀（順天堂大学）

根治手術　松浦講平・岡村均（熊本大学）

薬物療法と手術療法の併用　松崎幸子（東北大学）・深谷孝夫（高知医科大学）

骨盤外子宮内膜症　森岡信之・深谷孝夫（高知医科大学）

〈主要参考文献〉


『新女性医学大系19 生殖・内分泌 子宮内膜症 子宮腺筋症』（寺川直樹担当編集、武谷雄二総編集、中山書店、99年）。

『子宮内膜症 病態とその治療』（藤井信吾・石丸忠之・星合昊編著、診断と治療社、2000年）。

『子宮内膜症取扱い規約 第1部 診断および進行度分類基準とカラーアトラス』（日本産科婦人科学会編、金原出版、93年）。

『低用量経口避妊薬の使用に関するガイドライン』（日本産科婦人科学会編、診断と治療社、99年）。

『婦人科産科用剤便覧 第1版』（本庄英雄監修、日本シェーリング、99年）。

『厚生省心身障害研究 リプロダクティブ・ヘルスから見た子宮内膜症の実態と対策に関する研究 平成9年度研究報告書』（主任研究者・武谷雄二）

『平成10年度厚生科学研究（子ども家庭総合研究事業）報告書（第2―6）リプロダクティブ・ヘルス（性と生殖に関する健康）から見た子宮内膜症等の対策に関する研究』（主任研究者・武谷雄二）。

『平成11年度厚生科学研究（子ども家庭総合研究事業）報告書（第2―6）リプロダクティブ・ヘルス（性と生殖に関する健康）から見た子宮内膜症等の対策に関する研究』（主任研究者・武谷雄二）。

『エンドメトリオーシス研究会誌』（エンドメトリオーシス研究会編、94年以降のすべて）。

『日本産科婦人科内視鏡学会雑誌』（日本産科婦人科内視鏡学会編、97年以降のすべて）。

「世界子宮内膜症会議抄録 第5回横浜、第6回ケベック、第7回ロンドン」（主催国の担当事務局編）。

『厚生白書 平成11年版、平成12年版』（厚生省監修、ぎょうせい、99年、2000年）。

『国民衛生の動向一九九九、二〇〇〇』（厚生統計協会、99年、2000年）

『月刊 産科と婦人科』（診断と治療社、96年以降を適宜）。

『月刊 産婦人科治療』（永井書店、96年以降を適宜）。

『月刊 臨床婦人科産科』（医学書院、96年以降を適宜）。

『月刊 産婦人科の実際』（金原出版、96年以降を適宜）。

『月刊 医療情報』（日本出版広報センター、99年以降のすべて）。

『月刊 臨床婦人科産科 vol.54 No.4 増大号 生殖内分泌と不妊診療の最新データ』（医学書院、2000年）。

『月刊 治療学 vol.34 No.5 内分泌撹乱物質 望まれる的確な現状認識』（ライフサイエンス出版、2000年）。

『世界のエッセンシャルドラッグ』（浜六郎・別府宏圀訳、三省堂、2000年）。

『もっと知りたい 子宮内膜症［専門医が伝えるちょっと詳しい医学知識］』（杉本修、知人社、96年）。

『女医さんシリーズ　子宮内膜症』（国府田きよ子、主婦の友社、96年）。

『専門のお医者さんが語るQ&A　子宮内膜症』（杉並洋、保健同人社、96年）。

『専門のお医者さんが語るQ&A　子宮筋腫』（藤井信吾・折井文香共著、保健同人社、96年）。

『専門のお医者さんが語るQ&A　月経異常』（楠原浩二、保健同人社、96年）。

『専門のお医者さんが語るQ&A　不妊症』（田辺清男、保健同人社、97年）。

『専門のお医者さんが語るQ&A　更年期障害』（水沼英樹、保健同人社、97年）。

『セルフヘルプグループわかちあい・ひとりだち・ときはなち』（岡知史、星和書店、99年）。

『医療ビッグバンのすすめII　医療改革シナリオをつぶすな』（大竹美喜、NHK出版、2000年）。

『医療ビッグバン』（西村周三監修、日本医療企画、97年）。

『よくない治療ダメな医者』（近藤誠、三天書房、2000年）。

『女のからだシリーズ　冷え性　自分で治す』（田中美津、マガジンハウス、95年）。

『別冊NHKきょうの健康　女性のからだと病気』（坂元正一総監修、NHK出版、94年）。

『別冊NHKきょうの健康　骨粗鬆症』（井上哲郎総監修、NHK出版、97年）。

『別冊NHKきょうの健康　漢方治療』（大塚恭男総監修、NHK出版、97年）。

『別冊NHKきょうの健康　子宮筋腫・子宮内膜症・月経異常』（植木實監修、NHK出版、97年）。

「新・レポート不妊　不妊治療の実態と生殖技術についての意識調査報告」（フィンレージの会、2000年）。

『文化としての生殖技術』（柘植あづみ、松籟社、99年）。

『生殖医療のすべて』（堤治、丸善、99年）。

『不妊症　これで安心』（佐藤孝道、小学館、98年）。

『ピル服用指導ガイドブック』（倉智敬一、医学書院、99年）。

『The ピル　Pill』（芦田みどり、法研、99年）。

『PMSの研究――月経・こころ・からだ』（松本清一監修、文光堂、95年）。

『別冊・医学のあゆみ　リプロダクティブ・ヘルス』（武谷雄二編集、医歯薬出版、97年）。

『別冊・医学のあゆみ　疼痛コントロールの実際』（菊地博達編集、医歯薬出版、97年）。

4.副作用

臨床試験では540症例に投与され、副作用は全解析対象例(519例)の25.4%(132例)に認められた。主なものは悪心58例(11.2%)、頭痛40例(7.7%)、乳房痛38例(7.3%)、嘔吐24例(4.6%)、下腹部痛24例(4.6%)であった。これらの副作用は第1周期(18.1%)、第6周期(5.3%)、第12周期(3.6%)と周期が進むにつれ減少した。(承認時)

※※ **1) 重大な副作用**

(1)**血栓症(頻度不明)**:血栓症(四肢、肺、心筋、脳、網膜等)があらわれることがあるので、観察を十分に行い、下肢の疼痛・浮腫、突然の息切れ、胸痛、激しい頭痛、急性視力障害等の初期症状があらわれた場合には投与を中止し適切な処置を行うこと。

(2)**アナフィラキシー様症状(頻度不明)**:アナフィラキシー様症状(呼吸困難、蕁麻疹、血管浮腫、そう痒感等)があらわれることがあるので、このような症状があらわれた場合には投与を中止し、適切な処置を行うこと。

※ **2) その他の副作用**

	5%以上	0.1~5%未満	頻度不明
過敏症注1		発疹	
眼注2			網膜血流障害による視力障害
肝臓注2		肝機能異常	黄疸
電解質代謝注2		浮腫、体重増加	
子宮		不正性器出血(破綻出血、点状出血)、下腹部痛	経血量の変化、無月経、帯下の増加
乳房	乳房痛	乳房緊満感、乳房萎縮、乳汁分泌	
循環器		血圧上昇、動悸	
消化器	悪心	嘔吐、腹痛、下痢、便秘、胃痛	口内炎、口渇、胸やけ、食欲不振、食欲亢進
精神神経系	頭痛	倦怠感、めまい、いらいら感、ふらつき	神経過敏、頭重、眠気
皮膚		ざ瘡	色素沈着注3、湿疹
その他		性欲減退、下肢痛、熱感	高脂血症、しびれ感

注1:投与を中止すること
注2:投与を中止するなど適切な処置を行うこと
注3:長時間太陽光を浴びないよう注意すること

5.妊婦、授乳婦等への投与

1) 妊娠が確認された場合には投与を中止すること。なお、2周期連続して消退出血が発来しなかった場合、妊娠している可能性があるため、妊娠の有無について確認すること。[妊娠中の服用に関する安全性は確立されていない。]

2) 授乳中の婦人には他の避妊法をすすめるなど適切な指導をすること。[母乳の量的質的低下が起こることがある。また、母乳中への移行、児において黄疸、乳房腫大が報告されている。]

6.臨床検査結果に及ぼす影響

含有するエチニルエストラジオールの作用による血清蛋白(コルチコイド結合性グロブリン、サイロキシン結合性グロブリン等)の増加により、総コルチゾール、総T_3、総T_4の上昇がみられることがある。また、これらの遊離型は変化しないとされている。これら検査値の判定に際しては注意すること。

7.適用上の注意

薬剤交付時

PTP包装の薬剤はPTPシートから取り出して服用するよう指導すること。[PTPシートの誤飲により、硬い鋭角部が食道粘膜へ刺入し、更には穿孔をおこして縦隔洞炎等の重篤な合併症を併発することが報告されている。]

8.その他の注意

1) 外国の疫学調査の結果、静脈血栓症のリスクは、経口避妊剤を服用している女性は服用していない女性に比し、3.25~4.0倍高くなるとの報告がある。
また、静脈血栓症のリスクは経口避妊剤服用開始の最初の1年間において最も高くなるとの報告がある。

2) 外国での疫学調査の結果、経口避妊剤の服用により乳癌及び子宮頸癌になる可能性が高くなるとの報告がある。

3) 外国で、経口避妊剤を2年以上服用した場合、良性肝腫瘍が10万人当たり3.4人発生するとの報告がある。また、腫瘍の破裂により腹腔内出血を起こす可能性がある。一方、悪性肝腫瘍(肝癌)の発生率は極めて低く、100万人当たり1人に満たない。

4) 卵胞ホルモン剤を妊娠動物(マウス)に投与した場合、児の成長後腟上皮及び子宮内膜の悪性変性を示唆する結果が報告されている。
また、新生児(マウス)に投与した場合、児の成長後腟上皮の悪性変性を認めたとの報告がある。

※※5) 外国で、経口避妊剤の服用により全身性エリテマトーデス(SLE)の悪化、溶血性尿毒症症候群(HUS)があらわれたとの報告がある。

6) 外国で、経口避妊剤の服用による角膜厚の変化等によりコンタクトレンズがうまく調整されないため、視力・視野の変化、装用時の不快感等がみられたとの報告がある。

発売元 **持田製薬株式会社**
東京都新宿区四谷1丁目7番地
製造発売元
ヤンセン ファーマ株式会社
東京都千代田区西神田3-5-2

者(「禁忌」の項参照)

9)耐糖能の低下している女性(糖尿病患者及び耐糖能異常の女性)[耐糖能が低下することがあるので、十分コントロールを行いながら投与すること。]

10)ポルフィリン症の患者[症状が増悪することがある。]

11)肝障害のある患者(「禁忌」の項参照)

12)心疾患、腎疾患又はその既往歴のある患者[ナトリウム又は体液の貯留により症状が増悪することがある。]

13)てんかん患者[症状が増悪することがある。]

14)テタニーのある患者[症状が増悪することがある。]

2. 重要な基本的注意

1)本剤の服用により、**血栓症**があらわれることがあるので、次のような症状・状態があらわれた場合には投与を中止すること。また、本剤服用者に対しては、次のような症状・状態が認められた場合には直ちに医師等に相談するよう、あらかじめ説明すること。

(1) 血栓症の初期症状
下肢の疼痛・浮腫、突然の息切れ、胸痛、激しい頭痛、急性視力障害等

(2) 血栓症のリスクが高まる状態
体を動かせない状態、顕著な血圧上昇がみられた場合等

2)**年齢**及び**喫煙量**により心血管系の重篤な副作用の危険性が増大するとの報告がある。
従って、本剤服用者には**禁煙**するよう指導すること。(「禁忌」の項参照)

3)本剤投与に際しては、問診、内診、基礎体温の測定、免疫学的妊娠診断等により、妊娠していないことを十分に確認すること。

4)本剤の投与にあたっては服用者の病歴調査及び検診が必要である。この検診には、血圧測定、乳房・腹部の検査及び臨床検査が含まれる。

5)長期投与を行う場合は、**6カ月毎の検診**、また、1年に1回、子宮・卵巣を中心とした骨盤内臓器の検査、特に、子宮頸部の細胞診の実施を考慮すること。

6)乳癌の検査は、服用者に自己検診を行うよう指導すること。特に、乳癌の家族歴又は乳房に結節のある女性では注意が必要である。

7)本剤の投与にあたっては飲み忘れ等がないよう服用方法を十分指導すること。**万一飲み忘れがあった場合**、翌日までに気付いたならば直ちに飲み忘れた錠剤を服用し、その日の錠剤も通常どおりに服用させる。
2日以上連続して飲み忘れがあった場合は服用を中止させ、次の月経を待ち投与を再開させること。

なお、飲み忘れにより妊娠する可能性が高くなるので、その周期は他の避妊法を使用させること。

8)服用中に不正性器出血が発現した場合、通常は投与継続中に消失するが、長期間持続する場合は、腟細胞診等の検査で悪性疾患によるものではないことを確認の上、投与すること。

9)服用中に激しい下痢、嘔吐が続いた場合には本剤の吸収不良を来すことがあり、その場合には妊娠する可能性が高くなるので、その周期は他の避妊法を併用させること。

10)服用中に消退出血が2周期連続して発来しなかった場合、投与継続に先だって妊娠していないことを確認すること。

11)本剤の服用を中止して妊娠を希望する場合には、月経周期が回復するまで避妊させることが望ましい。

12)他の経口避妊剤から本剤に切り替える場合

(1) 21錠タイプの経口避妊剤から切り替える場合
前に服用していた薬剤をすべて服用し7日間の休薬の後、続けて本剤の服用を開始させる。服用開始が遅れた場合、妊娠の可能性がある。

(2) 28錠タイプの経口避妊剤から切り替える場合
前に服用していた薬剤をすべて服用後、続けて本剤の服用を開始させる。服用開始が遅れた場合、妊娠の可能性がある。

3. 相互作用

併用注意(併用に注意すること)

薬剤名等	臨床症状・措置方法	機序・危険因子
副腎皮質ホルモン プレドニゾロン等 **三環系抗うつ剤** イミプラミン等 **塩酸セレギリン** **シクロスポリン**	これらの薬剤の作用が増強するおそれがある。	本剤はこれらの薬剤の代謝を抑制すると考えられる。
硫酸グアネチジン	硫酸グアネチジンの降圧作用が減弱されるおそれがある。	機序は明らかではないが、本剤のレニン・アンギオテンシン系への影響によるものと考えられる。
リファンピシン **バルビツール酸系製剤** フェノバルビタール等 **ヒダントイン系製剤** フェニトインナトリウム等 **カルバマゼピン** **グリセオフルビン**	本剤の効果の減弱化及び不正性器出血の発現率が増大するおそれがある。	これらの薬剤は肝の薬物代謝酵素を誘導し、本剤の代謝を促進すると考えられる。
テトラサイクリン系抗生物質 テトラサイクリン等 **ペニシリン系抗生物質** アンピシリン等		これらの薬剤は腸内細菌叢を変化させ、本剤の腸肝循環による再吸収を抑制すると考えられる。
塩酸テルビナフィン	黄体ホルモン・卵胞ホルモン配合剤との併用で、月経異常があらわれたとの報告がある。	機序不明
Gn-RH誘導体 酢酸ブセレリン等	これらの薬剤の作用を減弱するおそれがある。	これらの薬剤は性ホルモンの分泌を低下することにより薬効を示すため、性ホルモンである本剤の投与によってこれらの薬剤の効果を減弱する可能性が考えられる。
血糖降下剤 インスリン製剤 スルフォニル尿素系製剤 スルフォンアミド系製剤 ビグアナイド系製剤 等	血糖降下剤の作用が減弱するおそれがある。血糖値その他患者の状態を十分観察し、血糖降下剤の用量を調節するなど注意する。	本剤は耐糖能を低下させ、血糖降下剤の作用を減弱させると考えられる。
トログリタゾン	本剤の作用が減弱するおそれがある。	エチニルエストラジオールの血漿中濃度が低下する。
HIV感染症治療薬 メシル酸ネルフィナビル リトナビル	本剤の作用が減弱するおそれがある。	エチニルエストラジオールのAUCが減少する。
ネビラピン		機序不明
セイヨウオトギリソウ(St.John's Wort、セント・ジョーンズ・ワート)含有食品	本剤の効果の減弱化及び不正性器出血の発現率が増大するおそれがあるので、本剤投与時はセイヨウオトギリソウ含有食品を摂取しないよう注意すること。	この食品は肝の薬物代謝酵素を誘導し、本剤の代謝を促進すると考えられる。

EH

※※2005年8月改訂(薬事法改正に伴う改訂等)(第8版)
※2005年3月改訂
貯法：室温保存
使用期限：3年(包装に表示の使用期限内に使用すること)

日本標準商品分類番号
872549

経口避妊剤

※※ 指定医薬品 処方せん医薬品

オーソ®M-21

ORTHO® M-21
ノルエチステロン・エチニルエストラジオール錠

承認番号	21100AMY00160000
薬価収載	薬価基準未収載
販売開始	1999年9月
国際誕生	1974年8月

注意ー医師の処方せんにより使用すること

経口避妊剤は、HIV感染(エイズ)及び他の性感染症(例えば梅毒、性器ヘルペス、淋病、クラミジア感染症、尖形コンジローム、腟トリコモナス症、B型肝炎等)を防止するものではないこと、これらの感染防止には、コンドームの使用が有効であることを服用者に十分説明すること。
なお、必要に応じ、性感染症検査の実施を考慮すること。

【禁忌(次の患者又は女性には投与しないこと)】

1)本剤の成分に対し過敏性素因のある女性
2)エストロゲン依存性腫瘍(例えば乳癌、子宮体癌、子宮筋腫)、子宮頸癌及びその疑いのある患者[腫瘍の悪化あるいは顕性化を促すことがある。]
3)診断の確定していない異常性器出血のある患者[性器癌の疑いがある。出血が性器癌による場合は、癌の悪化あるいは顕性化を促すことがある。]
4)血栓性静脈炎、肺塞栓症、脳血管障害、冠動脈疾患又はその既往歴のある患者[血液凝固能が亢進され、これらの症状が増悪することがある。]
5)35歳以上で1日15本以上の喫煙者[心筋梗塞等の心血管系の障害が発生しやすくなるとの報告がある。]
6)前兆(閃輝暗点、星型閃光等)を伴う片頭痛の患者[前兆を伴う片頭痛の患者は前兆を伴わない患者に比べ脳血管障害(脳卒中等)が発生しやすくなるとの報告がある。]
7)肺高血圧症又は心房細動を合併する心臓弁膜症の患者、亜急性細菌性心内膜炎の既往歴のある心臓弁膜症の患者[血栓症等の心血管系の障害が発生しやすくなるとの報告がある。]
8)血管病変を伴う糖尿病患者(糖尿病性腎症、糖尿病性網膜症等)[血栓症等の心血管系の障害が発生しやすくなるとの報告がある。]
9)血栓性素因のある女性[血栓症等の心血管系の障害が発生しやすくなるとの報告がある。]
10)抗リン脂質抗体症候群の患者[血栓症等の心血管系の障害が発生しやすくなるとの報告がある。]
11)手術前4週以内、術後2週以内、産後4週以内及び長期間安静状態の患者[血液凝固能が亢進され、心血管系の副作用の危険性が高くなることがある。]
12)重篤な肝障害のある患者[代謝能が低下しており肝臓への負担が増加するため、症状が増悪することがある。]
13)肝腫瘍のある患者[症状が増悪することがある。]
14)脂質代謝異常のある患者[血栓症等の心血管系の障害が発生しやすくなるとの報告がある。また、脂質代謝に影響を及ぼす可能性があるため、症状が増悪することがある。]
15)高血圧のある患者(軽度の高血圧の患者を除く)[血栓症等の心血管系の障害が発生しやすくなるとの報告がある。また、症状が増悪することがある。]
16)耳硬化症の患者[症状が増悪することがある。]
17)妊娠中に黄疸、持続性そう痒症又は妊娠ヘルペスの既往歴のある患者[症状が再発するおそれがある。]
18)妊婦又は妊娠している可能性のある女性(「妊婦、授乳婦等への投与」の項参照)
19)授乳婦(「妊婦、授乳婦等への投与」の項参照)
20)思春期前の女性[骨端の早期閉鎖を来すおそれがある。]

【組成・性状】

販売名	オーソM-21		
色・剤形	橙色素錠		
成分・含量(mg)(1錠中)	ノルエチステロン		1
	エチニルエストラジオール		0.035
添加物	無水乳糖、アルファー化デンプン、ステアリン酸マグネシウム、黄色三二酸化鉄、三二酸化鉄		
外形	表面	裏面	側面
	(JK)	○	▭
大きさ	直径(mm)	厚さ(mm)	重量(mg)
	6.4	2.3	100.0
識別記号	JK		

【効能・効果】

避妊

《効能・効果に関連する使用上の注意》
経口避妊剤使用開始1年間の飲み忘れを含めた一般的使用における失敗率は5%との報告がある。(「臨床成績」の項参照)

【用法・用量】

1日1錠を毎日一定の時刻に21日間経口投与し、その後7日間休薬する。以上28日間を投与1周期とし、出血が終わっているか続いているかにかかわらず、29日目から次の周期の錠剤を投与し、以後同様に繰り返す。

《用法・用量に関連する使用上の注意》
1. 毎日一定の時刻に服用させること。
(「重要な基本的注意」の項参照)
2. 服用開始日
経口避妊剤を初めて服用させる場合、月経第1日目から服用を開始させる。服用開始日が月経第1日目から遅れた場合、飲みはじめの最初の1週間は他の避妊法を併用させること。

【使用上の注意】

1. 慎重投与(次の患者又は女性には慎重に投与すること)
1)40歳以上の女性[一般に心筋梗塞等の心血管系の障害が発生しやすくなる年代であるため、これを助長するおそれがある。]
2)乳癌の家族歴又は乳房に結節のある女性[エストロゲン投与と乳癌発生との因果関係についてその関連性を示唆する報告もあるので、定期的に乳房検診を行うなど慎重に投与すること。]
3)喫煙者(「禁忌」の項参照)
4)肥満の女性[血栓症等の心血管系の障害が発生しやすくなるとの報告がある。]
5)血栓症の家族歴を持つ女性[血栓症等の心血管系の障害が発生しやすくなるとの報告がある。]
6)前兆を伴わない片頭痛の患者[脳血管障害(脳卒中等)が発生しやすくなるとの報告がある。]
7)心臓弁膜症の患者(「禁忌」の項参照)
8)軽度の高血圧(妊娠中の高血圧の既往も含む)のある患

合には投与を中止し、適切な処置を行うこと。

9) **糖尿病の発症又は増悪**…糖尿病の発症又は増悪があらわれることがあるので、観察を十分に行い、異常が認められた場合には投与を中止し、適切な処置を行うこと。

(2)その他の副作用

	不明又は3%以上	0.1〜3%未満	0.1%未満
低エストロゲン症状	ほてり、膣炎、リビドー減退、性交痛、視力異常、眼精疲労		外陰部瘙痒感、膣乾燥
子宮・卵巣	不正出血、子宮萎縮、卵巣過剰刺激症状、卵巣機能不全		卵巣のう胞、帯下
乳房	乳汁分泌		乳房緊満、乳房萎縮、乳房痛
皮膚注)	多毛、皮膚乾燥	痤瘡	爪のわれ
過敏症注)		発疹、湿疹、蕁麻疹	瘙痒
消化器	食欲亢進	嘔気・嘔吐、腹痛、腹部膨満感、食欲減退、便秘、下痢	口渇、口内炎
肝臓注)		GOT、GPT、LDH、ビリルビン上昇	Al-P、γ-GTP上昇
筋骨格系	肩こり、痙攣	関節痛、腰痛	筋肉痛、胸痛、顎・背部痛、骨・四肢等の疼痛
精神神経系	頭痛、嗄声、昏迷	めまい、多汗、神経過敏、傾眠、不眠、しびれ感	不安、健忘
循環器	四肢冷感	動悸、浮腫	血圧上昇
呼吸器	咽頭痛、喘息様症状注)	鼻炎	鼻出血、呼吸困難
血液		白血球減少	貧血、血小板減少
その他	咳、甲状腺腫大、耐糖機能の悪化	体重増加、疲労、倦怠、トリグリセライド上昇、耳鳴、難聴	体重減少、悪寒、発熱、コレステロール上昇、脱力感、味覚・嗅覚異常

注) このような症状、あるいは異常が認められた場合には、投与を中止するなど適切な処置を行うこと。

5. 妊婦、産婦、授乳婦への投与

(1)他の GnRH 誘導体による流産の報告があるので、妊婦又は妊娠している可能性のある婦人には投与しないこと。[妊娠状態の継続ができないおそれがある。]

(2)授乳中の婦人には投与しないこと。[動物実験で母乳への移行が認められている。]

6. 小児等への投与

未熟児、新生児、乳児に対する安全性は確立していない。[使用経験がない。]

7. 適用上の注意

服薬時：投与前には吸収を安定にするため鼻をかむ等の注意をすること。

8. その他の注意

酢酸ブセレリンの徐放性製剤を、ラットに6ヶ月間皮下投与した実験で、下垂体腺腫が認められたとの報告がある。

＊製造販売元：サノフィ・アベンティス株式会社
●〒163-1488 東京都新宿区西新宿3丁目20番2

＊販売：持田製薬株式会社
〒160-8515 東京都新宿区四谷1丁目7番地
電話(03)3358-7211(代)

ける GnRH テストの血中 LH、FSH の反応性の低下及び血中性ステロイドの低下で判断する。

【 使用上の注意 】

1. 慎重投与(次の患者には慎重に投与すること)

(1)肝障害のある患者[肝機能が悪化するおそれがある。]

(2)うつ病又はうつ状態の患者並びにそれらの既往歴のある患者[更年期障害様のうつ症状があらわれるおそれがある。]

(3)粘膜下筋腫のある患者[出血症状の増悪、あるいは大量出血のおそれがある。]

(4)高血圧症の患者[血圧を上昇させるおそれがあるので患者の血圧に注意すること。]

(5)糖尿病の患者[耐糖能が悪化するおそれがあるので患者の血糖値に注意すること。]

(6)脳血管障害、冠動脈疾患又はその既往歴のある患者[血管病変が進行し、これらの疾患が増悪することがある。]

2. 重要な基本的注意

〔子宮内膜症の場合〕

(1)治療に際しては**妊娠していないことを確認し、必ず月経周期1～2日目より投与を開始すること。また、治療期間中は避妊させること。**

(2)投与に際して、類似疾患(悪性腫瘍など)との鑑別に留意し、投与中腫瘤が増大したり臨床症状の改善がみられない場合は投与を中止すること。

(3)本剤及び他の GnRH 誘導体製剤の長期投与により、エストロゲン低下作用に基づく骨塩量の低下がみられることがある。GnRH 誘導体製剤をやむを得ず6ヶ月を超えて投与する場合や、再投与が必要な場合には可能な限り骨塩量の検査を行い、骨塩量の変動に留意しながら慎重に投与すること。

(4)本剤の投与により**更年期障害様のうつ症状を起こすことが報告されているので、本剤の使用に際しては患者の状態等を十分に観察すること。**

(5)**脱毛の報告があるので、患者の状態に注意し、症状があらわれた場合には投与を中止すること。**

〔子宮筋腫の場合〕

(1)**手術が適応となる患者の手術までの保存療法としての適用を原則とすること。**なお、下腹痛、腰痛に対する効果は、投与初期には認められないので、その間は、適当な対症療法を考慮すること。

(2)治療に際しては**妊娠していないことを確認し、必ず月経周期1～2日目より投与を開始すること。また、治療期間中は避妊させること。**

(3)投与に際して、類似疾患(悪性腫瘍など)との鑑別に留意し、投与中腫瘤が増大したり臨床症状の改善がみられない場合は投与を中止すること。

(4)本剤及び他の GnRH 誘導体製剤の長期投与により、エストロゲン低下作用に基づく骨塩量の低下がみられることがある。 GnRH 誘導体製剤をやむを得ず6ヶ月を超えて投与する場合や、再投与が必要な場合には可能な限り骨塩量の検査を行い、骨塩量の変動に留意しながら慎重に投与すること。

(5)本剤の投与により**更年期障害様のうつ症状を起こすことが報告されているので、本剤の使用に際しては患者の状態等を十分に観察すること。**

(6)**脱毛の報告があるので、患者の状態に注意し、症状があらわれた場合には投与を中止すること。**

〔中枢性思春期早発症の場合〕

(1)治療中は定期的に GnRH テストを行い、血中 LH 及び FSH の反応性が抑制されない場合、あるいは血中性ステロイドが抑制されない場合には速やかに皮下注射に切り替えること。

(2)**脱毛の報告があるので、患者の状態に注意し、症状があらわれた場合には投与を中止すること。**

3. 相互作用

[併用注意] (併用に注意すること)

薬剤名等	臨床症状・措置方法	機序・危険因子
性ホルモン製剤 エストラジオール誘導体 エストリオール誘導体 結合型エストロゲン製剤 卵胞ホルモンと黄体ホルモンの合剤 両性混合ホルモン剤 等	本剤の効果を減弱することがある。	本剤は性ホルモンの分泌を低下させることにより薬効を示す。従って、性ホルモンの投与は本剤の治療効果を減弱する可能性がある。
糖尿病薬 インスリン製剤 トルブタミド グリベンクラミド 等	糖尿病薬の作用を減弱するおそれがある。	機序は不明であるが、本剤は耐糖能を悪化させることがある。

4. 副作用

総症例7,128例中、1,045例(14.66%)に副作用が認められ、主な副作用はほてり305件(4.28%)、肩こり265件(3.72%)、不正出血224件(3.14%)、頭痛221件(3.10%,)であった。(再審査結果)

(1)**重大な副作用**

1)**ショック、アナフィラキシー様症状**…ショック、アナフィラキシー様症状(呼吸困難、熱感、全身紅潮、血圧低下等)を起こすことがあるので、観察を十分に行い、異常が認められた場合には投与を中止し、適切な処置を行うこと。

2)**うつ症状**…更年期障害様のうつ症状を起こすことが報告されているので、本剤の使用に際しては患者の状態等を十分に観察すること。

3)**脱毛**…脱毛の報告があるので,患者の状態に注意し、症状があらわれた場合には投与を中止すること。

4)**狭心症、心筋梗塞、脳梗塞**…狭心症、心筋梗塞、及び脳梗塞の報告があるので、本剤の使用に際しては患者の状態に注意し、異常が認められた場合には投与を中止すること。

5)**血小板減少、白血球減少**…血小板減少、白血球減少があらわれることがあるので、観察を十分に行い、異常が認められた場合には投与を中止し、適切な処置を行うこと。

6)**不正出血**…大量の不正出血があらわれることがあるので、観察を十分に行い、異常が認められた場合には、適切な処置を行うこと。

7)**卵巣のう胞破裂**…卵巣のう胞が破裂することがあるので、観察を十分に行い、膨満感、下腹部痛(圧痛等)等の異常が認められた場合には投与を中止し、適切な処置を行うこと。

8)**肝機能障害、黄疸**…AST(GOT)、ALT(GPT)の上昇等を伴う肝機能障害、黄疸があらわれることがあるので、観察を十分に行い、異常が認められた場

(1)このような場合には、投与を中止するなど適切な処置を行うこと。
(2)頭痛、悪心・嘔吐、一過性視力障害や複視があらわれることがある。このような場合には、投与を中止するなど適切な処置を行うこと。

5. 高齢者への投与
一般に高齢者では生理機能が低下しているので減量(例えば1日100mg)するなど注意すること。

6. 妊婦、産婦、授乳婦等への投与
(1)妊婦又は妊娠している可能性のある婦人には、投与しないこと。
〔女性胎児の男性化を起こすことが報告されている。〕
(2)授乳中の婦人に投与することを避け、やむを得ず投与する場合には授乳を中止させること。
〔動物実験(ラット)で、母乳中へ移行することが報告されている。〕

＊7. 臨床検査結果に及ぼす影響
本剤は、テストステロン又は血漿蛋白の臨床検査結果に影響を及ぼすおそれがある。

8. 適用上の注意
薬剤交付時: PTP包装の薬剤はPTPシートから取り出して服用するよう指導すること。[PTPシートの誤飲により、硬い鋭角部が食道粘膜へ刺入し、更には穿孔を起して縦隔洞炎の重篤な合併症を併発することが報告されている。]

＊9. その他の注意
本剤の使用によって子宮内膜症治療患者における卵巣癌発現のリスクが増大するとの報告がある。

三菱ウェルファーマ株式会社
学術情報部くすり相談グループ
〒541-0047 大阪市中央区淡路町2-5-6 電話 0120-189-707

＊＊2003年4月改訂(第7版)
＊2002年改訂
＊1998年3月改訂(新様式第1版)

貯　法:遮光した気密容器に室温保存すること
使用期限:外箱に表示

日本標準商品分類番号
87249

GnRH誘導体製剤

指定医薬品
要指示医薬品注)

スプレキュア®

酢酸ブセレリン製剤

Suprecur®

承認番号	(63AM輸)第110号
薬価収載	1988年8月
販売開始	1988年8月
再審査結果(中枢性思春期早発症を除く)	1998年3月
効能追加	1992年3月

0398-12414
D0048402

注)注意－医師等の処方せん・指示により使用すること

【禁忌(次の患者には投与しないこと)】
1. 診断のつかない異常性器出血のある患者[類似疾患(悪性腫瘍など)のおそれがある。]
2. 妊婦又は妊娠している可能性のある患者〔妊娠状態の継続ができないおそれがある。〕(「**5. 妊婦、産婦、授乳婦等への投与**」の項参照)
3. 授乳期の患者[動物実験で母乳への移行が認められている。](「**5. 妊婦、産婦、授乳婦等への投与**」の項参照)
4. 本剤の成分又は他のGnRH誘導体に対し過敏症の既往歴のある患者

【組成・性状】
1. 組成
本剤は、1瓶10mL中に酢酸ブセレリン15.75mg(ブセレリンとして15mg)を含有する点鼻液である(点鼻用医薬品注入器付)。
添加物としてクエン酸、クエン酸ナトリウム、塩化ベンザルコニウムを含有する。
2. 製剤の性状
本品は無色澄明、pH5.0～6.0の液である。

【効能又は効果】
子宮内膜症、中枢性思春期早発症
子宮筋腫の縮小及び子宮筋腫に基づく下記諸症状の改善
過多月経、下腹痛、腰痛、貧血

【用法及び用量】
〔子宮内膜症及び子宮筋腫の場合〕
通常、成人には1回あたり左右の鼻腔内に各々1噴霧ずつ(ブセレリンとして300μg)を1日3回、月経周期1～2日目より投与する。なお、症状により適宜増減する。

〈用法及び用量に関連する使用上の注意〉
本剤及び他のGnRH誘導体製剤の長期投与により骨塩量の低下がみられることがあるので、GnRH誘導体製剤の6ヶ月を超える継続投与は原則として行わないこと。

〔中枢性思春期早発症の場合〕
左右の鼻腔に各々1噴霧投与(ブセレリンとして300μg)を1回投与とし、通常1日3～6回投与する。効果不十分のときは皮下注射法に切り替える。
本剤の効果は、本剤投与前と比較した投与2週以降にお

異常が認められた場合には直ちに医師等に相談するよう、あらかじめ説明すること。

(4) 投与に際して、**類似疾患(悪性腫瘍、子宮筋腫等)との鑑別**に留意し、投与中腫瘤が増大したり、臨床症状の改善がみられない場合は投与を中止すること。

(5) 乳腺症における本剤の投与に際しては、月経前又は月経中を避けて診断を行い、症状(自発痛、圧痛、腫瘤・硬結)が持続性であることを確認すること。また症状が消失した場合は投与を中止すること。

(6) 定期的に肝機能検査を実施することが望ましい。

3. 相互作用

併用注意(併用に注意すること)

	薬剤名等	臨床症状・措置方法	機序・危険因子
	ワルファリンカリウム	出血傾向(血尿・吐血等)を増強することが考えられる。	肝細胞でクマリンのレセプター部位への親和性増加と、ビタミンK依存性因子の産生阻害・異化促進によりワルファリンカリウムの作用が増強するためと考えられる。また、ダナゾールが抗凝血性を高めるとの報告もある。
	カルバマゼピン	カルバマゼピンの作用を増強することが考えられる。	カルバマゼピンの代謝を抑制するためと考えられる。
	シクロスポリン	シクロスポリンの作用を増強することが考えられる。	機序は明らかにされていないがシクロスポリンの血中濃度が上昇すると報告されている。
	タクロリムス水和物	タクロリムスの作用を増強することが考えられる。	タクロリムスの脱メチル及び水酸化による代謝を抑制するためと考えられる。
	インスリン製剤(ヒトインスリン等)	高血糖症状があらわれることがある。	インスリン抵抗性を増強するおそれがある。
*	アルファカルシドール	血中カルシウム値が上昇したとの報告がある。	機序不明

4. 副作用

＊＊子宮内膜症:総症例数3,665例中2,101例(57.3%)5,349件の副作用が報告されている。主な副作用は痤瘡812件(22.2%)、ALT(GPT)上昇666件(18.2%)、浮腫503件(13.7%)、肩こり481件(13.1%)、皮脂の分泌増加441件(12.0%)、AST(GOT)上昇425件(11.6%)等であった。(カプセル剤承認時から錠剤承認時まで)

＊＊乳腺症:総症例数1,368例中201例(14.7%)269件の副作用が報告されている。主な副作用は体重増加49件(3.6%)、性器出血35件(2.6%)、浮腫16件(1.2%)、ALT(GPT)上昇15件(1.1%)、嘔吐13件(1.0%)、発疹10件(0.7%)、AST(GOT)上昇10件(0.7%)等であった。(再審査終了時)

(1)**重大な副作用**

1) **血栓症**(頻度不明):血栓症があらわれることがあるので、観察を十分に行い、異常が認められた場合には投与を中止し適切な処置を行うこと。

2) **劇症肝炎**(頻度不明):劇症肝炎があらわれることがあるので、観察を十分に行い、異常が認められた場合には投与を中止し適切な処置を行うこと。

＊3) **肝腫瘍、肝臓紫斑病(肝ペリオーシス)**(いずれも頻度不明):長期投与により肝腫瘍、肝臓紫斑病(肝ペリオーシス)が発生したとの報告があるので定期的に肝超音波検査を実施することが望ましい。

＊4) **心筋梗塞**(頻度不明):心筋梗塞が発生したとの報告がある。

＊5) **間質性肺炎**(頻度不明):間質性肺炎が発生したとの報告がある。

(2) **その他の副作用**

		10%以上	0.5～10%未満	0.5%未満	頻度不明
	肝臓(1)	ALT(GPT)上昇	LDH上昇、AST(GOT)上昇	黄疸、Al-P上昇	γ-GTP上昇
*	皮膚	痤瘡	発疹注)、色素沈着、皮脂の分泌増加	脱毛紅斑(多形滲出性紅斑等)、はだあれ、じんま疹、点状出血	光線過敏症(1)
	男性化現象(1)		嗄声、多毛	陰核肥大	
	電解質代謝(1)	浮腫	体重増加		
*	子宮		性器出血	帯下の増加、無月経	
	乳房		乳房変化(乳房縮小、乳頭痛等)		
*	血液(1)			白血球減少	白血球増多、赤血球増多、血小板増多、血小板減少
	消化器		悪心・嘔吐、胃不快感、胃痛、便秘、食欲亢進	下痢、食欲不振、口内炎、口渇	
	筋肉		筋肉痛、関節痛、しびれ、肩こり	筋拘縮、けいれん、四肢の感覚異常	手根管症候群、CK(CPK)上昇
*	精神神経系		神経過敏、頭痛、めまい、倦怠感	眠気、耳鳴、不眠、精神不安	良性頭蓋内圧亢進(2)、抑うつ
	低エストロゲン症状		熱感	瘙痒、発汗、顔面潮紅、腟炎、乾燥感	
*	その他			心悸亢進、眼精疲労、味覚異常、性欲減退、性欲亢進、コレステロール上昇	耐糖能の異常、立ちくらみ、血圧上昇

＊＊2004年３月改訂（第６版）D3
＊2003年12月改訂

貯　法	室温、気密容器
使用期限	外箱に表示

日本標準商品分類番号
872499

指定医薬品
要指示医薬品注）

子宮内膜症・乳腺症治療剤
ボンゾール®錠100mg
（ダナゾール錠）
BONZOL® tablets 100mg

承認番号	(07AM)0602
薬価収載	1996年７月
販売開始	1996年９月
＊＊再審査結果	2004年３月

注）注意－医師等の処方せん・指示により使用すること。

【警　告】
血栓症を引き起こすおそれがあるので、観察を十分に行いながら慎重に投与すること。異常が認められた場合には直ちに投与を中止し、適切な処置を行うこと。

【禁　忌】（次の患者には投与しないこと）
(1) 血栓症の既往歴のある患者〔血栓症を起こすおそれがある。〕
(2) アンチトロンビンⅢ、プロテインC、プロテインSなどの凝固制御因子の欠損又は減少のある患者〔血栓症を起こすおそれがある。〕
(3) 重篤な肝障害、肝疾患のある患者〔原疾患が悪化するおそれがある。〕
(4) 重篤な心疾患、腎疾患のある患者〔浮腫等の症状が強くあらわれるおそれがある。〕
(5) ポルフィリン症の患者〔症状を悪化させるおそれがある。〕
(6) アンドロゲン依存性腫瘍のある患者〔症状を悪化させるおそれがある。〕
(7) 診断のつかない異常性器出血のある患者〔このような患者では悪性腫瘍の疑いがあるため。〕
(8) 妊婦又は妊娠している可能性のある婦人〔「妊婦、産婦、授乳婦等への投与」の項参照〕
(9) 授乳婦〔「妊婦、産婦、授乳婦等への投与」の項参照〕

【組成・性状】

成分・含量	１錠中　ダナゾール…100mg		
色・剤形	白色・フィルムコーティング錠		
におい	なし		
外　形	表	裏	側面

直径（mm）	7.1		
厚さ（mm）	約3.9		
重量（mg）	125		
識別コード	245		

【効能・効果】【用法・用量】

子宮内膜症	通常、成人にはダナゾールとして1日200～400mgを２回に分け、月経周期第２～５日より、約４カ月間連続経口投与する。症状により増量する。
乳腺症	通常、成人にはダナゾールとして１日200mgを２回に分け、月経周期第２～５日より、４～６週間連続経口投与する。

〈用法・用量に関連する使用上の注意〉
女性胎児の男性化を起こすことがあるので、以下の点に留意すること。
1. 本剤の投与開始は**妊娠していないことを確認**し、必ず**月経周期第２～５日**より行うこと。
2. 治療期間中は**ホルモン剤以外の方法で避妊**させること。

【使用上の注意】
1. 慎重投与（次の患者には慎重に投与すること）
(1) 肝障害、肝疾患のある患者〔原疾患が悪化するおそれがある。〕
(2) 心疾患、腎疾患のある患者又はその既往歴のある患者〔浮腫等の症状が強くあらわれるおそれがある。〕
(3) てんかん患者、片頭痛のある患者〔浮腫等により症状が強くあらわれるおそれがある。〕
(4) 糖尿病患者〔耐糖能の異常がみられるおそれがあるので、十分コントロールを行いながら投与すること。〕

2. 重要な基本的注意
(1) 投与にあたり、既往歴・家族歴を十分に聴取し、血栓症の発生に十分配慮すること。血栓症を起こしやすい因子・合併症を有する患者に投与する場合は、末梢血液一般検査（血小板数、ヘマトクリット値等）を行うことが望ましい。
(2) 血栓症の危険性は高齢者、特に40歳以上で高くなる。また外国では、喫煙が類薬（経口避妊薬）による重篤な副作用（血栓症等）の危険性を増大させ、また、この危険性は年齢及び喫煙量により増大すると報告されている。
(3) 投与により、血栓症を引き起こすおそれがあるので、**下肢の疼痛・浮腫、激しい頭痛、嘔吐、吐き気、めまい**等の症状があらわれた場合には、投与を中止すること。また、患者に対しては、

〈執筆者紹介〉

いぬい益美（いぬい　ますみ）

1956年　大阪市生まれ。

1978年　神戸大学教育学部初等教育課程（教育心理学専修）卒業。
その後、大阪市立の小学校教諭として６年間勤めるが、夫の転勤で離職。専業主婦として転勤生活に入る。直後に妊娠し、28歳で長男出産。その後、健康がすぐれぬまま、育児不安や男女の性別役割に混乱し始める。31・32歳は、二人目不妊で不妊医療を受ける。直後に別の病院で子宮内膜症を指摘され（臨床診断）、薬物治療を受ける。不妊医療や産婦人科医療に疑問がふくらむなかで、不妊、ジェンダー、親子の関係性に悩み続ける。92年（36歳）から、女性学、フェミニストカウンセリング、フェミニストヘルスなどの実学に没頭する。

1994年　代表として、仲間６名とともに日本子宮内膜症協会を設立。

1996年　全国患者実態アンケート調査を実施。秋の第５回世界子宮内膜症会議（横浜）から、医療界に積極的に介入し始める。

2001年　第２回全国患者実態調査を実施。

2002年　低用量ピルの子宮内膜症の保険適用化や、GnRHアゴニストの乱用是正などで、厚生労働省に要望書提出・懇談の活動を始める（2007年までに７回）。

2003年　会員制をやめ、９月からすべての患者のサポート組織となる。

2006年　世界最良の「ESHREの子宮内膜症ガイドライン」の翻訳を学会で医師に配布し、ホームページに掲載（以後、毎年の改訂版も翻訳更新）。第３回全国患者実態調査を実施。

2008年　１相性低用量ピル１剤の保険適用なる。

共　著　『子宮内膜症の事実』（日本子宮内膜症協会発行、初版は東京女性財団助成金で制作、1998年）。

あなたを守る子宮内膜症の本

二〇〇〇年一一月一五日　初版発行
二〇二〇年　三　月三〇日　13刷発行

著　者　日本子宮内膜症協会（JEMA）

発行者　大江正章
発行所　コモンズ
東京都新宿区西早稲田二—一六—一五—五〇三
TEL〇三（六二六五）九六一七
FAX〇三（六二六五）九六一八
振替　〇〇一一〇—五—四〇〇一二〇
info@commonsonline.co.jp
http://www.commonsonline.co.jp/
印刷・製本　加藤文明社
乱丁・落丁はお取り替えいたします。
ISBN 4-906640-32-X C5047